바이탈 에너지란?

바이탈 에너지(Vital Energy)는 우리말 '생기'에 비견할 수 있는 말로 우리 몸에서 표출되는 삶의 에너지를 지칭합니다. 지은이 데이비드 사이먼 박사는 이 책에서 우리들 누구에게나 잠재하고 있는 바이탈 에너지를 일깨움으로써 몸과 마음의 완전한 건강에 이를 수 있다고 말하고 있습니다.

완전한 건강을 위한 7가지 열쇠

VITAL ENERGY
Copyright ⓒ 2000 by David Simon
Korean translation edition ⓒ 2000 YangMoon Publishing Company
This Korean edition was published by arrangement with
David Simon c/o Literary & Creative Artists, Inc. US,
through Best Literary & Rights Agency
All rights reserved

본 저작물의 한국어판 저작권은
베스트 에이전시를 통한 저자와의 독점 계약으로 도서출판 양문이 소유합니다.
저작권법에 의해 한국 내에서 보호를 받는 저작물이므로
무단전재와 복제를 금합니다.

완전한 건강을 위한
7가지 열쇠

데이비드 사이먼 지음 | 홍욱희 옮김

YANG MOON

차 례

들어가며 | 8

바이탈 에너지를 찾아서
생명력의 원천은 어디에? — 15
당신의 바이탈 에너지 지수는? | 20
세상을 구성하는 것은 모두 에너지 집합체 | 22
바이탈 에너지로 충만한 삶을 살자 | 25

완전한 건강을 위한 첫번째 열쇠
자신을 탐구하라 — 29
당신이 현실에서 느끼는 만족도는? | 33
우리 몸도 자연의 일부이다 | 37
남들과 내가 다른 이유 | 41
당신의 심신 유형은? | 42
자신의 부조화 수준을 점검하자 | 53
현실을 선택하는 것은 나의 몫 | 63

완전한 건강을 위한 두번째 열쇠
자신의 독성을 제거하라 ······ 71
삶의 다양한 계층구조 | 75
주위 환경을 보살피자 | 80
감각을 충분히 활용하자 | 86
몸을 정화하자 | 91
삶을 단순화하고 독성을 제거하자 | 95
정신적 무력감에서 시작되는 만성피로증후군 | 99

완전한 건강을 위한 세번째 열쇠
심신에 충분한 영양을 제공하라 ······ 103
왕성한 식욕은 소화력의 지표 | 107
삶에 향기를 더해 보자 | 114
심신에 알맞은 식단을 준비하자 | 118
약초와 비타민제를 현명하게 사용하자 | 123

완전한 건강을 위한 네번째 열쇠
사랑하는 마음을 키우라 ······ 131
유연하게 대처하라 | 134
가면 쓴 당신의 모습도 인정하자 | 140
감정의 대응 방법은 대적과 도망? | 144
마음을 움직이는 법칙 | 152
자신의 감정을 다스리자 | 164

완전한 건강을 위한 다섯번째 열쇠
자연의 맥박에 맞추어 살자 ······ 173
자연의 리듬에 맞춰 춤을 추자 | 176
이상적인 하루 일과 | 180
생기를 호흡하자 | 190
온몸을 쭉 뻗어보자 | 194
헬스클럽에 다닐 필요가 없다 | 200
지금 나의 체력 상태는? | 210

완전한 건강을 위한 여섯번째 열쇠
열정적으로 즐기며 일하자 213
어떻게 목표를 찾을 수 있을까? | 216
직업 만족도 점수는? | 218
자신에게 맞는 일을 하자 | 221
얼마나 돈을 벌어야 만족할 수 있을까? | 226
우정을 즐기자 | 231
자연을 만끽하자 | 238
자신이 가진 것에 만족하자 | 244

완전한 건강을 위한 일곱번째 열쇠
조화로운 삶을 찬미하자 251
명상을 통해 영성을 발견하자 | 255
신성한 섹스를 훈련하자 | 261
행복은 선택하는 것이다 | 269
알 수 없는 것도 받아들이자 | 279

글을 맺으며 | 285
옮긴이의 말 | 288

들어가며

이제 와서 생각해 보면 난 어릴 때부터 항상 은연중에 의사가 되겠다는 생각을 해왔던 것 같다. 혹시 부모님이 잠자는 내게 "너는 꼭 의사가 될거야"라고 주입을 시킨 건 아닌가 싶을 정도로 의사가 된다는 사실에 별 거리낌이 없었다.

1970년 초 대학에 입학하자, 의사가 된다는 것이 과연 무엇을 의미하는 건지 궁극적으로 생각하게 되었다. 그때는 건강과 인생의 의미에 대한 관심이 많이 요구되던 시기였던지라 나는 보통 의예과 학생들이 밟게 되는 교과과정에서 잠시 벗어나 인류학으로 눈을 돌려보았다. 그리고 여러 문화권에 있는 의술인, 무당, 치유사 등에 대한 연구를 통해 의사의 역할이 단순히 질병 치료사의 범주를 훨씬 넘어선다는 사실을 깨달을 수 있었다.

치유사는 삶이 지니는 육체적, 정신적, 영적 제반 영역에서의 신비로운 측면을 추구하는, 그리고 사회적으로 용인된 탐구자였던 것이다. 따라서 의사는 병의 진단자, 조제사, 정신 치료사, 성직자 등의 역할을 동시에 떠맡아야만 했다. 그들의 문화권에서는 질병이 몸과 마음과 영혼 사이의 조화가 깨어진 형상으로 간주했으며, 치유라는 것은 이런 부조화 상태를 다시 원상태로 회복시켜 조화를 꾀하는 일이었다. 즉 건강과 질병에 대한 개념은 그 사회가 자연과 초자연에 대해서 지니는 일반적인 관념이나 신념들과 아주 밀접하게 연관되어 있는 것을 말한다.

　대부분의 고대 문화권에서는 각 개인을 전체 우주적 네트워크의 한 부분으로 간주했으며, 질병은 개인과 우주적 의도가 서로 일치하지 않을 때 찾아오는 현상으로 여겼다. 그리고 의사는 그런 불일치가 처음 시작된 시점을 찾아 환자를 다시 원래 건전한 삶의 상태로 되돌리는 일을 했다.

　자연의 회복력으로 이끌기 위한 무당의 역할은 의식과 주문, 그리고 행동을 통해 환자들의 신체를 자연의 신체와, 그의 마음을 자연의 마음과, 그의 영혼을 자연의 영혼과 조화시킬 수 있는 방법을 가르치는 데 있었다. 즉 그들은 건강과 질병이 바로 사람들이 만들어낸 생각과 선택의 결과라는 것을 알고 있었던 것이다.

　의예과를 마치고 의과대학에 진학하기 전 몇 달 동안 집중적으로 명상 훈련을 받을 기회가 있었다. 나는 이 훈련을 통해 우리 몸은 삼라만상을 모두 포함하는 대우주에 못지않게 무한한 존재라는 사실을 분명히 깨달을 수 있었다. 또한 이제까지 체험했던 경험들과 몸, 마음, 영혼의 삼각관계에 대해 배웠던 지식들을 일체화시킬 수 있었다. 즉 한 인간을 탄생시키기 위해서 그 이전에 반드시 결집해야만 하는 주위 환경, 몸, 마음, 그리고 영혼의 스펙트럼을 지각하기 시작했던 것이다.

이로써 생물학, 화학, 물리학 등의 필수과정을 비롯해서 인류학적인 관점에서 샤머니즘에 대한 지식, 그리고 명상과 요가에 이르기까지 나는 의사가 되기 위한 기초를 착실히 다졌다고 생각했다. 하지만 이런 생각들이 얼마나 순진한 것이었는지 깨닫는 데는 오랜 시간이 걸리지 않았다.

내가 의과대학에 첫발을 내디뎠던 날, 학장님이 신입생에게 들려주던 말을 아직까지 생생하게 기억하고 있다. 그분은 오리엔테이션 내내 이 대학의 교수님들 중 노벨상 수상자가 몇이나 되는지 그리고 이렇게 명망 높은 대학에 들어온 것이 얼마나 커다란 행운인지를 끊임없이 강조했다. 나는 혹시 '건강', '행복', '사랑', '영혼' 등의 말들이 한마디라도 나오지 않을까 하는 생각으로 주의를 기울여 보았지만 소용 없는 일이었다.

그 오리엔테이션 시간은 마치 질병이라는 적에 대해 맞서 싸우는 전사로서 경력을 쌓는 첫무대처럼 여겨졌고, 앞으로 내 임무는 그 흉악한 적을 박멸하는 데 필요한 무기체계를 습득하는 것이라고 생각될 정도였다.

현대 서양 의학의 물질주의적 모델을 접하게 되면서 나는 현대 의학의 한계점을 느끼기 시작했다. 물질주의적 모델에 따르면 인간은 물질적 존재로 간주되었으며, 그 인간에 대한 이해는 물리학과 생화학에 대한 지식을 얻음으로써 가능하다고 했다. 그리고 자의식, 사고, 기억, 욕망, 정서, 열정, 창의성, 무아, 활력 등 인간의 정신은 분자적 상호 작용이나 전기적 상호 작용의 부산물로 설명된다. 즉 인간은 생각하는 기계에 불과하며, 의학은 그 명제를 충실히 반영하는 제반 기술을 배우는 것에 불과하다는 것이었다. 또한 평화와 조화, 행복과 사랑, 비통함, 고독, 소외감, 절망감 같은 인간적 감정은 측정 가능한 요소로 환원할 수 없는 현상이기 때문에 현대적 서양 의학에서는 아무런 역할도 하지 못했다.

물론 이러한 서양 의학의 물질적 모델이 잘못되었다고는 말할 수 없다. 다만 불완전할 뿐이다. 이런 물질적 모델을 채용함으로써 그동안 진보할 수 있었던 면들을 살펴보면 실로 놀랄 만하다. 관상동맥 이식수술, 암의 화학적 치료요법, H-2 위산 억제제, 제4세대 항암제, 정신병 치료제 등은 그야말로 획기적인 발전이라고 말하지 않을 수 없다.

하지만 이 모두가 인간의 안녕과 행복, 활력을 증진시키는 데는 아무런 기여도 하지 못했다. 우리들은 천연두, 소아마비, 폐결핵, 페스트 등을 AIDS, 심장질환, 약물중독, 암 등의 신종 전염병들로 대치하고 있을 뿐이다. 즉 우리는 질병을 어떻게 치료하는지에 대해서만 배웠을 뿐 어떻게 건강을 회복할 수 있는지에 대해서는 등한시해 왔던 것이다.

의과대학에서 배웠던 대로라면 건강한 상태란 관찰 가능한 질병이 발견되지 않는 상태를 말한다. 그러나 나의 임상경험에 의하면 육체적으로 아무런 질병이 없다고 해서 반드시 그 환자들이 건강하다고는 말할 수 없다. 그들이 현실로 복귀할 때 누리게 되는 삶의 질은 그들이 원했던 것과는 거리가 멀기 때문이다. 이 책에서 나는 마음과 몸과 영혼의 일치화 방법을 제안하고 있다. 이 방법이 현대 의학적 치료 방법의 우수한 대안이라고는 할 수 없지만 이 방법을 통해 우리 모두가 지니고 있는 본질적인 치유력을 향상시키는 데는 뛰어난 효과를 볼 수 있을 것이다.

　우리는 힘이 달리고, 삶에 대한 열정이 감소하며, 피로감이 가중된다는 느낌을 받았을 때 비로소 건강이 약해지고 있음을 느낀다. 이는 몸과 마음, 그리고 영혼의 조화에 이상이 생겼다는 신호인 것이다. 만약 여러분이 그런 증상을 가지고 의사를 찾아간다면, 의사들은 일련의 혈액검사를 받도록 조치할 것이다. 어떤 경우에는 그런 검사가 건강의 적신호를 나타내기도 하지만 대부분의 사람들은 몸에 아무런 이상이 없다는 결과를 통보받게 될 것이다. 이는 의사들이 여러분의 문제를 제대로 진단하지 못하고 있음을 알려준다.

　신경질환 전문의로 일할 당시, 신경학적으로 이상이 없는지 검사를 해 달라는 환자들이 많이 찾아왔다. 대개의 경우 우울증 증세를 보였지만 내가 할 수 있는 일이란 고작 우울증 치료제를 처방하는 것 외에는 없었다. 물론 우울증 치료제로 우울증은 어느 정도 치료할 수 있었다. 하지만 그들이 예전과 같이 건강한 상태로 되돌아갔다고는 장담할 수 없었다.

과연 완전한 건강이란 무엇인가. 나는 몸과 마음과 영혼의 역할에 대한 연구를 본격적으로 착수하고 나서야 이 물음에 대한 해답을 찾을 수 있었다. 지상에서 가장 강력한 치유 효과를 지닌 의약품은 바로 인간의 신체였으며, 우리 몸이 지니고 있는 다양하면서도 심오한 메커니즘들이 건강을 지켜주는 원동력이었던 것이다.

독자 여러분에게 전달해 주고 싶은 가장 중요한 메시지가 바로 이것이다. 만약 여러분이 몸에서 어떤 이상을 느낀다면 그것은 바로 자신의 삶에서 무엇이 결여되었는지를 알아볼 시기가 된 것이다. 그 속에서 활력을 회복하기 위한 선택 또한 스스로가 해야 한다는 사실을 명심해야 한다.

이 책을 통해 이에 대한 통찰력을 여러 사람들과 공유할 수 있다는 것이 내게 커다란 의미로 다가온다. 의사로서 가진 내 모든 지식들을 많은 사람들과 나눔으로써 그 사람들 모두가 활력을 찾을 수 있도록 정성을 다할 것이다. 나와 함께 이 길을 가고자 하는 여러분 모두에게 진심으로 감사의 말을 전한다.

바이탈 에너지를 찾아서
생명력의 원천은 어디에?

진실에는 시간 제약이란 없다.
진실의 유일한 시간은 지금이다. 언제까지나.

알베르트 슈바이처

생명력의 원천은 어디에?

양자물리학자들이나 역사상의 위대한 철인들은 인간이 에너지로 충만한 이 광대한 우주에 속해 있는 에너지적 존재라고 일깨워주고 있다. 우리 인간들 그리고 우주 전체가 모두 에너지로 만들어진 존재라면 왜 에너지적 존재인 우리들은 피로감을 느끼며 살아가는 것일까?

미국에서 최근 조사한 바에 따르면 인터뷰에 응한 사람들 중 60퍼센트가 피로감을 느끼고 있다고 호소했다. 또한 영국에서 한 조사에 따르면 어른 다섯 명 가운데 한 명은 항상 피로감을 느낀다고 했다.

내가 매일같이 진료실에서 만나는 대부분의 환자들에게서도 자신들이 누려야 할 만큼의 활력을 제대로 만끽하지 못한 채 피로감에 젖어 무기력한 인생을 살아가고 있는 모습을 볼 수 있었다. 이런 모습을 볼 때마다 안타깝기 그지없다. 최근 내가 만났던 한 중년 여성은 이런 사실을 극명하게 보여주었다.

겉모습만으로 판단한다면 메이슨 부인은 대단히 성공한 여성이었다. 그녀는 사업체는 물론 각종 모임에서 열성적으로 활동하고 있었다. 그리고 그 지역에서 가장 잘나가는 변호사와 결혼해 10년째 행복한 가정을 꾸려가고 있었다. 더욱이 커다란 저택과 값비싼 자동차를 소유하고 있었으며 적어도 매년 두 차례씩은 외국에서 휴가 여행을 즐길 정도로 풍요롭게 살았다.

이런 인생의 성공 지표를 가지고 있음에도 불구하고 그녀는 언제나 불만과 탈진의 기분에 휩싸여 살아가고 있었다. 그녀는 벌써 몇 차례씩이나 정신과 치료를 받았으며 다양한 종류의 우울증 치료제를 복용하기도 했다. 하지만 자신이 느끼는 피로감 그리고 소진된 듯한 느낌을 떨쳐버릴 수가 없었다. 공식적으로는 언제나 남을 지도하는 입장에 서 있었지만 메이슨 부인의 마음속에서는 한시도 다음과 같은 물음이 떠나지 않았다.

"내가 왜 이 일을 하고 있는 것일까? 이 일을 얼마나 더 해야 하는 걸까? 도대체 이런 일이 내 인생에서 어떤 의미가 있을까?"

이럴 때 정신과 의사라면 세로토닌(serotonin : 각성 작용 및 신경 안정 작용에 관여하는 호르몬의 일종 —역자 주)이 부족하다는 진단을 내릴지도 모른다. 그러나 내가 볼 때 그녀에게는 그런 호르몬이 부족했던 것은 아니었다. 그것은 바로 자신의 실체와의 연계성 문제였다. 즉 그녀는 에너지와 창의력의 저장고에 접근할 수 있는 길을 차단당하고 말았던 것이다.

자신의 생기(Vital Energy)에 직접 접근할 수 있는 통로가 마련되지 않는다면 인생에 있어서 진정한 만족감이란 결코 얻어질 수 없는 법이다. 우리가 필요로 하는 일은 바로 이 바이탈 에너지가 잘 순환할 수 있도록 장애물들을 제거하는 것이다. 인간은 영혼의 존재이다. 우리는 피와 살로 만들어진 기계가 아니다. 우리들이 분명히 인식해야 할 사실은 우리는 육체 속에 영혼이 잠시 머무르다가 떠나는 개인적 존재라는 점이다.

어떤 문화권이든지 또 어떤 사회적 계층이든 간에 어린이들이 뛰노는 모습을 한번 주의 깊게 살펴보자. 그들이 지니는 생명력이 얼마나 경이로운지를 곧 깨닫게 될 것이다. 우리도 그런 충만한 에너지를 가지고 있었을 때가 있었다. 단지 지금은 그 사실을 망각한 채 살아가고 있을 뿐이다.

인생은 자연적 순환의 과정이다. 그래서 적당한 시기에 이르면 우리의 영혼 깊은 곳에 잠자고 있던 영적 감화의 씨앗이 서서히 눈을 틔우게 된다. 우리는 그것을 주시하고 영양분을 제공해야 할 시기가 언제인가를 관찰해야 한다.

미국 전역을 돌면서 치유와 자기 혁신에 대한 강연을 하던 중 우리 개개인의 본질이 영혼이라는 사실에 많은 사람들이 공감하는 모습을 보게 되었다.

영혼은 여러 가지 형태로 우리들 앞에 모습을 드러낸다. 자신의 능력을 초월하는 알지 못할 어떤 힘이 느껴지는 순간, 심각한 위협에 직면하고 있으면서도 어느 한편으로는 안도감을 느낄 수 있을 때, 막대한 재정적 손실을 겪었음에도 불구하고 꿋꿋한 희망을 가지게 될 때, 무엇을 해보고자 하는 도전감이 충만할 때 우리는 영혼의 실체를 인식할 수 있는 것이다.

따라서 우리들 모두에게 당면한 본질적인 질문은 바로 이에 관한 것이다.

"과연 우리가 어떻게 지속적으로 내적 에너지에 접근할 수 있을까?"

과거 베이비붐 시대에 태어났던 3,40대의 사람들은 이제 서서히 중년에 접어들고 있다. 자신의 최고 잠재력을 얼마나 더 오래 유지할 수 있을지를 고민하는 예비 중년 세대들에게 있어서 자기 자신의 영혼 찾기는 이제 중요한 문제로 부각되고 있다.

당신의 바이탈 에너지 지수는?

다음은 여러분 각자의 현재 바이탈 에너지 수준이 어느 정도인지 측정하기 위한 질문들이다. 이제부터 가장 정확한 답을 골라 체크해 보자.

	절대로 그렇지 않다	대체로 그렇지 않다	그럴 수도 그렇지 않을 수도있다	대체로 그렇다	항상 그렇다
1) 하는 일에 만족을 느끼고 있다	0	1	2	3	4
2) 하는 일에 창의력을 발휘할 수 있다	0	1	2	3	4
3) 직장 동료 중 몇몇은 진정한 친구라고 생각한다	0	1	2	3	4
4) 같이 근무하는 사람들은 나를 신뢰한다	0	1	2	3	4
5) 직장은 내게 인간적 성장의 기회를 제공한다	0	1	2	3	4
6) 내게 가장 중요한 대인관계는 남을 돕는 일이다	0	1	2	3	4
7) 내가 느끼는 감정을 가족과 친구들에게 공개적으로 말할 수 있다	0	1	2	3	4
8) 내 인생에서 내가 사랑한다고 말할 수 있고 또 나를 사랑한다고 말할 수 있는 사람이 있다	0	1	2	3	4
9) 사랑하는 마음으로 육체적으로 접촉할 수 있고 또 내게 접촉할 수 있는 사람이 있다	0	1	2	3	4
10) 내 인생에서 진정한 적이라고 생각하는 사람은 없다	0	1	2	3	4
11) 식욕이 좋고 소화기능도 정상이다	0	1	2	3	4
12) 배변이 규칙적이고 소화기능도 정상이다	0	1	2	3	4
13) 밤에 쉽게 잠들고 깊은 잠을 잔다	0	1	2	3	4

14)육체적으로 고통을 느끼는 부분이 없다	0	1	2	3	4
15)일을 수행하는 데 필요한 에너지와 지구력을 가지고 있다	0	1	2	3	4
16)살아 있다는 것이 즐겁다	0	1	2	3	4
17)고민이나 의기소침한 기분을 느끼는 일이 거의 없다	0	1	2	3	4
18)지금의 내 자신을 사랑한다	0	1	2	3	4
19)혼자 있거나 남들과 같이 있거나 언제나 마음이 편안하다	0	1	2	3	4
20)다양한 감정을 쉽게 받아들이는 편이다	0	1	2	3	4
21)모든 경험에는 무엇인가 배울 것이 있다고 믿는다	0	1	2	3	4
22)인생의 신념과 목표를 항상 자각하고 있다	0	1	2	3	4
23)종교적인 신념을 의식하고 있다	0	1	2	3	4
24)인생의 신비함과 매력을 정기적으로 경험한다	0	1	2	3	4
25)모든 존재에게 연민을 느낀다	0	1	2	3	4
각 칸 점수의 합					
전체 점수의 합					

위의 설문조사에서 얻은 점수가 90점 이상이라면 자신의 내면에 있는 바이탈 에너지와 직접적으로 접촉하고 있다고 해도 과언이 아니다. 이런 사람이라면 이 책을 다른 친구들에게 선물해도 좋다. 그리고 자기 나름대로 인생을 즐기라고 권하고 싶다.

75점에서 90점 사이라면 일반적으로 자신의 바이탈 에너지와 조화를 이루며 살고 있는 것이다. 특히 이 책을 통해 배가되는 바이탈 에너지를 맛볼 수 있을 것이다.

점수가 50점에서 75점 사이라면 당신은 얼마 전 지금보다 더 좋았다고 느꼈던 때를 기억할 수 있을 것이다. 실제로 이런 사람들은 자신을 구성하고 있는 육체적, 정신적, 영적 삶의 중요한 요소들에 대해 특별한 관심을 가질 필요가 있다. 그렇게 함으로써 본연의 소유물인 에너지와 열정을 회복할 수 있을 것이다.

바이탈 에너지 점수가 25점에서 50점 사이에 해당된다면 너무 무리한 나머지 거의 탈진한 상태에 있을 것이다. 따라서 항상 언제쯤이면 자기 자신을 되찾을 수 있을지 자문해 보곤 할 것이다. 이런 사람들은 자기 자신이 관심을 갖고 노력하기만 하면 쉽게 행복의 지름길로 접어들 수 있다. 이 책은 바로 그런 사람들의 몸과 마음과 영혼에 안내서와 같은 역할을 함으로써 원래의 길로 들어설 수 있도록 도와줄 것이다.

바이탈 에너지 점수가 25점 이하에 해당되는 사람이라면 매일매일 삶을 투쟁하면서 힘겹게 살고 있다. 이런 사람들에게는 인생에 있어 어떤 변화가 필요하다는 말조차 꺼내기가 쉽지 않다. 하지만 내가 하는 충고대로 아주 조금씩 실천해 본다면 어느새 생기를 찾은 자신을 발견할 수 있을 것이다.

세상을 구성하는 것은 모두 에너지 집합체

당신 주위에 어떤 것들이 있는지 한번 살펴보자. 내 앞에는 골동품이 다 된 구식 책상이 하나 있다. 이 책상은 인도네시아에서 만들어졌지만 장식무늬들은 인도에서 새겨졌다고 한다.

아주 오래 전에 이 책상은 한 어린 묘목에 지나지 않았다. 이 묘목은 땅에서 영양분을 흡수하고 강에서는 수분을, 대기 중에서는 탄소를, 태양으로부터는 빛 에너지를 흡수하여 자신의 뿌리와 줄기, 그리고 껍질과 잎으로 전환되면서 마침내 커다란 나무의 형체로 만들어졌을 것이다.

세월이 아주 오래 지나 이 책상을 더 이상 사용하지 않게 되면 책상의 구성성분들은 다시 자연으로 되돌려져 원래 있던 자리를 차지하게 될 것이다. 1만 년의 세월이 흐른 후 이 책상의 서랍에서 이탈된 탄소 원자 하나는 인도 남부 숲속에 서식하는 한 딱따구리의 부리를 구성하고 있을 것이며, 그 부리는 이 책상을 만드는 데 희생되었던 그 나무의 먼 후손이 되는 나무에 구멍을 만드느라 열심히 쪼아대고 있을 것이다.

오늘 점심에 먹었던 홍당무 한 조각은 얼마 전에 캘리포니아 남부 어느 유기농 농장에서 수확된 것이다. 일주일 전까지만 해도 홍당무 종자는 그곳에서 태양 에너지를 흡수해서 그것으로 비타민A를 합성했는데, 그것은 내 소화관 속에서 흡수되어 이제는 내 망막의 일부를 이루고 있다. 즉 태양 에너지가 홍당무 속에 농축되고, 그것이 다시 내 눈의 구성성분으로 되면서 한 에너지 사이클이 완성되었다. 그 덕분에 나는 아침 하늘에 떠 있는 무지개를 볼 수 있게 된 것이다.

주위의 어떤 것을 둘러보더라도 에너지의 집합체가 아닌 것이 없다. 20세기의 대담한 과학 탐구가들은 자연계의 궁극적 진실을 밝히는 데 커다란 성공을 거두었다. 닐스 보어, 베르너 하이젠베르크, 알베르트 아인슈타인 등과 같은 위대한 물리학자들은 이 세상을 구성하는 사물들 모두가 에너지의 집합체라는 것을 우리에게 일깨워주었다. 그리고 무제한적인 에너지를 찾기 위한 노력은 인류의 역사만큼이나 오랜 세월 동안 추구되어 왔다는 것을 여러 신화들을 통해서 알 수 있다.

수메르 신화에 나오는 전설적 영웅 길가메시는 불멸을 찾는 데 자신의 일생을 바쳤고, 알렉산더 대왕은 영원한 생명을 얻게 해준다는 생명의 샘을 찾아 세계 전역을 뒤지는 데 30년이라는 세월을 바쳤다. 그후 그의 요리사 한 사람이 우연히 그 샘을 발견하긴 했지만 어떤 것이 생명의 샘이었는지 밝혀낼 수 없어 알렉산더 대왕은 막강한 권세를 뒤로 한 채 죽음을 맞이해야 했다.

미국에도 이와 유사한 전설이 전해진다. 퐁스 드 레옹이라는 사나이의 모험담이 바로 그것이다. 그는 콜럼버스의 제2차 신대륙 탐험에 동행해서 푸에르토리코와 플로리다를 발견했는데 이런 발견은 모두 청춘의 샘을 발견하기 위한 노력에서 이루어졌다. 그는 어떤 노인이 단 한 모금의 샘물을 마시고 청춘을 되찾았다는 말을 그대로 믿고서 그런 샘을 찾기 위해 자신의 정열을 다 바쳤던 것이다.

전 세계 어디에서나 이런 이야기를 들을 수 있다는 것은 실로 놀라운 사실이 아닐 수 없다. 하지만 영원한 에너지의 근원을 찾고자 하는 바람을 인간의 보편적인 삶의 주제로 본다면 어느 정도는 이해할 수 있는 부분이다. 그러나 신화에 나오는 인물처럼 우리가 생명의 물을 찾기 위해 아무리 전 세계를 돌아다닌다고 해도 그 해답을 외부 세계에서는 결코 찾을 수 없을 것이다. 왜냐하면 우리가 찾고자 하는 것은 우리 몸 안에 있기 때문이다.

생의 활력을 얻기 위한 탐구는 실제적이며 또한 신화적이다. 우리가 어떤 커다란 목표를 달성하기 위해서는 충분한 에너지가 필요하다. 만약 당신이 현재 만성적인 탈진 상태에 있거나 아니면 식사를 준비하고 옷을 다리는 것과 같은 일상적인 일을 하는 데 어려움을 겪고 있는 상황이라면 자신의 인생이 조금씩 나아지고 있다는 것을 느낄 수만 있어도 커다란 성취라고 말할 수 있다.

사업상 좋은 성과를 거둔다고 하더라도 자신의 생활이 무미건조하게 느껴진다면 내면에 있는 창의력의 근원을 다시 연결해 보자. 아마도 일상생활에서 엄청난 변화를 느낄 수 있을 것이다. 최근 이혼을 하고 마음이 불안정한 상태라면 자신이 그동안 추구했던 인생의 목표와 그것에 도달하고자 하는 굳은 신념을 회복하려고 노력해 보자. 아마도 곧 쾌활한 기분을 되찾게 될 것이다.

이보다 더 심원한 수준에서 말한다면 바이탈 에너지를 추구한다는 것은 성스럽고 신비적인 여행을 떠나는 일에 비유할 수 있다. 그것은 궁극적으로는 시공간을 넘어서는 저 먼 세계로 영혼의 순례를 떠나는 것이다. 불멸을 찾아 떠났던 길가메시의 여행, 생명의 샘을 찾아나섰던 알렉산더 대왕의 여행, 청춘의 샘을 찾고자 했던 퐁스 드 레옹의 여행 등은 결국 자기 내면에 존재하는 자아를 찾기 위한 여행이었다.

우리는 육체적, 정신적, 영적 수준에서 좀더 나은 평안함과 안락함을 추구하고 있다. 과거의 삶이 어떠했고 지금 어떤 삶을 살고 있는가에 따라서 우리의 관심은 특정한 한 수준에 집중하게 된다. 그 수준과 수위가 어떻게 되든지, 우리 앞에 직면한 장애물이 어떤 종류이든지 간에 발전하기 위한 근본 원칙에는 변함이 없다. 우리가 진정 찾고자 하는 것은 바로 우리 내부의 바이탈 에너지에 도달하기 위해 반드시 필요한 열쇠인 것이다.

바이탈 에너지로 충만한 삶을 살자

프랑스의 저명한 작가 프루스트는 다음과 같은 명언을 남겼다.

"탐험여행에서 얻을 수 있는 가장 큰 미덕은 새로운 경치를 접한다는 것이 아니라 그것을 볼 수 있는 새로운 눈을 가지는 것이다."

바이탈 에너지를 탐구하면서 나는 인간의 삶을 형성하는 측면들을 다양하게 살펴볼 수 있었다. 특히 인생과 건강의 본질을 연구하는 데 가장 유용한 틀을 '아유르베다(Ayurveda)'에서 발견할 수 있었다.

아유르베다는 고대 인도에서 창안된 것으로 인체를 치유하기 위한 시스템이다. 인생에 대한 이 심오한 과학의 근원은 아주 오랜 옛날, 인류가 자연과 직접적인 교감을 가지고 살던 때 확립되었다. 지금으로부터 수천 년 전에 현명한 수행자들은 자신들의 내적인 세계와 외적인 세계를 모두

꿰뚫어볼 수 있었다. 그런 과정 속에서 보편적인 패턴들을 발견했는데, 그러한 통찰력에 힘입어 삶과 죽음, 건강과 질병을 두루 이해할 수 있는 기본적인 틀이 창안되었던 것이다.

자연계의 복잡한 얼개 속에 밀접하게 엮여져 있는 존재가 인간임을 깨닫는 것이 아유르베다 철학의 정수이다. 바이탈 에너지는 각 개인들과 주위 환경과의 사이에서 얻어지는 에너지와 정보가 조화롭게 교환될 때 생기는 열매인 것이다. 피로, 불안, 불만족, 그리고 종국에는 질병도 우리 개인의 환경, 몸, 마음, 영혼이 부적절한 상호 작용을 함으로써 생겨나는 부산물이다. 다시 말해 우리가 고통을 겪는 근본 원인은 제대로 해결되지 못한 과거의 경험들이 오랫동안 쌓여온 것이다.

모든 문제에 적용될 수 있는 가장 일반적인 해결책은 오랫동안 축적되어 온 독성을 풀어버리고 우리의 몸 깊은 곳에 잠재되어 있는 새로운 기운을 삶의 모든 부분에 흘려보내 버리는 데 있다.

아유르베다에서는 우리 몸에서 바이탈 에너지의 자유로운 이동을 방해하는 독성을 아마(ama)라고 한다. 이 말은 산스크리트어로 '소화불량'을 의미한다. 아마의 개념에 따르면 모든 문제가 다 소화를 제대로 하지 못하는 것에서 기인한다고 한다. 서양 의학을 전공하는 의사들이 다 그러하듯 나도 처음에는 모든 질환이 소화불량에서 기인한다는 가르침에 대해 코웃음을 쳤다. 하지만 이 개념에 담긴 중요한 의미를 알고 나서부터는 그런 자만심은 이내 사라져버렸다.

아마는 저녁 식사에서 과식을 너무 한 나머지 밤새도록 위통에 시달리게 되는 정도의 고통이 아니다. 아마는 우리의 삶속에서 발생하는 일들 중에서 그것을 즉각 해결하지 못함으로 인해 마음속에 축적되는 찌꺼기 같은 것을 의미한다.

만약 당신이 다른 사람들과의 사이에서 자신을 공개적으로 떳떳하게 표현할 수 없었다면 그 마음속에서 아마가 생겨난다. 만약 당신이 별로 하고 싶지 않은 일을 계속 해야만 했다면 당신은 자신도 모르게 아마를 키우고 있는 것이다. 만약 당신이 허전한 마음을 달래기 위해 약이나 음식, 술이나 담배 등에 의존한다면 역시 아마를 축적하고 있는 것이다.

이런 고통이 닥칠 때 받아들이지 않고 저항하려 한다면 몸과 마음속에는 해소되지 않는 고통이 자리잡게 되어 마치 감염된 병원균이 몸의 면역능력을 고갈시켜 버리듯 그렇게 당신의 바이탈 에너지를 소모시켜 버릴 것이다.

따라서 미처 소화시키지 못한 경험들은 가능한 한 빨리 배출시켜 버리는 것이 좋다. 우리의 몸을 다시 바이탈 에너지로 충만케 하기 위해서는 육체적, 정신적, 영적 수준에서 아마를 적절히 소화해 버려야 한다.

이 책은 생명력을 저해하는 독성 물질들을 어떻게 발견하고 또 어떻게 배출시킬 수 있는지 알려주고자 한다. 그러기 위해서는 당신은 자기 자신에 대해 솔직해질 필요가 있다. 왜냐하면 우리의 삶속에서 무엇이 결핍되어 있고 또 무엇이 불필요한 것인지 정확하게 평가할 수 있어야만 우리가 원하는 길로 나아갈 수 있기 때문이다. 물론 이제까지 숨겨놓고 있었던 삶의 치부를 끌어내어 마주한다는 일이 결코 쉬운 일은 아니다. 그러나 우리가 진정으로 자신의 바이탈 에너지를 회복하고자 한다면 반드시 필요한 일임에 틀림없다.

우리들 각자는 주위 환경과 감각, 그리고 몸과 마음과 영혼이 한데 어우러져 만들어진 유일무이한 존재이다. 그리고 한 인간으로서 당신은 광대한 에너지와 정보의 바다에 떠 있는 에너지와 정보의 한 네트워크이다.

우리는 이 책을 통해 자기 자신에 내재되어 있는 바이탈 에너지의 샘을 찾아 항해를 시작할 것이다. 이런 항해의 과정에서 우리는 생기를 찾는 데 반드시 요구되는 일곱 가지 원칙들을 검토해야 한다. 그리고 일곱 가지 원칙들을 마음껏 활용하기 위해 장마다 바이탈 에너지를 증진하기 위한 처방들이 제시될 것이다. 그때는 한 번에 한 가지 원칙에만 정신을 집중하도록 하자. 그래야 내가 권유하는 사항을 혼동하지 않고 쉽게 받아들일 수 있을 테니까.

이제 항해를 시작해 보자. 바이탈 에너지로 충만한 새로운 삶을 위해서….

완전한 건강을 위한 첫번째 열쇠
자신을 탐구하라

세상만사가 발견되기 위해 존재하진 않는다.
이 모든 것은 오직 얻고자 노력하는 사람만이 얻을 수 있는 것이다.

아부 야지드 알 비스타미(이슬람교 수피 성자)

자신을 탐구하라

당신은 왜 현재의 모습인가? 왜 당신은 주어진 상황과 환경에서 당신이 행하는 그 방식으로 반응하는가? 왜 당신은 특정한 사람들과 장소, 그리고 특정한 주장들에 이끌리는가? 그러면서도 어떤 특정한 사람들은 당신을 싫어하는가? 당신만이 지니는 뛰어난 재능이 있다면 그것은 무엇인가? 또 그런 재능의 본질은 무엇인가? 당신은 자신이 최선을 다해 삶을 살고 있다고 생각하는가? 또 그렇게 생각한다면 그 이유는 무엇인가?

인류가 생겨난 이래 사람들은 이런 질문들에 대한 해답을 구하기 위해 꾸준히 노력해 왔다. 우리 모두는 각자의 삶에서 기본적인 것들을 필요로 하고 있다. 활기찬 육체적, 정신적 건강을 유지하기 위해 사람들과 관계를 유지해 왔고, 물질적 풍요도 필요로 했다. 그리고 세상을 향해 우리의 재능을 보여줄 수 있는 기회를 가졌으며, 자신보다 더 나은 존재와 연결되기를 원했다. 아유르베다에서는 이런 기본적인 필요를 네 가지 기본적 염원이라고 부르는데, 사랑과 풍요와 목적성과 교화가 바로 그것이다.

이런 삶의 목표에 도달하기 위해 우리가 할 수 있는 것은 건강과 질병, 충만감과 낭패감, 바이탈 에너지의 획득과 소진 등의 차이를 결정하는 일이다. 즉 우리 내면에서 솟아나는 에너지와 창의력이 조화를 이룰 수 있을 때만이 비로소 이런 욕구들을 충족시킬 수 있다.

 우리가 좀더 나은 안식과 평안의 방향으로 나아가고 있는지 또는 그렇지 못한지를 평가할 수 있는 최선의 방법은 마음이 편안한지 또는 고통스러운지 우리 마음의 소리에 귀기울여 보는 일이다. 인류 역사를 통해 진화적으로 확립된 최선의 길은 그 길을 걷는 사람이 저항을 가장 적게 받으면서 즐거움을 느낄 수 있는 길이다.

 인류는 시간과 장소의 제한을 넘어 그동안 이 네 가지 인생의 참된 열매들을 구하기 위해 노력을 기울여왔다. 인류 역사를 살펴보면 그 중요한 목표에 도달하기 위해서 매우 다양한 방법들을 구사했음을 알 수 있다.

 역사상 수많은 예언자들과 철인들이 인생에 대한 심오한 충만감을 만끽하고 그런 경험을 바탕으로 일반 대중들이 그 위대한 진리를 깨달을 수 있도록 가르침을 남겼다. 이들이 제시했던 진리에 이르는 길은 시대와 문화권이 다름에도 불구하고 상당히 유사하다.

 그리스에 있는 델포이 신전의 비문에는 "너 자신을 알라"라는 유명한 글귀가 쓰여져 있는가 하면 중국의 노자는 "다른 사람을 아는 사람은 지혜로운 사람이고 스스로를 아는 사람은 밝은 사람이다(知人者智, 自知者明)"라고 일컬었다. 성경에는 "지혜가 제일이니 지혜를 얻으라. 무릇 너의 얻은 것을 가져 명철을 얻을지니라(구약성서 〈잠언〉 4장 7절)" 등의 말이 나온다. 이런 글들이 고귀한 말임에는 분명하다. 그렇다면 당신은 일상생활에서 이런 교훈들을 어떻게 실천하고 있는가?

 이제 당신은 자아를 찾기 위한 여행을 떠남으로써 당신의 삶속에서 그런 말들을 현실화시킬 수 있을 것이다. 당신은 자신의 인생에 있어서 가장 중요한 두 가지를 스스로에게 물어볼 필요가 있다. 즉 "내 마음속의 나는 과연 누구인가?"라는 질문과 "내가 진실로 원하는 것은 무엇인가?"라는 질문을. 그 답을 구하기 위해서 내면의 목소리에 귀를 기울일 때 자신의 영혼을 찾기 위한 여행의 방향이 설정되는 것이다.

당신이 현실에서 느끼는 만족도는?

대부분의 사람들은 자신의 삶속에서 현재 가진 것보다 더 많은 것을 원한다. 아기가 자라면서 '아빠', '엄마' 라는 말 다음으로 가장 많이 말하는 단어는 '더 많이'라고 한다. 이렇듯 인류 역사가 흘러오면서 더 많은 것을 바라는 인간의 욕심은 더 나은 행복을 위해 지식과 경험을 확대하고자 하는 추진력으로 작용했다. 그러나 불행하게도 내 환자들의 상당수가 자신이 원하지 않는 것에 너무 집착하는 바람에 귀중한 바이탈 에너지를 낭비하고 있었다. 그들은 장래성이 없는 직업이나 사랑을 느낄 수 없는 인간관계, 교통체증에 시달리는 도시생활 등에 얽매여 있는 경우가 많았다.

좀더 충만한 바이탈 에너지를 얻기 위해서는 먼저 자신에게 진정한 행복을 가져다줄 수 있는 삶이란 과연 무엇인지 다시 한 번 생각해 볼 필요가 있다. 즉 자신이 바라는 목적지에 도달하기를 원한다면 먼저 자신의 목적지가 어디인지 확실히 알 필요가 있다. 그리고 현재 자기 주위의 환경을 제대로 이해하고 있는 것도 중요하다.

그러나 그것은 바이탈 에너지를 회복하기 위한 첫걸음에 불과하다. 당신의 현재 위치가 어디인지를 생각해 보자. 그에 앞서 당신이 어디로 향하고 있는지 먼저 검토해 보자. 그리고 목표를 달성하는 과정에서 당신이 어떤 일을 경험하게 되는지, 그런 목표 달성에 있어 장애가 되는 것이 외부의 힘이 아니라 약화된 신념에서 기인한다는 점을 깨닫도록 노력해 보자. 이제부터 다음과 같은 훈련을 통해 바이탈 에너지로 충만된 자신의 새 삶을 가꾸어보도록 하자.

1) 아래의 네 항목에 대해서 현재 당신이 느끼는 만족도를 1부터 10까지의 점수로 매겨보기로 하자. 1은 만족도가 아주 낮은 상태를 의미하고

10은 만족도가 최상인 상태를 나타낸다.

사랑 _____   인생의 목적 _____
물질적 풍요 _____   영적 충만도 _____

2) 소망을 충족시키는 과정에서 당신이 어떤 일을 겪게 되는지 솔직하게 표현해 보자.

· 사랑(예 : 나는 남들의 완벽하지 못한 행동에 대해 비판적인 태도를 취할 때가 많기 때문에 남들과 만족스런 관계를 맺지 못하는 경향이 있다. 나는 내 자신이나 다른 사람들에 대해 도저히 도달할 수 없는 완벽성을 요구하기 때문에 실망을 느끼는 일이 자주 있다).

_____
_____
_____

· 물질적 풍요(예 : 나는 아직까지 원하는 만큼의 물질적 풍요를 이루지 못했다. 하지만 언젠가는 그동안 겪었던 모든 시련에 대해 당연히 보상을 받을 거라고 믿는다).

_____
_____
_____

· 인생의 목적(예 : 나는 내가 만족할 수 있는 만큼 역할을 다하지 못했다. 남들의 도움을 얻지 못했기 때문이다. 하지만 충분한 지원이 있다면 더 많은 것을 이룰 수 있다고 믿는다).

· 영적 충만도(예 : 나는 영적 충만을 위한 시간을 많이 갖지 못했다. 주위 사람들은 인생에 대해 종교적이거나 철학적인 측면에서 진지하게 생각하는 부류들이 아니기 때문에 내가 영적인 구원에 집착하면 그들에게 외면을 당하지나 않을까 두렵다).

3)소망을 충족시키기 위해 앞으로 어떤 일을 잘해야 할지 기술해 보자.

· 사랑(예 : 나는 이제부터 남을 비판하는 일을 삼가야 한다. 남들이 인생을 바라보는 관점은 나와 다를 수 있다는 점을 인정하고 내 생각을 부각시키는 일은 가급적 없어야겠다).

· 물질적 풍요(예 : 이제부터 나는 현재의 욕구와 미래의 목표가 균형을 이루는 삶을 살아야겠다. 그러므로 시간과 에너지의 일부를 미래를 창조하는 데 사용하기 위해 최선의 노력을 다할 작정이다. 또한 물질적 대상을 통해 정신적 욕구를 충족시키고자 하는 나약한 꾐에 빠지지 않도록 노력해야겠다).

....
....
....

· 인생의 목적(예 : 나는 마음 깊은 곳에서 우러나오는 삶의 목표를 추구하도록 노력하겠다. 그리고 자신의 일에 대한 헌신적 노력만이 물질적 부를 가져온다는 사실을 믿고, 내가 가지고 있는 고유한 능력을 계발하는 데 최선을 다하겠다).

....
....
....

· 영적 충만도(예 : 나는 바쁜 일과 속에서 틈틈이 내 자신을 돌이켜볼 수 있는 명상의 시간을 갖도록 노력하겠다. 내면을 탐구하는 데 있어 남들이 어떻게 생각하든 신경쓰지 않겠다).

....
....
....

나는 당신에게 처음부터 자신의 생각을 반드시 글로 나타내도록 권장하고 싶다. 이렇게 자신의 생각들을 차곡차곡 적으면 무엇보다도 자신을 객관적으로 진단할 수 있다. 이제부터 매일 일어난 일들을 일기장에 기록해 보자. 이런 훈련을 통해 자신에게 침묵의 질문을 할 수도 있고, 또 그런 질문에 대해 무언의 해답을 들을 수도 있게 될 것이다. 자신의 내면과 진솔한 대화를 나눌 수 있는 기회를 가지게 된다면 머지않아 당신의 의도와 욕구가 일상생활 속에서 어떻게 반영되는지를 깨닫게 될 것이다.

바이탈 에너지 회복을 위한 지침

삶이 충만할 수 있도록 염원하자

1) 삶이 사랑과 행복으로 좀더 충만할 수 있도록 일과 중에 일정한 시간을 할당하여 내가 무엇을 해야 할지 생각해 보자.
2) 육체적, 정신적, 영적 필요를 충족시킬 수 있는 삶의 비전을 갖도록 노력하자. 설정한 인생의 목표를 이룰 수 있도록 스스로가 선택권을 행사하자.
3) 인생에 있어서 원하지 않는 것을 생각하기보다는 정말로 원하는 것이 무엇인지 생각해 보자. 잘못된 선택으로 빚어진 결과 때문에 바이탈 에너지를 낭비하지 말자.

우리 몸도 자연의 일부이다

아유르베다라는 말은 '삶의 지혜'를 의미한다. 지혜란 곧 이해와 경험의 통합이다. 바로 이런 이해와 경험에 이르는 열쇠를 아유르베다가 제공한다. 즉 인간을 자연계의 복잡한 네트워크 속에 얽매여 있는 존재로 간주하고, 그런 인간이 자연의 바이탈 에너지에 다시 접근할 수 있는 방법을 제시해 주는 것이다. 가장 놀라운 점은 아유르베다에 기록되어 있는 수천 년 전의 가르침이 아무런 변화 없이 현대인의 생활에 그대로 적용될 수 있다는 사실이다.

이 세상 삼라만상의 힘을 성공적으로 이끌어내고자 한다면 우리는 먼저 이 우주에서 인간이 맡고 있는 역할에 대해서 알아보아야 한다. 이 우주에서 성운을 움직이고 장미꽃을 피워내게 하는 힘은 우리 인간이 아기를 낳고 지식을 창조하는 데도 똑같이 작용한다.

이제 주위를 한번 둘러보면서 자신이 자연계를 최초로 이해하는 인간이라고 생각해 보자. 이 세상은 무엇으로 만들어져 있는가?

당신은 이 우주가 창조된 이래 줄곧 일정한 규모와 형상을 지켜오고 있는 견고한 대지를 바라본다. 또 실체는 있지만 형태를 가질 수 없는 물을 볼 수 있을 것이고, 그 물이 흐르면서 어떻게 다른 물질을 실어 나르는지도 엿볼 수 있다. 그리고 당신은 태양에서 내뿜는 열과 빛을 느낄 수 있으며, 난로에서 전해지는 온기를 통해 불이 지니는 강력한 에너지 전환능력을 깨달을 수 있다. 눈으로도 볼 수 없고 형태를 갖는 것도 아니지만 공기의 흐름을 감지할 수 있고, 토양과 물과 불을 옮길 수 있는 공기의 능력을 파악할 수도 있다. 또 그런 물체들 사이에 영원한 허공의 공간이 존재한다는 사실도 깨달을 수 있으리라. 세상의 모든 사물들은 바로 그런 빈 공간 속에 존재하는 것이 아니었던가.

아유르베다의 가르침에 의하면 삼라만상은 다섯 개의 기본적인 코드들로 구성되어 있다. 고형, 액형, 변환, 이동, 확장이 그것이다. 우리가 인지할 수 있는 모든 것은 이 다섯 가지 기본적인 힘들로 표현이 가능하다.

우리는 우리 자신이 자연계의 일부이며, 저 아득히 먼 곳의 별이나 장엄한 산맥, 하늘 끝까지 빽빽이 솟아 있는 삼림들과 똑같은 구성성분들로 이루어져 있다는 사실을 망각하며 살아가고 있다. 그러나 우리 몸 역시 그런 자연계의 근원적인 힘을 지니고 있다. 이런 요소들이 우리 몸속에서 조화를 이루고 있을 때 우리는 바이탈 에너지를 만끽한다.

그 반대로 그 힘들이 서로 조화를 이루지 못하고 있을 때 피곤함을 느낀다. 즉 우리 몸의 자연적인 균형 상태를 이해하고 우리가 어디서부터 정상적인 궤도를 이탈했는지를 솔직하게 평가하는 것이야말로 바이탈 에너지를 충만시킬 수 있는 필수적인 과정이라고 할 수 있겠다.

바이탈 에너지의 세 가지 요소
앞서 말했던 고형, 액형, 변환, 이동, 확장이라는 자연계의 다섯 가지 근원적인 힘을 생명 시스템에 적용하면 세 가지로 압축할 수 있다. 물질,

대사, 그리고 운동이 그것이다.

물질의 원리를 아유르베다에서는 카파(Kapha)라 한다. 우리의 근육, 뼈, 기관, 조직 등은 근원적으로 각기 다른 물질들이 물과 한데 혼합되어 있는 것이다. 우리의 몸을 구성하고 있는 세포는 단백질과 염이 주성분으로, 여러 종류의 당, 지방, 기타 각종 화학 물질들이 포함된 물주머니라고 말할 수 있다. 이 물질들은 우리 주변의 환경으로부터 섭취한 원재료들에 의해서 만들어진다.

우리가 섭취하는 음식물이 몸을 이롭게 하는 것이라면 우리는 건전한 육체를 가질 수 있고 생기 넘치는 삶을 유지할 수 있다. 그렇지 못하다면 건강을 해치고 피곤함에 시달릴 수밖에 없다. 이런 점을 좀더 쉽게 기억하기 위해서 이제부터는 이런 생기의 물질적 요소를 지(地 : Earth)라고 부르기로 하자.

대사의 원리는 생체 시스템에서 변환을 일으키므로 섭취된 음식물을 인체조직과 에너지로 전환시키는가 하면, 새로운 생각들을 창안해 내고, 감정을 처리하는 등 각기 다른 양태로 나타난다. 소화능력이 강력하고 역동적일 때는 섭취한 모든 것을 다 대사시켜 자신의 몸과 마음으로 변환시킬 수 있으며, 에너지와 정보를 이끌어낼 수 있다. 대사의 원리를 아유르베다에서는 피타(Pitta)라고 하는데 여기서는 화(火 : Fire)라고 부르기로 하자.

운동적 요소는 몸과 마음이 행하는 모든 동작들을 지배한다. 운동의 원리는 사고, 호흡, 근육의 움직임, 혈액순환 등에 적용되며, 또 소화기관을 지나는 음식물의 이동도 관장한다. 아유르베다에서는 그것을 바타(Vata)라고 부르는데 여기서는 풍(風 : Wind)이라고 부르기로 하자. 풍에는 마치 자연계의 바람처럼 물질을 움직이게 하고 대사의 열기를 더해주는 기동력이 있다.

이처럼 지, 화, 풍은 이 우주의 구성요소이자 당신을 지배하는 구성요소이기도 하다. 육체적, 정서적, 감정적인 차원에서 그 구성요소들과 친숙해지도록 노력한다면 바이탈 에너지를 이끌어내는 데 필요한 힘들을 더 쉽게 사용할 수 있을 것이다. 지금부터 필요한 것은 이제껏 지녔던 자신의 관점을 바꿔 새로운 관심에 집중하도록 노력하는 것이다.

바이탈 에너지 회복을 위한 지침

지, 화, 풍의 시나리오

먼저 지, 화, 풍의 세 가지 기본 원리들이 이 세상을 어떤 식으로 관장하고 있으며 일상생활과 활동에 어떤 영향을 미치고 있는지 알아보기로 하자. 이해를 돕기 위해 오늘 다음과 같은 일이 당신에게 일어났다고 가정하자. 그리고 그런 일들에 가장 큰 영향력을 미친 힘이 어떤 것인지 표시해 보자.

1) 갑자기 차가 고장났다.
2) 점심 식사를 너무 많이 했더니 몸이 무겁고 머리가 어지럽다.
3) 회사 일 때문에 잠을 제대로 이룰 수가 없었다.
4) 저녁 식사 때 너무 매운 음식을 먹었더니 위가 쓰리다.
5) 평소 먹지 않던 양배추 요리를 먹었더니 위에 가스가 가득 차 거북하다.
6) 해수욕장에 있다 보니 온몸의 피부가 햇볕에 탔다.
7) 아이스크림을 너무 많이 먹어서 그런지 코감기에 걸릴 지경이다.
8) 사무실에서 동료들과 열띤 논쟁을 벌였다.
9) 면접 시험을 보기 위해 차를 몰고 가는데 심장이 크게 두근거렸다.
10) 밤새 준비했던 사업 계획서가 차창 밖으로 날아가버렸다.

다음은 위의 질문들에 대한 해답이다. 우선 이런 일에 어떤 힘이 지배받는지 당신의 안목을 평가해 보기로 하자.

1) 화 2) 지 3) 풍 4) 화 5) 풍 6) 화 7) 지 8) 화 9) 풍 10) 풍

남들과 내가 다른 이유

정도의 차이는 있겠지만 평소 우리는 이런 세 가지 근본 원리를 구현하면서 살고 있다.

지의 원리는 우리의 세포와 조직을 만들어내고, 원활하게 유지될 수 있도록 돕는다. 화의 원리는 음식물이 세포 속에서 대사되어 에너지로 변환되는 과정에 적용된다. 풍의 원리는 우리 몸의 DNA가 풀어졌다가 다시 맺어지는 과정과 세포 속으로 산소와 이산화탄소가 들고나는 과정, 우리 몸의 발끝에서부터 머리끝까지 신경신호가 전달되는 과정 등을 관장한다.

이러한 모든 과정들이 우리 몸속에서 조화롭게 진행된다면 바이탈 에너지 가득 찬 자신을 발견할 수 있을 것이다. 그러나 그렇지 못한 경우에는 피곤과 스트레스 속에서 하루하루를 보내야 할 것이다. 이렇게 세 가지 원리들이 우리의 몸을 모두 관장하고 있음에도 불구하고 나와 사람들이 다른 이유는 과연 무엇일까?

이 질문에 대한 해답은 우리들 각자가 기본적인 원리들을 다르게 구현한다는 데 있다. 내가 겪었던 경험이 남들과 흡사하다고 하더라도 내가 조상으로부터 물려받은 지, 화, 풍의 구성은 남들의 지, 화, 풍의 구성과 다르기 때문에 결코 같을 수는 없는 것이다.

아유르베다에서는 원래 타고난 천성과 자라면서 얻어지는 후천성이 지금 우리를 구현하는 데 중요한 역할을 한다고 강조한다. 이런 영구불변한 진리를 현대 과학적으로 표현하면 다음과 같다.

"우리는 이 세 가지 중요한 요소들이 담긴 DNA를 부모님으로부터 물려받는다. 그리고 그것들은 우리가 삶을 살아나가는 과정에서 발현하게 된다."

이제부터는 당신이 자신의 천성을 어떻게 일상생활에서 발현시키고 있는지를 살펴보자.

자기 심신의 본성을 파악하자

이제부터 당신이 가지고 있는 본성을 알아볼 것이다. 이에 앞서 자신의 생각들을 진지하게 답해 주기 바란다.

이 첫번째 질문에 답하기 위해서 가장 건강했고 또 가장 행복했던 때를 회상해 보자. 그때가 지금일 수도 있고, 아니면 몇 주 전, 몇 달 전이 될 수도 있다. 아예 어린 시절을 생각할 수도 있다. 그것은 아무래도 상관없다. 가장 활기에 넘쳤던 시절로 돌아가 그때의 생생한 느낌을 마음속에 간직하기만 하면 된다. 이때 유념해야 할 것은 너무 많은 시간을 소요하지 말라는 것이다. 가장 먼저 떠오르는 판단에 따라 해당 항목을 표시해야 올바른 평가를 기대할 수 있다.

이 질문은 어떤 스트레스에도 시달리지 않았을 때의 마음을 파악하기 위한 것이므로 현재 당신이 아무리 고통이나 고민에 빠져 있다고 해도 이 답안 작성에 영향을 미쳐서는 안 된다. 이 질문에는 정답이나 오답이 없다. 따라서 아래 질문에 대서 가능한 한 솔직하게 답해 보자.

당신의 심신 유형은?

제1부(지)	절대로 그렇지 않다	대체로 그렇다	항상 그렇다
1) 나는 남을 잘 돌보는 사람이다	1	3	5
2) 나는 깊은 잠을 잔다	1	3	5
3) 나는 절도 있고 규칙적인 사람이다	1	3	5
4) 나는 의지가 강한 사람이다	1	3	5
5) 나는 남을 잘 용서한다	1	3	5
6) 나는 골격이 크다	1	3	5
7) 나는 남의 말을 잘 들어준다	1	3	5
8) 내 피부는 부드럽고 탄력성이 있다	1	3	5
9) 나는 음식물을 잘 소화시키고 배변도 규칙적이다	1	3	5

10)나는 매사에 태평한 사람이다	1	3	5
점수의 합			

제2부(화)	절대로 그렇지 않다	대체로 그렇다	항상 그렇다
1)나는 영리한 사람이다	1	3	5
2)나는 남들을 이끄는 것을 좋아한다	1	3	5
3)나는 잠이 별로 없는 편이다	1	3	5
4)나는 식욕이 좋은 편이다	1	3	5
5)나는 목표를 설정하고 그 목표 달성을 위해 노력한다	1	3	5
6)나는 시간을 잘 지키는 것을 중요하게 여긴다	1	3	5
7)나는 승부욕이 강하다	1	3	5
8)나는 매사에 차별을 하는 편이다	1	3	5
9)나는 내 소신을 주장하는 편이다	1	3	5
10)나는 서늘한 날씨를 좋아한다	1	3	5
점수의 합			

제3부(풍)	절대로 그렇지 않다	대체로 그렇다	항상 그렇다
1)나는 결정을 빨리 내리는 편이다	1	3	5
2)나는 활동적이다	1	3	5
3)나는 잠을 깊게 자지 못한다	1	3	5
4)나는 마른 편이다	1	3	5
5)나는 열정적이다	1	3	5
6)나는 규칙적인 생활을 좋아하지 않는다	1	3	5
7)나는 다른 사람들과 대화하기를 즐긴다	1	3	5
8)나는 새로운 과제에 열심히 뛰어든다	1	3	5
9)나는 변화를 좋아한다	1	3	5
10)나는 따뜻한 날씨를 좋아한다	1	3	5
점수의 합			

당신이 얻은 점수를 높은 순서대로 나열해 보자. 바로 그 순서가 당신의 본성에 내재된 세 가지 힘들의 우열을 나타내고 있다. 만약 화 부분의 점수가 매우 높고 지와 풍 부분의 점수가 낮게 나타났다면 당신은 일차적으로 화의 속성을 갖는 부류에 속한다. 두 부분에서 높은 점수를 얻었는데 그 둘의 차이가 5점 이내라고 하자. 예를 들어 풍과 화에서 그렇다면, 풍과 화의 기운이 비교적 동등하게 내재되어 있는 사람인 것이다.

드물게는 위의 세 부분에서 점수 차이가 5점 이내로 나타나는 사람이 있는데 그런 사람은 지, 화, 풍의 기운이 거의 비슷하게 내재되어 있다고 보면 된다. 이런 점수들의 분포를 고려하여 우리는 인간의 본성을 다음과 같이 일곱 가지 유형으로 구분할 수 있다.

- 지의 심신
- 화의 심신
- 풍의 심신
- 지화의 심신(또는 화지의 심신)
- 지풍의 심신(또는 풍지의 심신)
- 화풍의 심신(또는 풍화의 심신)
- 지화풍의 심신

자, 이 일곱 가지 유형에 대해 좀더 자세하게 살펴보기로 하자. 이제부터 심신의 유형이 지니는 특성을 예를 들어 설명할 것이다. 이때 제시되는 특성들은 앞서 얻은 점수에 의거해 결정된 것이니만큼 자신의 성격과 얼마나 유사한지 한번 비교해 보기 바란다.

지의 심신
제1부에서 얻었던 점수가 제2, 3부에서 얻었던 점수보다 적어도 5점 이

상 높은 경우로 다음은 지의 심신을 가진 사람의 예이다.

에밀리는 4남매 중에 맏이다. 그녀는 성품이 착해서 어려서부터 궂은일을 도맡아서 했다. 10대에 들어선 그녀는 자기 또래보다 몸집이 큰 편이었지만 신뢰감을 주는 성격 덕분에 친구들에게 많은 호감을 샀다. 그녀는 남들보다 결혼을 일찍 했고 주부로서의 역할을 충실히 하면서 행복한 결혼생활을 유지해 나갔다. 40대에 접어들자 그녀의 몸무게는 70킬로그램을 넘어서게 되었고 혈압도 정상 수치보다 높아지기 시작했다.

   그러던 어느 날 어머니가 유방암으로 병석에 눕자 그녀는 성심성의껏 어머니를 돌봐주었다. 그런 노력에도 불구하고 어머니가 세상을 떠나자 그녀는 불현듯 자신의 삶을 뒤돌아보게 되었다. 그리고 자신이 얼마나 오랫동안 참기 어려운 피로감에 시달려왔는지 깨달을 수 있었다. 그후부터 그녀는 평소보다 더 잠을 많이 잤지만 아침이면 일어나기가 점점 어려워졌으며, 몸은 몸대로 무거워졌고, 몸무게는 날로 더 늘어만 갔다.

아유르베다의 의하면 에밀리는 천성적으로 지의 기운을 담뿍 담고 있는 사람이다. 나이가 들면서 그 기운이 점점 더 득세하게 되었다고 설명할 수 있다. 그녀가 자신의 바이탈 에너지를 다시 회복하려면 식사습관과 생활습관을 획기적으로 변화시켜야만 한다. 그녀는 서서히 자기 자신을 고쳐나가는 습관을 익혀야 할 것이다.

당신이 지의 항목에서 가장 높은 점수를 얻었다면 에밀리처럼 천성적으로 착실하고 태평스럽고 관용적인 사람이다. 항상 지의 기운에 접해 있어서 매사에 신중하며 인내심이 강하다. 그리고 남을 잘 용서해 준다.

체격적으로 땅딸막한 몸집을 갖는 것이 보통이며 비교적 몸무게가 많이 나갈 것이다. 당신은 몸무게 때문에 마음대로 간식을 즐길 수가 없다. 규칙적인 생활습관을 가지고 있지만 강박관념에 시달리는 편은 아니며,

매일 일정한 시간에 잠자리에 들고 또 일정한 시간에 기상한다. 아침 시간에 활발히 일하는 것을 좋아하는 편이 아니며 늦잠 자는 것을 즐긴다.

당신은 되도록이면 다른 사람들과의 충돌을 피하려 한다. 그래서 가정에서나 직장에서 평화의 수호자 역할을 떠맡기도 한다. 만약 어떤 일로 감정이 상하는 경우가 있다고 해도 애써 감정을 드러내지 않으려 노력한다. 그리고 자신의 욕구가 충족되었을 때보다 남을 도와서 그 상대방이 즐거워하는 것을 보길 더 좋아한다.

당신은 무엇이든지 쌓아두기를 좋아하고 물건이나 기분, 사람들과의 관계 등에서 그것이 더 이상 소용에 닿지 않을 때라도 떠나가도록 내버려두지 않는다. 안정된 상태에 있을 때 당신은 상냥하고 믿음직스러우며, 온화하고 충직한 사람이다. 그렇지만 그런 안정된 상태에서 이탈하게 되면 당신은 혼자 웅크리고 앉아 마음속에서 솟구치는 고통을 스스로 달래는 사람이다.

화의 심신

제2부에서 얻은 점수가 다른 부분의 점수보다 적어도 5점 이상 높은 경우로 다음은 화의 심신을 가진 사람의 예이다.

케니스는 천성적으로 야심이 많은 사람으로, 남들과 경쟁해서 이기는 것을 좋아했다. 법과대학을 졸업한 그는 본격적으로 소송 전문 변호사의 길로 들어섰다. 그 분야에서 명성을 얻게 되기까지 그리 많은 시간이 걸리지 않았다. 그의 사회적 성공 뒤에는 행복한 가정이 있었다. 자식에게 자상한 아버지였던 그도 돈 문제에 관한 한 호락호락한 사람이 아니었다.

한번은 회사에서 중요하게 여기는 소송을 맡게 되었는데 그만 그 재판에서 지고 말았다. 그후 어느 날 갑자기 견딜 수 없을 만큼 심한 두통이 찾아왔다. 처음에는 약국에서 처방해 준 약으로 참을 수 있었지만 날이

갈수록 증세가 심해져 갔다. 주치의에게 진찰을 받아본 결과 편두통이라고 판명되었다. 이제까지 불도저처럼 살아온 그에게 찾아온 이 예상치 못한 정서적 고통은 그의 인생에 치명타를 날렸다. 이제 더 이상 그의 모습에서 자신감을 찾아볼 수 없었다.

아유르베다의 관점에서 본다면 케니스는 자신의 본성인 화의 기운을 제대로 다스리지 못해서 정서적 부조화 상태에 빠졌다고 할 수 있다. 그가 자신의 몸과 마음에 충만해 있는 화를 어떻게 식힐지 미리 배웠다면 그 같은 일을 당하지는 않았을 것이다. 휴식이나 식사, 그리고 여러 활동들을 적절히 통제함으로써 화는 충분히 다스릴 수 있다.

당신이 화가 충만한 사람에 속한다면 당신은 열정적이며 세상과 대결해 보고 싶어하는 욕구가 강한 사람이다. 그리고 당신은 남들이 자신을 어떻게 생각하는지에 관심을 많이 가진다. 지적 수준이 높아 남들로부터 선망의 대상이 되기도 한다. 다른 사람들과 논쟁을 벌이면 주로 이기는 편이지만 어떤 사안에 대해서 옳다고 믿을 때는 좀처럼 다른 사람들에게 자신의 뜻을 굽히지 않는다.

체격적으로 볼 때 보통 체격에 비교적 근육 발달도 좋은 편이다. 음식을 좋아하는 당신은 소화력도 좋지만 배변이 묽은 편이다. 특히 스트레스를 받을 때는 더욱 그런 경향이 있다. 당신은 새로운 일을 벌이기를 좋아하고 일에서 노력한 만큼 성과를 얻지 못했을 경우에는 시간을 낭비했다고 생각한다.

당신은 목적이 뚜렷한 사람이며 남과 경쟁하기를 즐기는 사람이다. 매사가 안정된 상태에 있을 때라면 당신은 좋은 지도자이며 좋은 친구이고 사려 깊은 연인이다. 하지만 과열 상태에 빠지게 되면 다른 사람들 앞에서 너무 자기 자신을 강조하게 되므로 남들에게 위압적으로 보일 수도 있다.

풍의 심신
제3부에서 얻은 점수가 다른 부분의 점수보다 적어도 5점 이상 높은 경우로 다음은 품의 심신을 가진 사람의 예이다.

샤론은 파티를 즐기듯 인생을 살았다. 그녀는 한번도 남들 앞에서 말을 더듬거린 적이 없었으며 언제나 남들에게 주목받기를 원했다. 대학 시절에 그녀는 많은 염문을 뿌렸는데 한 사람에 집착하기보다는 여러 사람들과 번갈아가며 사귀었고 또 그런 생활을 즐겼다.

그녀는 하고자 마음먹은 과목에서는 성적이 비교적 좋았다. 광고학을 전공하기로 결심하기 전까지 그녀는 수차례에 걸쳐서 전공을 바꿨다. 졸업 후 직장에서도 한 자리에 박혀 있는 것을 싫증내곤 했다. 결혼생활도 별 차이는 없었다. 첫번째 결혼은 1년 남짓 지속되었으며, 두번째 결혼은 새로운 직장을 얻기 위해 다른 도시로 옮겨야겠다는 이유 때문에 그만두었다고 한다.

샤론이 자신의 기력이 예전 같지 못하다고 느끼기 시작한 것은 겨우 30대 중반에 들어섰을 즈음이었다. 그녀는 쉽게 잠을 이룰 수 없었으며 음식을 소화시키는 것도 전과 같지 않았다. 직장에서나 남자들을 만나는 일에서나 과거에 지녔던 열정을 느낄 수 없었으며, 가슴속 깊은 곳에서 솟아나는 근심과 걱정의 감정이 점차 자신을 압도하고 있다고 생각했다.

아유르베다의 가르침에 의하면 이런 증상은 그녀 내면에 잠재하는 풍의 기운이 부조화 상태에 있다는 것을 시사한다. 그녀가 다시 한 번 자신의 바이탈 에너지에 접할 수 있도록 하기 위해서는 육체적, 정신적, 영적인 기초 공사가 필요하다.

풍의 원리가 당신의 심신을 지배하는 가장 중요한 요소라면 당신의 본성은 활달하고 정열적이다. 다른 사람들과 사귀기 좋아하고 그들과 이야기하기를 즐긴다. 틀에 박힌 일은 어울리지 않는다. 당신은 잠자는 시간, 일어나는 시간, 식사하는 시간 등 매사가 거의 일정하지 않다. 당신은 언제나 새로운 경험을 즐기려 하고, 대체로 남이 하는 일을 따라하기보다는 자신이 새로운 프로젝트를 만들기를 좋아한다. 또 그렇게 해야만 더 좋은 성과를 얻는다. 당신에게서는 활동적이며 창의적인 능력이 돋보이고 자신에게 아무 일도 맡겨지지 않을 때는 무기력 상태에 빠지곤 한다.

체격적으로 당신은 날씬하고 연약하다. 식욕이 별로 좋은 편이 아니며 소화도 그리 잘되는 편도 아니다. 비교적 주위 환경과 조화를 잘 이룬다면 당신은 마치 신의 계시를 받은 것처럼 역동적으로 행동할 것이다. 하지만 스트레스를 받는 상황에 빠지게 되면 자신을 과대포장하게 되고, 주체할 수 없을 정도로 심신이 불안정하게 된다.

지화풍의 상호작용

이상과 같이 세 가지가 주가 된 심신의 유형을 알아보았다. 아마도 당신은 어느 한 가지에 속한다기보다는 두세 가지 유형에 해당될 수도 있다. 대부분의 사람들이 순수하게 지, 화, 풍 어느 한 가지 특성에 맞다기보다는 두 특성이 다른 나머지 특성에 비해 많은 비율을 차지하는 사람들이다. 극소수의 사람들에게서는 이 세 가지 유형이 고르게 나타나기도 한다. 이런 지, 화, 풍의 요소들이 어떻게 상호 작용하고 있는지를 알기 위해서는 자신의 천성과 기질에 대한 좀더 많은 이해가 필요할 것이다.

지화 또는 화지의 심신

제1부와 제2부에서 얻은 점수의 차이가 5점 이내이고, 이 두 부분의 점수가 제3부의 점수보다 훨씬 높은 경우이다.

지와 화의 기운이 높게 나타날 경우, 당신은 강인하며 성공할 가능성이 높은 사람이다. 화의 기운은 당신을 매사에 적극적으로 대처할 수 있도록 만들어준다. 또한 지의 기운은 당신이 목표를 달성할 때까지 인내심을 북돋워준다. 당신은 남들에게서 신뢰를 받는 좋은 지도자이다. 그리고 식욕이 좋기 때문에 자칫하면 체중 과다가 되기 쉽다.

하지만 당신은 체중계의 눈금이 일정한 한도를 넘어서면 이내 운동을 해서 스스로 몸무게를 조절할 줄 아는 사람이다. 당신은 운동을 즐기는 유형으로 친구들과 경쟁하는 운동을 좋아한다. 좀처럼 탈진하는 일이 없지만 오랫동안 과하게 일을 하고 난 주말에는 온통 잠에 빠져버리기도 한다. 당신은 남에게 화를 내는 법이 좀처럼 없다. 하지만 일단 화를 내면 상대방을 용서하고 그 일을 잊어버리기까지 상당히 기간이 필요하다.

지풍 또는 풍지의 심신
제1부와 제3부의 점수의 차이가 5점 이내이고 이 두 부분의 점수가 제2부의 점수보다 훨씬 높은 경우이다.

지와 풍의 요소는 대체로 서로 상반되는 기질을 나타낸다. 지의 기운은 안정성을 지향하고, 풍의 기운은 변화를 추구한다. 지의 기운은 무거움을 상징하고 관례를 따르기를 원한다. 반대로 풍의 기운은 가벼움을 표방하며 임의로 행동하기를 원한다. 이런 두 가지 원리가 당신의 본성에 동시에 나타날 경우, 그 각각의 내향적인 속성과 외향적인 속성이 함께 작용하여 균형을 이루기가 대단히 어렵다.

지와 풍의 기운이 서로 결합하면 차가워지는 특성이 있다. 그래서 지풍의 기운을 지닌 사람 가운데서 열정적인 성격을 찾아보기 힘들다. 체격적으로 당신은 지의 기운에 영향을 받기 때문에 몸집이 크고 몸무게가 늘기 쉬운 타입인 반면 정신적으로는 풍의 기운을 많이 받아서 활동적이고 창의적인 성향을 나타낸다. 스트레스를 받으면 당신은 그 고민을 위로하는 방편으로 지나치게 많이 먹는 습관이 있다. 당신은 상냥하고 남에게 관용을 베푸는 성격이지만 화를 낸다거나 열정적인 감정을 표현하는 데는 익숙한 편이 아니다. 지풍의 특성을 나타내는 사람은 자신의 삶에 좀더 열정을 더하게 될 때 더욱 유익한 생활을 누릴 수 있을 것이다.

화풍 또는 풍화의 심신
제2부와 제3부의 점수 차이가 5점 이내이고 이 두 부분의 점수가 제1부의 점수보다 훨씬 높은 경우이다.

풍이 화에 더해지면 그 화가 더 큰 불꽃으로 타오르게 되거나 아니면 아예 꺼져버릴 수 있다. 이런 화와 풍의 기운이 심신을 지배하고 있다면 당신은 역동적이고 격렬한 성격의 사람이다. 즉 어떤 일에 빠지는 순간만큼은 정말로 열정적인 사람이다.

당신은 식욕이 상당히 좋은 편이지만 반드시 몸집이 크다고는 할 수 없다. 오히려 몸매가 가늘고 긴 편이다. 당신은 머리 회전이 빠른 편이며 일을 성취시키는 데 필요하다고 생각되는 모든 일들에 상당한 주의를 기울인다. 당신은 안정적인 상태에 있으면 항상 새로운 일을 배우려 하고, 실제로 그 일을 빠르게 습득한다. 그러나 스트레스 때문에 안정을 해치게 되면 냉소적이며 신랄하게 남들을 몰아붙이는 사람이 될 수도 있다.

지화풍의 심신
제1, 2, 3부 각각의 점수 차이가 5점 이내인 경우이다.

이와 같은 심신 유형은 대단히 드물다. 만약 당신에게 물질과 대사, 그리고 운동의 속성이 고르게 나타난다면 당신은 균형감각이 있고 매사에 잘 적응하는 사람이다. 당신은 정서적으로 감정의 범위가 상당히 넓은 편이지만 정작 센티멘털한 감정 상태에 빠지는 것은 경계한다. 육체적 건강 상태는 비교적 좋은 편이지만 주위 환경에 따라 바뀔 수도 있다. 냉하고 습한 계절에는 당신의 천성 중에 지 기운이 득세할 것이며, 더운 계절에는 화의 기운이, 추운 겨울에는 풍의 기운이 당신을 압도할 것이다.

당신에게 있어 조화를 이룬다는 것은 주위 환경의 변화에 맞게 대처하라는 것을 의미한다. 만약 당신이 오랫동안 지, 화, 풍의 세 기운을 다스리지 못한다면 많은 독성이 체내에 축적될 것이다. 다음 장에서는 이렇게 축적되는 독성을 어떻게 해소할 수 있는지 살펴볼 것이다.

바이탈 에너지 회복을 위한 지침

자신의 천성을 이해하자

이때까지는 자신의 몸과 마음을 지배하는 기운들의 특성을 살펴보았다. 지금부터는 정서적, 육체적 반응의 기초가 되는 패턴들에 대해 알아보기로 하자.

그 첫걸음으로 당신이 어떤 도전적인 일에 직면했을 때 어떤 반응을 나타내는지를 관찰하여 당신에게 잠재되어 있는 천성이 이동과 변환, 안정성 같은 주된 힘들에 의해 어떻게 표출되고 있는지를 엿보기로 하자.

당신의 심신적 일체화가 일상생활에 어떻게 영향을 미치고 있는지 주의 깊게 살펴본다. 잠자리에 들기 전에 지, 화, 풍의 특정한 기운이 강하게 표출되었던 상황과 그때의 주변 조건들을 기록한다. 다음은 그런 기록의 한 예이다.

1) 상황 : 세탁소에 맡겼던 양복을 찾을 때 단추 하나가 떨어진 것을 알게 되었다. 내가 상황을 말했을 때 세탁소 주인은 자신의 잘못을 인정하지 않았을뿐더러 태도 또한 공손하지 않았다. 너무나 화가 난 나는 심한 말을 퍼부어대기까지 했다.
2) 표출된 요소 : 나는 여러 가지 일로 오늘 하루 내내 화의 기운을 북돋워왔다. 그러다가 그것이 마침내 세탁소에서 폭발한 것이다.

오늘 당신이 겪었던 일 가운데 한 가지를 설정하고 그 상황과 그로 인해 표출된 요소를 적어보자.

1) 상황 : _____

2) 표출된 요소 : _____

자신의 부조화 수준을 점검하자

다음은 당신이 최근 어떤 상황에 처해 있는지 알아보기 위한 질문들이다. 정확한 평가를 받기 위해서는 가능한 한 솔직하게 대답해야 한다. 모범답안을 찾으려고 애쓰지 말자. 그저 단순하게 최근 자신에게 있었던 상황을 보여주는 항목에 표시하기만 하면 된다.

제1부(지)	절대로 그렇지 않다	대체로 그렇다	항상 그렇다
1) 잠을 많이 자는 편이다	1	3	5
2) 몸무게가 많이 나간다	1	3	5
3) 배가 고프지 않아도 평소와 똑같이 먹는다	1	3	5
4) 필요하지도 않은 물건을 모아두는 편이다	1	3	5
5) 코감기에 잘 걸리거나 알레르기 성향이 있다	1	3	5
6) 내게 별로 도움이 되지 않는 인간관계인데도 끊기가 어렵다	1	3	5
7) 내 감정을 남에게 말하기가 쉽지 않다	1	3	5
8) 혼자 있을 때 가장 편안함을 느낀다	1	3	5
9) 식사 후에는 나태해진다	1	3	5
10) 매사에 너무 관용적이다	1	3	5
점수의 합			

제2부(화)	절대로 그렇지 않다	대체로 그렇다	항상 그렇다
1) 가슴앓이나 소화불량 같은 증세가 나타난다	1	3	5
2) 요즘도 어떤 일에 안달하곤 한다	1	3	5
3) 하는 일이 너무 바빠서 틈을 내기 어렵다	1	3	5
4) 내가 일을 하는 것이 아니라 일에 내가 이끌려간다	1	3	5
5) 자제력이 부족하다	1	3	5

6)항상 배가 고프다	1	3	5
7)주위 사람들은 아무렇지도 않은데 나 혼자 과민반응을 보일 때가 있다	1	3	5
8)내 주장을 강하게 내세우는 편이다	1	3	5
9)누군가가 나를 조정한다고 생각한다	1	3	5
10)남의 마음을 상하게 하는 경우가 있다	1	3	5
점수의 합			

제3부(풍)	절대로 그렇지 않다	대체로 그렇다	항상 그렇다
1)많은 시간을 고민하는 데 보내고 있다	1	3	5
2)식욕이 일정치 않다	1	3	5
3)불면증에 시달리고 있다	1	3	5
4)일을 끝까지 마무리하기가 어렵다	1	3	5
5)들떠 있다	1	3	5
6)밤 늦게야 잠자리에 든다	1	3	5
7)식사 시간이 규칙적이지 않다	1	3	5
8)변비가 있다	1	3	5
9)마음을 못 잡고 갈팡질팡한다	1	3	5
10)냉기를 많이 느낀다	1	3	5
점수의 합			

자신의 점수를 살펴보고 어떤 부분에서 25점 이상을 얻었는지 확인해 보라. 어떤 부분에서 10점 이하가 나왔다면 만족도 100퍼센트로 심신이 아무런 이상 없이 잘 작동되고 있음을 뜻한다. 만약 어떤 부분에서 50점을 얻었다면 심신은 소진되기 일보 직전의 상태에 있다고 보면 된다. 또 어떤 부분에서 30점 이상을 얻었다면 그것은 당신의 중요한 일부분이 과도하게 시달리고 있음을 말해 준다. 이런 상황이라면 경각심을 갖고 대처 방안을 찾는 데 온 힘을 쏟아야 한다.

부조화는 대부분 자신의 속성을 잘 나타내는 부분에서 쉽게 나타난다. 예를 들어 당신이 풍의 기운이 주된 사람이라면 스트레스가 지속될 때 그 기운의 영향력이 많은 부분에서 부조화로 발견된다. 그리고 화의 기운이 당신에게 영향력을 미친다면 육체적으로나 정신적으로 예민하게 반응할 것이고, 지의 경우에는 점점 더 몸무게가 늘며 점차 세상과 등을 돌리게 된다.

이런 기본적인 원리들에 의해서 어떻게 우리가 부조화 상태에 이르게 되는지 살펴보자. 이런 과정을 통해서 우리는 자신의 육체적, 정신적, 영적 균형을 회복하고 유지하는 데 요긴한 통찰력을 기를 수 있을 것이다.

지 기운이 과한 사람은 변화를 두려워한다

지의 기운이 왕성한 사람은 대체로 가족과 친구, 그리고 동료들에게 대접을 받는다. 지의 요소가 적절히 조화를 이룰 때 사람은 인간관계에 있어 안정성과 신뢰성을 공유할 수 있다.

그러나 지의 기운이 특별히 강한 사람에게 발견될 수 있는 위험성은 안정성이 너무 과도하게 축적될 수 있다는 점이다. 이런 사람들은 인간관계나 일에 있어 자기에게 아무 도움이 되지 못하는 경우에도 쉽게 뿌리치지 못한다. 변화를 두려워하는 성향이 있기 때문이다.

이런 현상은 아이를 기르는 여성에게 주로 나타나는데 자신을 완전히 희생하는 단계에 이를 때까지 아이와의 관계를 끊지 못하고 그러면서도 아이에게 잘 대해 주지 못했다는 죄책감에 사로잡혀 있는 경우가 많다. 아이들이나 배우자들은 당연히 이처럼 모든 것을 다 베풀어주는 지 유형의 여성상을 선호하겠지만 지나친 보살핌을 너무 오랫동안 받게 되면 독립심을 잃게 된다.

최근에 전형적인 지의 성향을 지닌 여성을 만난 적이 있다. 그녀는 가족들에게 어려운 일이 생기면 자신을 희생해 가며 온갖 일들을 다 해결해 주었다. 남편이 바람이 나 집을 떠났는데도 그녀에게는 세 아이를 잘 돌봐야겠다는 생각밖에 없었다. 마음의 상처도 씻을 새 없이 그녀는 8시간씩 근무하는 상근 일자리를 구했다. 그러면서도 요리, 청소, 세탁 등 모든 집안일을 혼자 도맡아 처리했다. 그런데 이상하게도 그녀의 몸무게는 식욕과 상관없이 늘어만 갔다. 6개월이 지나자 무려 10여 킬로그램이 더 늘게 되었다.

그녀는 자신을 뒤돌아볼 겨를도 없이 생활에 쫓겨 살아왔다는 것을 깨닫게 되었다. 이제 그녀에게는 아이들과 대화하는 시간보다 혼자 지내는 시간이 더 많아졌다. 이 무렵에 그녀는 나를 찾아왔고 혈당이 높아졌다는 사실을 확인할 수 있었다. 그제야 비로소 자기 자신의 삶을 되찾기 위한 변화가 필요하다는 사실을 깨달을 수 있었다.

지의 원리는 우리를 현 상황에 그대로 붙잡아두는 역할을 한다. 특히 어려운 역경을 헤쳐나갈 때는 윤활유와 같은 기능을 한다. 자신의 시스템에서 지의 기운이 부족하다면 침착성을 잃고 변화의 바람에 흔들리기 쉽다.

반대로 지의 기운이 너무 충만해지면 게을러지고 변화를 싫어하게 된다. 그보다 강도가 더 심해지면 아예 새로운 일을 시작하기가 두려워진다. 이렇듯 지의 기운이 적당히 축적되지 않으면 보통 몸이 무겁다는 불평을 자주 하곤 한다. 하지만 이런 현상들은 지의 기운이 부조화일 때 일어나는 증상이다. 그 외에 알레르기, 기관지염, 코감기 증세, 비만, 당뇨병, 식곤증, 일반적인 허약 증세가 나타나기도 한다. 그리고 유방에 생기는 섬유성 육종이나 자궁육종 같은 양성 종양들은 지의 기운이 너무 과도할 때 체내에 축적되어 생기는 질병으로 알려져 있다.

지의 기운이 과도하게 축적되었을 때 우리의 몸에서는 몸의 시스템이 한쪽으로 편중되는 부조화 현상이 나타난다. 마치 식사를 너무 많이 한 후에 느껴지는 식곤증처럼 시스템 자체가 둔해지게 되는 것이다. 영양가가 너무 많은 식사, 지나치게 많은 육류의 섭취, 과도한 음주와 흡연, 장시간의 텔레비전 시청, 과한 업무량 처리, 운동 부족 등 지나치고 무리한 일들을 처리할 수 있는 능력 이상으로 받아들이게 되면 심신에 그대로 축적될 수밖에 없다.

그렇게 되면 우리 소화 시스템에 부담이 가게 되고 정상적인 소화기능을 할 수 없게 된다. 따라서 유용한 영양분을 섭취하는 것 말고도 잉여 영양분까지 흡수함으로써 체액의 점성을 증가시키게 된다. 즉 우리의 생리 시스템 속에서 에너지와 정보의 자유로운 유통을 저해하게 되는 것이다. 마치 설탕 시럽 속에 빠진 것처럼 심신이 둔하게 느껴지는 것은 바로 이러한 이유 때문이다.

지질학적 시간은 생물학적 시간보다 훨씬 느린 법이다. 지의 기운이 왕성한 사람은 매사를 자기 스스로의 시간대에 맞추어 진행한다. 이렇게 안정적이고 규칙적으로 행동하는 사람은 요즘처럼 빠르게 돌아가는 세상에 귀감이 될 만한 사람임에 틀림없다. 하지만 변화와 도전의 시대에 재빠르게 반응하고자 하는 사람들이 볼 때 그들의 굼뜬 행동이 때로는 못마땅하게 느껴질 수도 있다.

지 유형의 사람은 남들과 함께 식사를 할 때도 가장 늦게 수저를 놓는 것이 보통이다. 풍 유형의 사람이 일찌감치 식사를 마친 데 비해 지 유형의 사람은 아직 절반도 식사를 끝내지 못한 경우가 많다. 지 유형의 사람은 가족여행을 가더라도 가장 늦게 차에 오르는 사람이며, 아침 식사에도 가장 늦게 나타나는 사람이다.

안정된 상태에 있는 지 유형의 사람은 우리 주위를 한번 더 살펴볼 수 있도록 여유를 제공한다. 그러나 그런 상태가 지나고 나면 그들의 행동은 마치 비상용 브레이크에 발을 얹고 차를 모는 것 같은 굼뜬 행동으로 인해 다른 사람들로부터 불평을 불러일으킨다.

지의 기운이 과도하게 축적되었을 때 나타날 수 있는 현상들을 잘 이

해했다면 그 속에서 분명히 해결책을 찾을 수 있을 것이다.

다음 장에서 살펴보겠지만 지 유형에 있는 사람이 바이탈 에너지를 회복하기 위한 최선의 방법은 다음과 같다.

식사를 적게 하고, 지나친 소음을 피하고, 감정을 자극하는 일들에는 관여하지 않으며, 될 수 있으면 대인관계를 적게 갖고, 향기요법 같은 것을 통해 정서를 순화시키는 일이다.

조화로운 지의 기운	안정성, 신뢰성, 관용성의 근원이다.
조화가 깨어진 지의 기운	몸의 무거움, 동작의 굼뜸, 심신의 정체를 불러온다.
지의 기운을 다시 조화롭게 하기 위해서 할 일	식사량을 줄이고, 일상의 규칙적인 생활에 변화를 주며, 운동량을 늘린다.

지나친 화 기운은 분노의 폭발로 이어진다

화의 기운은 변화를 추구한다. 정신적인 열화(熱火)는 강력한 미래의 비전을 제시하고, 체력적인 열화는 욕구를 구현시킬 수 있는 에너지를 제공한다.

성공적인 사업가, 정치적 지도자, 조직과 기관의 우두머리, 연구에 전념하는 과학자와 같은 사람들은 강력한 화의 기운에 주도되는데, 이들이 이 세상을 변화시키는 주역들이다.

화의 원리가 조화를 이룰 때 이들은 우리의 가장 훌륭한 지도자상이 된다. 그러다가 자칫 화의 기운이 부조화를 일으키면 그들 자신이 불속에 뛰어드는 것은 물론이고 주위 사람들까지 그 불길에 휩싸이게 만든다. 때로는 시간이 그들의 가장 좋은 친구가 될 수 있는가 하면, 때로는 가장 나쁜 적이 될 수도 있다.

화의 기운이 충만한 사람들은 단기간 내에 얼마만큼 성취했는지 평가하는 습성이 있다. 이때 어떤 장애물에도 굴하지 않고 바라는 바를 이루었다면 그들은 성취감으로 뿌듯해하게 될 것이다. 하지만 그렇지 못한 상황이 닥치게 되면 그들의 심신은 과열될 대로 과열되어 자신뿐만 아니라 주위 사람들의 신세까지 망쳐버리게 된다.

최근 나는 화의 기운이 너무 충만했던 나머지 성공과 패망이라는 양극단의 예를 모두 보여준 한 사람을 만난 적이 있다. 피터는 정력가라고 불릴 만큼 대단한 사람이었다. 그는 유명한 투자회사에 입사하자마자 명석한 두뇌와 불굴의 노력으로 그 분야에서 두각을 나타내기 시작했다. 주식시장이 활성화를 이루자 그의 고객 명단은 급격히 늘어만 갔다. 그런데 아시아에서 시작된 경제 위기의 파문이 마침내 미국의 주식시장에까지 영향을 미치게 되는 상황이 벌어졌다.

이때부터는 그가 누렸던 성취감이 고스란히 스트레스로 뒤바뀌게 되었다. 그 즈음 그가 사무실에서 얼마나 거칠게 행동했던지 직원들이 그를 '벼락치는 사나이'라고 부를 정도였다. 그의 성급한 성격은 가정에까지 그대로 옮겨졌고 급기야는 아내와 자식들이 그에게 등을 돌리는 지경에까지 이르렀다.

마침내 그는 자신의 내적인 고통을 참지 못하고 주치의를 찾게 되었다. 그 당시 그는 하루에 몇 번씩 제산제를 복용하면서 위통을 달래고 있었다. 진단 결과, 약간의 빈혈 증세가 있었고 위산과다로 내출혈이 생기는 궤양 증세가 발견되었다. 그는 이제 자신의 삶을 근본적으로 변화시킬 수밖에 없는 심각한 상황에 처하게 되었다.

화의 요소는 세상을 변화시키는 주된 역할을 한다. 그리고 화의 기운이 수반하는 대사의 원리는 그 대상이 음식물이거나, 전해듣는 말이거나, 혹은 흥분을 불러일으키는 사건이거나 간에 우리가 받아들이는 모든 것들을 더 작은 성분으로 분쇄시키는 역할을 한다. 즉 화의 기운이 있음으로 해서 우리는 섭취한 음식물에서 영양분을 흡수하고 그 나머지는 폐기물로 배출할 수 있다.

만약 화의 기운이 조화를 이루고 있다면 당신은 주위 환경으로부터 필요한 정보와 에너지, 영양분을 충분히 흡수해서 그것들을 소화시킬 수 있다. 하지만 지나친 스트레스를 받게 되면 그것에서 발생하는 열기가 고통과 염증을 불러일으킬 것이다.

그 열기는 분노로 표출되어 급기야는 자기 자신에 대한 좌절감이 팽배해지게 되고, 주위 사람들을 위협하는 일이 일어날 수도 있다. 이렇게 되면 평소 남들의 호감을 샀던 지도자적 자질은 어느덧 강압적인 지배력으로 간주되기 시작한다. 이런 일이 상당한 기간 동안 지속되게 되면 당신은 마침내 소진 상태에 이르게 되고 결국 동료와 가족들도 당신을 떠나게 될 것이다.

이렇게 화의 기운이 악화되는 것을 막을 수 있는 최선의 방법은 그 열기를 적절히 식히는 것이다. 앞으로 우리는 음식물과 마사지, 운동, 향기요법, 약초요법 등을 통해서 당신의 심신을 쉬게 하는 방법들을 살펴볼 것이다. 화의 기운을 달랠 수 있는 좋은 방법 가운데 하나는 현재의 순간을 포용하고 매사에 성급한 결정을 내리지 않는 것이다. 이제 다음 장에서 이런 일을 어떻게 실천할 수 있는지 살펴볼 것이다.

조화로운 화의 기운	지성과 강력한 소화력, 목표 지향성의 근원이다
조화가 깨어진 화의 기운	상대방을 무시하는 마음, 소화불량, 강박관념을 불러온다
화의 기운을 다시 조화롭게 하기 위해서 할 일	지침에 따라 일을 수행하고 짜고 맵고 신 음식을 피하고 시간 관리의 기술을 실천한다

풍 기운의 부조화는 폭풍우를 부른다

우리는 급속히 변화하는 세계 속에 살고 있다. 현대인의 생활에서 변화와 운동은 삶의 필수적인 요소가 되었다. 운동이 진화의 방향과 범주 속에서 이루어질 때 그것은 진보를 낳는다. 하지만 운동이 그 방향성을 상실하게 되면 심한 난류에 휩싸이게 된다.

　진보가 항상 진행되는 것은 아니다. 마치 계절이 변하는 것처럼 휴식과 활동이 일정한 기간을 갖고 교대로 이루어지는 것이다. 이때 우리가 자연의 영원한 리듬을 망각하게 되면 거기서 생기는 부작용을 여실히 표출하게 된다.

　최근 내 진료실을 찾은 한 여성이 바로 그 전형적인 예를 보여주고 있었다. 그녀는 남들에게서 주목받기를 좋아한다.

　또 휴식이라는 것을 전혀 모르는 기계와 같은 여성으로 한 프로젝트가 끝나면 또 다른 일거리를 찾느라 정신이 없었다. 물론 연애에 있어서도 다를 바 없었다.

　최근 그녀는 애정 문제 때문에 고심을 하고 있었다. 결혼을 하자니 아직 준비가 미흡하다는 것을 느낄 수 있었다. 하지만 그 나이에 계속 혼자 살 생각도 없었다. 이런 고민이 그녀의 마음속에 자리잡게 되자 자주 식사를 거르게 되고, 또 잠자리에 드는 시간도 점점 늦어지게 되었다.

　운동의 원리는 모든 변화를 만드는 근본적인 추진력이다. 현재 풍의 요소가 조화를 이루고 있다면 당신은 육체적으로나 정신적으로 아주 역동적인 사람이다.

　그런데 불행하게도 풍의 기운은 그 자체가 운동 상태에 있기 때문에 지의 기운이나 화의 기운보다 훨씬 부조화 상태에 접어들기가 쉽다. 만약 생의 고단한 역경이 당신이 지니는 풍의 기운을 부조화 상태로 몰고 간다면 당신에게 쾌적하게 부는 산들바람은 엄청난 회오리바람으로 바뀌게 될 것이다. 운동의 원리가 과잉 상태에 빠지면 마음은 조급해지고, 육체는 휴식을 취할 수 없게 된다.

　풍의 기운은 시스템을 건조하게 만드는 경향이 있기 때문에 우리는 그 건조함을 통해 부조화 현상을 예견할 수 있다. 먼저 피부와 머리털이 건조해지고 감정까지 메마르게 된다.

풍 기운의 부조화 현상이 가장 먼저 나타나는 곳은 소화기관이다. 식욕이 규칙적으로 느껴지지 않고, 소화력도 떨어지게 되며, 변비가 나타난다. 때때로 긴장성 두통이나 섬유성 근육통같이 고통을 수반하는 증상들이 나타날 수도 있다. 이 기운의 부조화가 일정 수준을 넘어서면 불면증이 심화되며 급기야는 정신적으로나 육체적으로 점점 더 불안한 상태에 놓이게 된다.

풍 기운의 사람은 시간을 지키는 데 많은 어려움을 겪는다. 그들은 재미있다고 느끼는 일에 빠지게 되면 시간이 가는 줄도 모르게 된다.

또 세상사가 너무 규칙적이거나 예측이 가능한 방향으로 진행되면 이내 지루함을 느껴 시간이 마치 거북이 걸음처럼 천천히 흐른다고 생각한다.

그들은 회의 시간에 정확히 나타나기보다는 대체로 늦는 것이 보통이다. 왜냐하면 너무 일찍 도착해서 시간을 낭비하는 것보다는 지각한 데 대해 사과하는 편이 더 낫다고 생각하기 때문이다. 그래서 풍 유형의 사람들을 이해하는 친구들은 으레 그들이 회의에 늦을 것을 예상하고 적절히 대처한다.

풍 기운의 부조화를 대처하기 위해서는 몸을 따뜻하게 하고, 다소 영양가가 높은 음식을 먹고, 마사지로 몸의 휴식을 취하는 것이 좋다. 하루에 한 번씩 규칙적으로 배변을 하고, 향기요법 같은 것으로 삶을 건강하게 유지시킨다. 만약 아무런 조치를 취하지 않고 부조화스러운 상태 그대로 방치해 둔다면 의기소침한 상태에 빠지게 될 것이다.

조화로운 풍의 기운	열의, 창의력, 유연성의 근원이다
조화가 깨어진 풍의 기운	고민, 정신의 심란함, 불규칙성을 불러온다
풍의 기운을 다시 조화롭게 하기 위해서 할 일	일상생활을 규칙적으로 하고 매일 오일 마사지를 하고 목표를 설정하고 그것을 달성하도록 노력해야 한다

바이탈 에너지 회복을 위한 지침

조화와 균형에 집중하자

안정감과 편안함을 느낄 때뿐만 아니라 스트레스를 받고 있을 때도 천성이 어떤 형태로 나타나는지 주의 깊게 살펴보도록 하자. 그리고 심신이 조화를 이루고 있을 때와 그렇지 못할 때 어떤 행동으로 반응을 나타내는지 적어보기로 하자. 먼저 부조화를 나타나게 하는 주위 상황이 어떤 것인지에 주의를 기울여보자.

1) 심신이 안정된 상태일 때 :
....
....
....

2) 심신이 불안정한 상태일 때 :
....
....
....

현실을 선택하는 것은 나의 몫

일상생활에서 직면하는 현실은 단순히 세상사가 어떻게 돌아가고 있는가에 대한 문제가 아니다. 그것은 당신이 세상사를 어떻게 받아들이는지에 달려 있다. 우리들 각자는 세상사를 인지하고 해석함으로써 나름대로 우리의 현실을 창조하고 있는 셈이다. 똑같은 상황이 주어지더라도 사람들의 행동은 천차만별로 나타난다. 그것은 개인적 경험들과 심신 특성에 의거하여 그 상황을 여과해서 해석하기 때문이다.

그렇다면 우리의 천성이 주어진 상황을 어떻게 극적으로 변화시킬지 검토해 보기로 하자. 설령 똑같은 상황이 주어지더라도 지, 화, 풍의 사람들은 그 '현실'에 대해 전혀 다른 해석을 내릴 수 있다. 만약 다음과 같은 현실이 주어진다면 당신은 어떤 반응을 하게 될까?

상황#1	당신은 아주 비싼 호텔 레스토랑을 예약했다. 그런데 심한 교통체증 때문에 그만 20분이나 늦게 되었다. 힘들게 도착한 당신이 가쁜 숨을 몰아쉬며 지배인에게 이름을 말했다. 그러자 지배인은 예약자가 15분 이상 나타나지 않을 경우 다른 사람에게 자리를 내주는 것이 이 식당의 규칙이라며 이제 예약한 좌석은 없다는 말까지 덧붙였다. 그리고 약 40분 후에는 다른 자리가 날 것이라며 그때까지 기다릴 수 있는지를 공손하게 물었다.

1)지 유형인 사람의 반응
일단 당신은 이런 제안을 받아들이고는 근처 칵테일 바로 가서 칵테일 한 잔을 청할 것이다. 설령 당신이 그 일에 짜증이 났다 하더라도 그 감정을 밖으로 표출하지는 않을 것이다. 만약 당신과 함께 간 동반자가 그런 대접에 당신보다 더 신경질을 부린다면 당신은 상대방을 잘 달래 화를 참도록 유도할 것이다.

 마침내 호텔 식당에 자리를 잡게 되었을 때 당신은 열심히 식사에 열중할 것이다. 배가 고팠다기보다는 내면에 있는 불쾌한 부분을 달래기 위한 충동 때문이다. 그날 저녁 내내 당신은 빨리 집에 돌아가고 싶은 마음뿐일 것이며, 막상 집에 돌아와서는 이내 잠자리에 들고 말 것이다.

2)화 유형인 사람의 반응
불 같은 성격의 사람으로서 일차적으로 신경질적인 반응을 나타낸다. 먼저 당신은 지배인에게 압력을 가하려고 할 것이다. 그런 협박이 통하지 않는다는 것을 깨닫고서는 그 식당의 주인을 불러달라고 요구할 것이다.

당신의 동반자가 당신의 분노를 가라앉히려고 노력할 테지만 그럴수록 당신의 화만 돋울 뿐이다. 당신의 핏줄 속에 분노의 감정이 더욱 증진되면서 결국 두 가지 중의 한 행로에 서 있는 자신과 대면하게 될 것이다.

첫째, 그간의 사정이야 어쨌든 당신은 자신의 자리를 차지하게 될 것이다. 둘째, 당신은 다시는 그 식당에 오지 않겠다고 맹세하며 다른 식당으로 가버릴 것이다. 당신이 어떤 선택을 했든지 간에 그날 저녁 식사는 유쾌하게 끝나지 못할 것이다.

3) 풍 유형인 사람의 반응

식당에 늦게 도착한 것은 당연히 자신의 잘못이라고 인정할 것이다. 하지만 지배인이 거부감을 느끼지 않도록 모든 수단을 사용해서 구워삶을 것이다. 그런데도 자리를 얻지 못한 채 40분을 기다리게 되었다고 하자. 당신은 밖으로 나가 잠시 산책을 할 것이다. 공중전화 앞을 지나치게 되자 당신은 이내 근처의 다른 식당에 전화를 걸어 혹시 빈 자리가 있는지 알아본다. 이런 과정을 거치면서도 당신은 동반자와 함께 순간순간 머리에 떠오르는 주제에 대한 대화를 멈추지 않는다.

4) 조화로운 반응

지, 화, 풍의 기운을 약간씩 고르게 사용해서 반응할 수 있다면 육체적, 정신적 에너지를 적게 낭비함과 동시에 가장 바람직한 결과를 이끌어낼 수 있을 것이다. 먼저 지 기운을 사용한다면 당신은 지배인의 비위를 맞추려 하지 않고 예약 시간에 늦은 것을 자신의 탓으로 돌리고는 마음을 편안히 가질 것이다. 화의 요소는 다음 자리를 가장 빠른 시간 내에 얻을 수 있도록 지배인에게 정중한 부탁을 할 것이다. 마지막으로 풍의 요소는 그런 사고가 더 큰 재난으로 발전하지 않도록 하면서 가능한 다른 대안을 생각해 볼 것이다.

다음은 또 다른 예이다. 당신은 어떤 반응을 하게 될 것인가?

상황#2	당신은 업무차 외국에 나갈 일이 있어 지금 공항에 나와 있다. 그런데 기체의 기계적인 고장으로 비행기 출발이 늦어질 거라는 장내 방송이 나오고 있었다. 항공사에서는 고장난 부분을 수리하는 데 적어도 두 시간은 걸릴 것이라고 한다.

1)지 유형인 사람의 반응
당신은 책임감 있는 사람답게 자신의 사무실에 전화를 걸어 당신이 목적지에서 만나기로 되어 있는 사람에게 상황을 설명해 주도록 부탁한다. 그리고는 느긋하게 이른 점심을 먹는가 하면 지난 몇 달 동안 읽지 못했던 소설책을 읽으면서 시간을 보낼 것이다.

2)화 유형인 사람의 반응
당신은 비행기 연발에 초조해 한다. 그리고 이 일로 비롯된 짜증을 외부로 표출하는 것에 별로 부끄러워하는 기색이 없다. 당신은 항공사 직원에게 다른 비행기편을 구할 수 있는지 물어보면서 만약 자신이 고객과의 약속 시간에 늦으면 심각한 문제가 발생할 것이며, 그렇게 되면 항공사 측이 그 피해를 모두 보상해야 한다고 협박까지 할 것이다.

3)풍 유형인 사람의 반응
당신은 회의 시간에 늦을까봐 조바심을 내다가는 사무실로 급하게 전화를 건다. 사무실에서 아무도 전화를 받지 않자 당신은 미친 듯이 다른 항공사에 전화를 걸어 가장 빨리 비행기에 오를 수 있는 길을 백방으로 알아본다. 다른 항공사의 비행기를 타면 도중에서 한번 갈아타야 하기 때문에 결국 예정된 시간보다 세 시간 정도가 늦을 거라는 사실을 깨닫는다. 마침내 고객과 연결이 된 당신은 상황을 설명하고는 정중히 사과한다.

4)조화로운 반응
이런 상황에서 가장 효과적인 반응은 예측 가능한 한 가지 패턴을 고집하지 말고 여러 가지 다양한 자원들을 적절히 이용하는 것이다. 이 경우 지 요소가 시키는 대로 너무 조급하게 생각하지 말고 점잖게 행동하면 문제를 오히려 쉽게 풀 수 있다.

　이어서 화의 원리에 따라 앞으로 어떻게 할 것인지 결정을 내린다면 일을 크게 그르치지는 않을 것이다. 당신의 풍 요소는 여러 가지 대안을 고려하는 동안 그런 일을 너무 안일하게 생각하지 않도록 만들 것이다.

상황#3	이제 막 열여섯 살이 된 아들이 처음으로 데이트를 하러 가면서 당신의 차를 처음으로 혼자서 몰고 가게 되었다. 당신은 그에게 적어도 10시 30분까지는 반드시 귀가해야 한다고 단단히 일렀다. 그런데 11시가 넘었는데도 아들은 돌아오지 않고 있었다. 한참을 더 기다린 후에야 비로소 차가 차고로 들어가는 소리가 들려왔다. 아들은 별 거리낌 없이 거실로 들어선다.

1)지 유형인 사람의 반응
당신은 아들이 늦은 것에 별로 개의치 않는다. 그저 좋은 시간을 보냈거니 하고 마음을 편하게 갖는다. 11시가 되자 당신은 졸음을 참지 못하고 잠자리에 들기로 결심한다. 아들이 거실로 들어서는 것을 목격했을 때 당신은 별일이 없었는지 물어본다. 아들이 아무런 일도 없었다고 하자 이내 다시 잠에 빠져든다. 다음날 아침 당신은 아들에게 만약 늦을 것 같

으면 반드시 집으로 전화를 걸라고 당부한다.

2) 화 유형인 사람의 반응
당신은 아들이 귀가할 즈음 되자 불같이 화를 내기 시작한다. 그래서 아들을 보자마자 늦게 귀가한 데 대해, 그리고 전화 한 통 없었던 무책임한 자세에 대해 호되게 꾸짖는다. 당신은 아들에게서 자동차 열쇠를 빼앗고 아들이 반성하는 태도를 보일 때까지 돌려주지 않겠다고 위협한다.

아침, 분노가 누그러지자 당신은 지난밤에 자신이 화를 억제하지 못하고 아들에게 심하게 대했다는 사실에 후회하기 시작한다. 24시간이 채 지나기도 전에 아들에게 자동차 열쇠를 다시 되돌려준다.

3) 풍 유형인 사람의 반응
당신은 아들이 늦게까지 귀가하지 않는 것에 대해서 별의별 생각을 다 하면서 안달한다. 11시가 되자 마침내 당신은 아들 친구집에 전화를 걸어 혹시 자기 아들이 늦는 이유를 아는지 물어본다.

11시 반경에 이르자 당신은 연방 창 밖을 내다보고 거실을 오르락내리락하면서 안절부절못한다. 마침내 아들이 거실로 들어섰을 때 당신은 그 아들을 얼싸안고 반갑게 맞아야 할지, 아니면 호되게 야단을 쳐야 할지 판단을 할 수가 없다. 아마도 당신은 이런 말부터 내뱉을 것이다.

"녀석! 네가 나한테 어떻게 그럴 수 있니? 내가 얼마나 걱정하고 있는지 생각도 하지 못했니?"

4) 조화로운 반응
대부분의 부모들이 자기 자식에 대해서 갖는 가장 일차적인 목표는 그들이 좀더 책임감 있는 사람이 되도록 가르치는 일일 것이다. 이런 목표를 달성하기 위해서는 지, 화, 풍의 세 요소를 모두 조화롭게 이용하는 일이 무엇보다도 중요하다.

먼저 당신이 편안한 마음을 유지하도록 하기 위해서 지의 기운을 이끌어낸다. 격렬하게 화를 낸다거나 자신도 억제할 수 없을 정도로 걱정에 휩싸이는 일은 서로에게 별 이득이 없다. 따라서 화 기운을 이용해서 자식이 할 수 있는 일과 할 수 없는 일을 명확하게 구분지어 주어야 한다.

만약 그런 경계를 넘어설 때는 언제나 그 행동에 상응하는 벌을 받아야 한다는 점을 일깨워준다. 대부분의 부모들이 자식의 귀가 시간이 많이 늦어질 때 걱정하는 것은 당연하다. 따라서 아들의 친구집에 전화를 하는 등의 일에는 풍 기운을 적절히 사용하는 것이 좋겠다.

어떤 상황으로 인해 스트레스가 쌓일 때 그것을 대처하는 방법에는 딱 한 가지만 있는 것은 아니다. 오히려 오래도록 유지해 왔던 패턴대로 하다 보면 한쪽으로만 치우치는 경향이 있기 마련이다. 몸과 마음이 균형을 갖추면 갖출수록 당신은 자신의 주관을 펼치면서 효과적으로 대응할 수 있을 것이다. 그렇게 균형 잡힌 상태에서 대응하게 되면 귀중한 삶의 에너지를 보전할 수 있고 동시에 자신의 삶속에서 성공 가능성을 극대화시킬 수 있을 것이다.

이때까지 당신은 자신의 일차적 속성이 무엇인지, 그리고 당신이 조화의 상태에서 이탈했을 경우에 나타나는 경향까지 살펴보았다. 당신은 전혀 새로운 수준에서 자신을 바라볼 수 있게 된 것이다.

바이탈 에너지 회복을 위한 지침

주위 사람들의 심신 패턴을 관찰하라

우리가 자신의 속성을 알게 될 때 좀더 현명하게 주위 상황에 대처할 수 있는 것처럼 우리가 잘 알고 지내는 주위 사람들의 속성을 알게 되면 우리는 그들의 행동에 대해 좀더 이해를 잘할 수 있다. 상대방에 대해 이해하게 되면 그 사람에 대해 관용을 베풀 수 있을 뿐만 아니라 그와 상대할 때 긴장을 완화시키고 더욱 성공적인 인간관계로 이끌 수 있다. 이제까지 당신이 만나왔던 사람들의 주된 기운이 무엇인지 알아보자.

배우자 ....   직장 상사 ....
어머니 ....   아버지 ....
자녀 ....   가장 친한 친구 ....

완전한 건강을 위한 두번째 열쇠

자신의 독성을 제거하라

과거란 처음의 처음이다. 현재의 것과 이제까지의 것은
새벽을 맞기 위한 여명일 뿐이다.

H. G. 웰즈

자신의 독성을 제거하라

이제부터 당신 앞에 놓인 과제는 자신의 에너지 저장고에 접근하는 데 있어 장애물을 제거하는 방법이 무엇인지 알아보는 것이다. 그 방법을 완전히 깨닫게 될 때 당신은 자신의 몸과 마음과 영혼에 바이탈 에너지를 북돋우는 균형을 되찾게 될 것이다. 우리가 추구하는 다음 단계는 우리의 과거를 반추하는 일이다. 과거의 일을 검토해 보면 현재의 자신에 대해 완전히 이해할 수 있으며 새로운 미래도 그려볼 수 있다. 이제 당신의 생기를 억제하는 독성 물질들을 배출시킬 때가 도래한 것이다.

최근 나는 파키스탄의 한 마을에 관한 이야기를 들었다. 그 마을 사람들은 몇 년째 하수도 설치를 요구했으나 정부 측은 그 마을을 무방비 상태로 내버려두고 있었다. 마을은 점점 더 피폐해져 갔고 영아 사망률도 세계에서 가장 높았으며, 그나마 살아남은 아이들은 갖가지 전염병으로 죽는 경우가 많았다. 더 이상 참을 수 없었던 마을 사람들은 스스로의 힘으로 하수 처리 시설을 시공하기에 이르렀다. 그후 1년이 채 안 되어 마을 사람들은 눈에 띄게 건강해졌고 그 이후에 태어난 아이들은 무사히 첫돌을 맞을 수가 있었다. 또 범죄 건수도 낮아졌으며, 경제 상태도 호전되었다고 한다.

이 일화는 아유르베다가 전하는 가장 기본적인 원리를 그대로 보여주고 있다. 배출해야 할 독성을 몸속에 그대로 축적하게 되면 우리의 생명력은 점점 더 고갈된다. 하지만 이 독성을 자연스럽게 배출하면 일에 대한 열정과 창의력, 건강 등이 되살아나고 활기를 찾을 수 있다.

우리는 환경과 육체, 그리고 마음과 영혼 속에서 자신의 과거를 발견할 수 있다. 그러므로 과거의 짐이 우리를 너무 무겁게 하면 번영할 수 있는 능력을 잃어버리게 된다. 따라서 과거의 경험 중에서 우리가 제대로 소화시키지 못했던 것들을 찾아 배출하고 치유하는 일이 바이탈 에너지를 회복할 수 있는 지름길이다.

소설가 톰 로빈슨은 인생에는 단 두 가지의 만트라(mantra : 기도를 하면서 외는 주문이라는 뜻을 가진 힌두어—역자 주)가 있다고 말했다. 식(食 : yum)과 설(泄 : yuck)이 바로 그것이다. 우리가 섭취하는 음식물에는 어떤 구성성분이 들어 있으며, 우리가 거기에 들어 있는 에너지와 정보를 대사할 수 있는 능력이 얼마나 되는지에 따라 그 성분이 영양분이 될 수도 있고 독성 물질이 될 수도 있다.

살아가는 데 있어 매우 중요한 산소라 해도 그것이 지나치게 많거나 혹은 부족할 경우 건강에 아무런 도움이 되지 못한다. 마찬가지로 아무리 영양가 높은 음식이라도 제대로 소화시키지 못하면 독성 효과가 나타나게 된다. 만약 당신의 몸이 젖당 분해 효소인 락타아제를 분비하지 못한다면 코코아 한 컵만 마셔도 몸에 두드러기가 나고 경련을 일으키게 될 것이다.

자연계에 존재하는 모든 것은 다 나름대로 잠재적 가치를 지닌다. 부처와 동일 시대의 인물로, 아유르베다 철학에 심취했던 지바카라는 의사가 있었다. 그에 관한 전설은 아직까지 전해 내려오고 있다. 다음은 지바카가 교습을 받던 시절의 일화이다. 그의 스승은 제자들을 모두 시골로 내려보내면서 세상에서 의학적 가치가 없는 것을 찾아오라고 일렀다. 며칠 후 제자들은 잡초, 암석, 도마뱀 등 각기 다른 물건들을 가지고 돌아왔다. 하지만 지바카는 빈손으로 돌아와서는 스승에게 치유의 가치가 없는 물건은 단 하나도 발견할 수 없었노라고 말했다.

잘 이용하기만 한다면 광물, 식물, 동물, 그 어느 것 하나라도 병 치료에 도움이 안 되는 것은 없다. 떠다니는 구름을 바라보는 일, 시냇물이 흐르는 소리를 듣는 일, 여름밤의 미풍이 뺨에 닿는 느낌을 경험하는 일까지도 모두 우리 심신의 병을 고치는 잠재적인 효과를 지닌다.

지금 만약 지바카가 살아 있다면 그때와 같은 말을 할 수는 없을 것이다. 지난 수백 년 동안 인류는 수백만 가지나 되는 합성 화학 물질들을 환경 속으로 유출시켜 왔다. 비록 그것을 사용했던 좁은 지역에서는 커다란 효과를 봤을지 모르지만 그 물질들이 인체에 미량으로 섭취되었다면, 결국 심각한 독성 효과를 초래할 것이다.

이 장에서 살펴보겠지만 자신의 바이탈 에너지를 되찾기 위해서는 먼저 우리 생활의 각 부분에서 오염에 대한 내성이 어느 정도인지 진솔하게 평가해 볼 필요가 있다. 그후에 우리 주변의 대기, 물, 토양, 그리고 우리 자신의 몸, 감정, 신념으로부터 어떻게 독성을 배출할 수 있는지 그 방법을 선택해 보자.

삶의 다양한 계층구조

우리는 서로 밀접하게 연계된 다층적인 질서 속에서 살아가고 있다. 생기와 열정을 충분히 느끼기 위해서는 그런 다층구조를 충분히 이해해야 한다.

인간의 의도와 욕구는 내면의 가장 깊은 곳에서 발현된다. 그리고 신념이나 정서, 육체를 통해서 외부로 표출하게 된다. 즉 인간의 욕구는 바이탈 에너지가 삶의 모든 단계들을 자연스럽게 유통하게 될 때 충족되는 것이다. 이때 우리가 간과하지 말아야 할 것은 우리의 육체, 감정, 마음, 주위 환경에 독성이 축적되어 있다는 사실이다. 비록 우리의 영혼이 부조화나 질병의 영향권 밖에 있긴 하지만 아무런 영향을 안 받는다고 말할 수는 없다.

기원후 500년경에 살았던 위대한 베다철학자 아디 상카라는 인생을 계단 쌓는 것에 비유했다. 그 각 계단마다 아무런 독성이 축적되지 않았다면 우리는 신비롭고 매혹적인 삶을 경험하게 되겠지만 바이탈 에너지의 유통을 저해하는 장애물이 있게 되면 우리의 삶은 괴로움과 고단함으로 멍들게 된다.

우리가 지니는 첫번째 계층은 지복(至福)의 층이다. 이 층은 과일 한 가운데 박혀 있는 씨와 같이 우리의 마음 가장 깊은 곳의 욕망을 지니는 곳이다. 적당한 계절이 되었을 때 그 희망의 씨는 싹을 틔우게 되고 결국 열망과 기원으로 성장한다. 그런 소망들은 우리가 인간관계를 맺고 일하는 과정에서 일의 추진력으로 우리 속에 자리잡게 된다.

정신적 동반자를 만나고 싶어하는 욕구, 명성과 재물을 얻고자 하는 목표, 삶에서 좀더 심원한 의미를 이해하고자 하는 바람 등을 갖는 것은 모두 이 지복의 층에 그 근원을 두고 있다. 그러나 인생의 여정에서 서 있는 위치가 다르면 욕망 또한 달라진다.

우리가 어렸을 때는 인형이나 자전거를 갖는 것이 소원이었다. 10대에는 스타를 선망의 대상으로 삼는다. 그 시기에 우리는 남들에게 잘보이고 싶어하며 건강은 자신에게 당연히 따르는 것으로 간주해 버리는 것이 보통이다. 성년기에 막 들어서기 시작하는 20대가 되면 번듯한 직장, 연인, 물질적 성공을 보여주는 심벌 등을 갈구한다. 그후 나이가 더 들면 가족들을 편안하게 할 수 있는 것이 무엇인지를 생각하게 된다.

일단 개인적 욕구가 충족되면 지역사회와 국제사회를 위해 봉사하겠다는 마음이 생겨난다. 그 다음으로는 자신의 개체성이나 조직체의 속성을 초월해서 존재하는 그 어떤 것 즉 신, 성령, 초월자 등과의 연계를 경험하고자 할 것이다. 이렇게 지복의 층은 우리의 의도나 욕망으로 싹틔우는 모든 씨앗들을 내장하고 있다. 그 심원한 욕망을 깨닫기 위해서는 바이탈 에너지를 회복하는 것이 급선무이다.

그 다음 계층은 이데아층이다. 이 단계는 생활 속에서 우리가 옳다고 간직하고 있는 사고와 신념이 작용하는 장소이다. 우리는 자신을 우주의 한가운데에 두고, 세상만사를 바라보는 우리의 세계관이 항상 옳고 정확하다고 믿는다. 이데아층은 우리가 주위에서 듣는 모든 대화들로부터 형성되는데 가족, 공동체, 국가, 세계 등에 대한 우리의 관점이 결국은 우리가 현실을 바라보는 데 중요한 역할을 하게 된다.

개인의 이데아층과 집단적인 이데아층 모두가 변화하고 있다. 20세기 위대한 과학자들의 업적에 힘입어 우리는 매일매일 실제적인 변화를 목격하고 있다. 팩스, 휴대용 전화, 디지털 비디오 장비, 랩탑 컴퓨터, 인공위성 텔레비전 등이 바로 이 새로운 시대의 도래를 알려주는 중요한 시금석들이다.

과거에는 가장 부유한 사람들과 국가들만이 모든 것을 독점해 왔다. 하지만 오늘날의 부는 정보와 에너지에 접근할 수 있는 능력으로 평가된다. 오늘날 우리는 물질적으로 구현되는 모든 것들은 단순히 정보와 에너지의 한 형태라고 알고 있다. 이런 점을 이데아층에서 깨닫는 것은 우리 내부의 바이탈 에너지에 접근하는 데 있어 아주 중요한 문제이다.

신념체계의 그 다음 단계는 정서의 층으로, 우리의 감정을 지배하는 영역이다. 우리가 사랑과 관심을 더 많이 경험하면 할수록 이 층은 더욱 강화되고 보강된다. 만약 당신이 단지 살아 있다는 것만으로 사랑받는 환경에서 자랐다면 당신의 정서적 층은 상당히 건전할 것이다. 그 반대로 가족들과 갈등이 많은 가정환경에서 성장했다면 당신은 사랑을 어떻게 베푸는지조차 모를 수도 있다.

그 다음 단계는 육체의 층이다. 이 단계는 에너지와 물질로 구성되어 있다. 물리적 신체가 우리의 주위 환경과 물질, 에너지를 자유롭게 유통시킬 수 있을 때 생기와 면역력, 정력이 왕성해지는 것을 경험할 수 있다.

몸에 독성이 축적되면 될수록 똑같은 기능을 수행하는 데 더 많은 에너지가 필요하게 된다. 즉 신체는 경험의 최종 산물이다. 고대 아유르베다 철학에서는 자신의 현재 몸을 들여다봄으로써 과거에 있었던 일을 알 수 있으며, 현재의 경험을 살핌으로써 먼 미래 신체의 질을 예견할 수 있다고 가르치고 있다. 건전한 신체를 갖기 위해서는 과거에 축적된 독성을 태워 버림과 동시에 생명 유지의 추진력을 활성화시켜야만 한다.

인간의 내면에 있는 본질을 알았다면 이제부터는 바이탈 에너지 회복을 저해하는 장애물들을 어떻게 제거하는지 검토하기로 하자.

바이탈 에너지 회복을 위한 지침

개인적 삶의 계층들을 정리해 보자

앞에서 설명한 네 개의 층들이 현재 어떤 상태인지 생각해 보자. 어떤 점이 바람직하고 또 어떤 점이 부족한가. 몇 분 동안 시간을 내어 자신 속에서 제대로 작동하는 부분과 그렇지 못한 부분 들을 솔직하게 표현해 보자. 그런 다음에 삶의 질을 높이기 위해서 오늘 내가 할 수 있는 일이 무엇인지 자문해 보자.

1) 지복의 층
주위 사람들과의 인간관계에서 내 삶의 질을 높이기 위해서 나는 무엇을 할 수 있을까?

....
....
....

직장에서

....

....

영적인 생활에서

....

....

2) 이데아층
나는 자신과 이 세계에 대해서 유익하고 바람직한 신념을 가지고 있는가?

....

....

내가 가지고 있는 신념들 중에서 바람직하지도 못한 것들을 적어보자.

....

....

3) 정서의 층
내 정서적인 면을 지배하는 것 중 가장 중요한 것은 무엇인가?

....

....

정서적인 측면에서 내게 가장 부족한 점은 무엇인가?

....

....

4) 육체의 층
내 몸을 건전하게 유지하기 위해서 어떤 노력을 하고 있는가?

....

....

내 몸을 제대로 돌보지 않고 오히려 건강에 해를 미치는 일을 하고 있다면 어떤 것이 있을까?

....

....

주위 환경을 보살피자

우리는 지상의 모든 존재들이 서로 연결되어 있다는 사실을 익히 알고 있다. 아유르베다에 의하면 환경은 몸이라는 물리적 존재의 연장이다. 이 말을 처음 들었을 때 나는 참신한 은유적 표현이라고만 생각했다. 하지만 음미하면 할수록 그 말이 지니는 진실성이 내 가슴속으로 더 깊이 파고든다.

인체와 환경은 끊임없이 서로에게 영향을 미치는 관계이다. 가이 머치는 자신이 쓴 《인생의 일곱 가지 신비》에서 인간은 하루에 2만 번씩 숨을 들이쉬고 내쉬는데 그 과정에서 10조의 100억 배(10^{22})나 되는 원자가 우리 몸속으로 드나든다고 했다. 계산을 좀더 해보면 더욱 놀라운 결과를 얻게 된다. 우리 몸을 구성하는 원자들 중에 약 1천조 개(10^{15})가 지난 몇 주일 전에 다른 사람의 몸속에 있다가 옮겨진 것이라는 사실이다. 더욱 믿기 어려운 것은 그런 계산을 하고 있는 순간에도 우리는 모세로부터 성모 마리아, 아이작 뉴턴을 거쳐 아이젠하워에 이르기까지 지상에 살았던 인류에게서 각각 적어도 100만 개나 되는 원자를 물려받아 우리 몸을 구성하고 있다는 사실이다.

한 사람의 몸은 보통 1천경의 1천조 배(10^{28})나 되는 원자로 구성되어 있다. 방사성 동위원소를 이용하는 추적 조사에 의하면 우리 몸을 구성하고 있는 물질들의 98퍼센트는 1년 이내에 완전히 교체되고 가장 늦게까지 남아 있는 신경세포나 힘줄의 원자들도 5년 이내에 완전히 교체된다고 한다. 다시 말해 원자적 수준에서 볼 때 우리의 몸은 열다섯 번 이상에 걸쳐 낡은 신체를 버리고 완전히 새로운 몸으로 거듭나고 있음을 과학적으로 증명하고 있다.

우리는 주위 환경을 이루는 구성요소들의 끊임없는 순환을 통해서 살아갈 수 있다. 즉 음식물, 물, 공기 등으로부터 얻는 에너지와 정보를 우리 몸을 구성하는 에너지와 정보로 전환시킴과 동시에, 우리 몸의 원자적 구성 물질들은 다시 주위 환경으로 내보냄으로써 생존을 유지한다.

우리 몸에서 가장 큰 기관은 몸의 표면을 덮고 있는 피부의 바깥층 즉 외피이다. 그것은 한 달 이내에 새로운 피부조직으로 교체된다. 우리 위의 표피세포들은 일주일에 한 번씩 교체되고, 간세포들은 1년에 아홉 차례씩 교체된다. 당신은 자신의 몸이 완전히 당신 자신의 것이라고 확신하겠지만 실제로 당신의 몸을 구성하는 분자들은 자연이라는 도서관에서 잠시 대출받은 임대물에 불과한 것이다.

우리가 주위 환경과 밀접한 관련을 맺고 있다는 사실을 충분히 인식했다면 바로 우리들이 승선하고 있는 이 우주선 지구호를 대접하는 방식 또한 획기적으로 변해야 할 것이다.

자신의 뒷마당에 쓰레기를 함부로 버리지 않는 것은 물론이고 독성 물질들을 아무 데나 함부로 버리는 것 또한 비이성적인 행위이며 자연에 해를 끼치는 일이라는 사실을 분명하게 인식해야 한다. 최근 발간된 브룩스 박사의 《환경의학》에서는 다음과 같이 현재 우리 환경이 겪고 있는 불행한 상황들을 기술하고 있다.

> 현재 인간에게서 암을 유발하는 발암 물질로 알려진 화학 물질의 종류는 적어도 스물여섯 개 정도로 나눌 수 있다고 한다. 그 중에서 600종류 이상은 실험용 쥐에서 발암성이 증명되었다. 동물에게서 기형을 유발한다고 알려진 2천 종류 이상의 화학 물질들도 여기에 포함된다. 현재 알려진 5만 종류 이상의 발암성 화학 물질들에 대해서는 아직까지 과학적인 독성 실험의 결과가 제시되지 못한 상태이다. 현재 농약의 주성분으로 알려진 화학 물질의 종류는 1천400종이 넘으며 이들을 혼합하거나 희석한 농약이 약 4만5천 종류 이상에 이른다. 갖가지 유독성 화학 물질들을 포함하는 독성 폐기물들이 매년 60억 톤 이상씩 발생하고 있다.

현재 분자구조가 알려진 화학 물질의 종류는 대략 500만에서 600만 종류에 이르며 농업과 제조업, 의학 등의 분야에서 약 6만 종류 이상의 화학 물질들이 사용되고 있는데 그 중에서 독성 실험이 실시되었던 화학 물질들은 전체의 1퍼센트에 불과하다. 독성을 평가하는 문제는 지금도 매주 약 6천 종류 이상의 화학 물질들이 계속 합성되고 있기 때문에 해결하기가 더욱 어렵다.

한 번에 한 가지씩 독성을 제거하자

우리의 주위 환경 속에 널려 있는 독성에 대해서 우리는 과연 무엇을 할 수 있을까? 우리가 제일 먼저 해야 할 일은 공기, 물, 토양, 그리고 음식물 속에 들어 있는 화학 물질들에 대해 우리가 얼마나 너그러운지 깨닫는 일이다.

매일 휘발유를 연료로 사용하는 자동차를 몰고 출근을 할 때마다, 시장에서 흠집이 조금이라도 난 과일은 골라내고 살 때마다, 단 한 번 사용한 종이컵을 쓰레기통에 던져버릴 때마다, 찬장 속의 개미 몇 마리를 참지 못해서 온 주방에 살충제를 마구 뿌릴 때마다 사실상 나는 환경에 독성을 더해 주고 있는 것이다.

매일 아침, 잠자리에서 일어나서 집을 나서기 전까지 얼마나 많은 화학 물질들을 사용하고 있는지 주의 깊게 한번 살펴보자. 아마도 비누, 샴푸, 헤어 컨디셔너, 헤어 스프레이, 탈취제, 치약, 구강 청결제, 화장품, 매니큐어, 구두약, 세탁기용 세제 등을 쉽게 손꼽을 수 있을 것이다. 물론 당신은 이 모든 방부제, 염색제, 방향제 등이 안전할 것이라는 확신을 가지고 사용하고 있겠지만 그 또한 불투명한 사실이다. 최근 이런 화학 제품들에 대한 안전성 유무를 평가하는 미국환경보호국(USEPA)의 과학자들도 우리가 일상생활에서 사용하고 있는 모든 가정용 화학제품들은 잠재적 위험물로 볼 수 있으므로 사용할 때 주의해야 한다고 경고한 바 있다.

환경 오염과 관련된 가장 중요한 문제점은 대부분의 경우 우리가 오염 물질을 직접 볼 수 없다는 데 있다. 자동차 배기가스에 포함된 벤젠이나 고기를 구울 때 숯불에서 발생하는 일산화탄소 수돗물 속에 포함된 농약 성분, 쓰레기 소각로에서 발생하는 클로로포름 등은 자신이 화학 물질을 배출한다며 스스로 경고등을 번쩍거리거나 타종 소리를 내지 않는다.

우리 주위의 공기와 물과 토양에 포함된 수만, 수십만 가지 화학 물질들의 대부분은 눈으로 직접 확인할 수 없는 독성 물질이며, 그 중에서 극히 일부분만이 대재난을 초래함으로써 언론에서 대서특필되는 사건으로 우리에게 알려진다. 예를 들면 인도에서 한 농약 제조회사의 폭발 사고로 발생했던 보팔 사건은 무려 2천 명 이상의 인명을 앗아갔으며, 체르노빌 사건은 전 세계 인구의 절반 이상을 방사능 물질에 노출시켰다. 그러나 유감스럽게도 우리는 매일같이 산업용 폐기물이 우리의 수돗물 속에 스며들고, 저준위 방사능 물질이 대기 속으로 방출되며, 농약이 마구 토양에 살포되는 것 등에 대해 아무런 불평없이 받아들이고 있다.

미국 환경보호국이나 주 정부, 군 당국들은 이런 오염 물질의 방출을 감시하고 있지만 정부 관리들의 노력만으로 환경을 보호한다는 것은 역부족이다. 왜냐하면 환경 정책이라는 것은 본질적으로 정치적인 과정을 통해서 입안되기 때문이다. 그런 정치적 과정에는 반드시 많은 돈을 투자한 대자본가와 대기업의 입김이 반영될 수밖에 없고, 그렇게 되면 이들의 이익과 시민의 이익이 합치되는 경우가 극히 드물 수밖에 없는 현실이다.

유독한 화학 물질을 제조하는 회사가 있다고 할 때 그 기업은 자체적으로 유독성을 점검하기보다는 그 화학 물질 사용에 대해 경각심을 촉구하는 사람들에게 위해성을 증명하도록 책임을 떠넘긴다. 이에 시민 환경 단체들은 환경에 안전하다는 명백한 증거가 얻어질 때까지는 그 물질의 사용을 제지해야 하며 안전성 증명의 책임도 해당 기업에 있다고 주장하고 있다.

지난 20여 년 동안 환경에 대한 사람들의 관심이 높아지면서 우리는 희망적인 징조를 엿볼 수 있었다. 미국 환경보호국에 따르면 대표적인 주요 대기오염 물질, 맹독성 농약류, 납, 오존층을 파괴하는 화학 물질 등의 농도가 점점 감소하고 있다고 한다. 그러나 아직도 6천200만 명이나 되는 미국 시민들은 대기오염 기준을 지키지 못하는 대도시에서 생활하고 있으며, 전체의 40퍼센트나 되는 강과 호수들이 마음놓고 낚시나 수영을 할 만큼의 수질 기준을 달성하지 못하고 있다.

비록 종이, 플라스틱, 유리 등의 재사용 비율은 1970년대에 비하면 세 배나 높아졌다고 해도 고형 폐기물 배출률은 하루에 1억 톤이나 된다. 이 양은 25년 전에 비해서 거의 3분의1 정도가 더 증가한 셈이다(최근 조사한 바에 따르면 우리나라의 경우 국민 1인당 62킬로그램의 내분비계 장애 물질, 즉 환경 호르몬을 사용하고 있는 것으로 나타났다. 2000년 8월 환경부는 환경 호르몬 물질 국내 사용량을 조사한 결과, 1998년 한 해 동안 국내에서 사용된 환경 호르몬 물질이 총 276만 톤으로 집계되었다고 발표했다. 종류별로는 고분자 합성원료로서 방부제나 도료 등으로 사용되는 스티렌이 251만 톤으로 가장 많았으며, 다음으로 플라스틱 가소제인 프탈레이트류 13만 톤, 비스페놀 A 8만 톤으로 계면 활성제 원료인 알킬페놀 2만 톤의 순으로 나타났다. 특히 미규제 내분비계 장애 물질 함유제품 가운데 합성수지의 사용량은 1인당 83킬로그램인 것으로 나타나 대책 마련이 시급한 실정이다. 1인당 합성수지 사용량은 97년의 30킬로그램 비해 53킬로그램이나 더 늘어난 것이다. 이와 같은 상황에서 우리는 환경 호르몬에 대해 더 세심한 주의를 기울여야 할 것이다— 역자 주).

이런 문제가 얼마나 대규모로 발생하고 있는지 감안한다면 우리가 에너지를 동원해서 그 문제를 해결한다는 것이 어쩌면 부질없는 일처럼 느꺼질 수도 있다. 하지만 간과해서는 안 될 것은 환경이 우리 몸의 연장물이라는 사실이다. 이 중요한 사실을 생각한다면 환경의 독성을 낮추기 위해서 좀더 많은 노력이 필요하다. 한 개인이 해결하기에는 너무나 큰 문제라며 방치하기보다는 환경의 문제점을 자각하고 사소한 것 먼저 실천해 보자. 이런 경험들이 모여 환경 개선에 커다란 변화를 불러일으킬 것이다. 우리의 개인적인, 그리고 총체적인 바이탈 에너지가 바로 건전한 환경에 기초하고 있음을 명심하자.

바이탈 에너지 회복을 위한 지침

자신의 주위 환경을 청결히 하자

1) 짧은 구간도 자동적으로 화석연료를 사용하는 자동차를 이용하는 습관을 버리고, 걷거나 자전거를 이용하자. 자동차 대신 버스나 지하철을 이용하는 습관을 기르자.
2) 모든 캔, 플라스틱 용기, 종이류 등을 재사용하고 포장재를 최소화하도록 노력하자.
3) 재사용이 가능한 봉투와 장바구니로 물건을 운반하자.
4) 유독성 폐기물을 상수원이나 농경지에 버리지 말자. 자동차의 각종 오일이나 냉각수, 페인트 희석제(신나), 세척제, 기타 산업용 화학 물질도 마찬가지이다.
5) 집 안에서나 정원에서 식물을 가꿀 때 살충제, 제초제, 화학비료의 사용을 최소화하자. 퇴비를 만들어 사용하는 습관을 기르자.
6) 당신의 신념을 관철시키기 위해서 돈을 약간 더 쓸 수도 있다고 생각하자. 금전적인 여유가 있다면 농약이나 화학비료에 의존하는 제품들 대신 과일, 채소, 낙농제품 등 유기 농산물을 사 먹도록 하자.
7) 선거에 입후보한 후보를 고를 때 그가 환경에 대해서 어떤 생각을 가지고 있는지 감안해 보자. 경제적인 관점과 환경적인 관점이 장기적인 차원에서 조화를 이룰 수 있도록 거시적으로 생각하자.

감각을 충분히 활용하자

지미는 최근 자신에게 어떤 일이 일어나고 있는지 감을 잡지 못하고 있었다. 지난 5년 동안 뉴욕 증권시장의 주식 중개인으로 성공을 거둔 그가 요즘 늦게까지 잠을 이룰 수 없는 것은 물론이고 아침에는 몸이 무거워 도저히 일어날 수 없다며 나를 찾아왔다.

그는 지난 3년 동안 한 번도 뉴욕 밖을 나가본 적이 없었다고 한다. 그는 월스트리트에서 1마일도 떨어지지 않은 아파트에서 생활했으며 회사와 집만을 오가면서 삶을 일하는 데만 바쳐왔던 것이다. 그의 감각은 격렬한 도시생활이 주는 과도한 소음과 시각과 냄새 들로 너무 많은 부담에 시달리고 있었다. 처음부터 그는 "내게 좀더 많은 에너지를 주시오" 하는 식의 처방전을 기대했지만 내가 그에게 준 처방전은 단 두 가지의 행동이었다. 매일 하루에 한 번씩 시간내어 명상을 하라는 것과 적어도 한 달에 두 번은 뉴욕을 벗어나야 한다는 것이었다.

그후 몇 주일이 지나 그에게서 전화가 걸려왔다. 그의 목소리는 활기에 차 있었으며 삶에 대한 열정도 되살아나 있었다. 마침내 자연의 생생한 기운을 자신의 감각기관에도 제공해야 한다는 것을 깨달은 모양이었다.

청각

우리는 이 세상을 소화관과 기도, 그리고 다섯 개 감각기관을 통해서 받아들인다. 만약 소리, 촉각, 시각, 냄새, 맛이 우리의 육체와 정신과 영혼에 영양분이 될 수 있다면 우리는 더욱 쉽게 주위 환경의 에너지를 자신의 바이탈 에너지로 전환시킬 수 있을 것이다. 우리가 느끼기에 거슬리고 자신을 피곤하게 만드는 자극들은 우리의 감각기관을 쉽게 피로하게 만들며 따라서 우리 자신도 고단하게 한다.

임산부에 관한 연구 조사에 따르면 공항 가까이에 살면서 비행기 소음에 시달렸던 산모들은 평균보다 작은 아이를 낳을 확률이 높다고 밝혀진 바 있다. 심지어 시끄러운 도심지에서 자라는 어린이들도 교외의 한적한 주택지구에 사는 아이들보다 평균적으로 혈압이 더 높은 것으로 나타났다.

소음공해는 사람들의 삶의 질을 저해하는 가장 대표적인 오염이다. 만약 여러분이 만성피로에 시달린다면 먼저 자기 주위를 에워싸고 있는 소리들에 관심을 가져보자. 그리고 오직 자연의 소리만을 들을 수 있는 곳, 즉 귀뚜라미 우는 소리, 새가 지저귀는 소리, 시냇물이 흐르는 소리가 들리는 곳에 정기적으로 찾아가보자.

혹시 자연을 찾아가기가 쉽지 않다면 당신이 사는 영역으로 자연을 가져오는 것은 어떨까? 일단 자신이 있는 곳의 소리 환경을 점검한다. 그리고 하루에 일정 시간은 듣기 좋은 소리만을 들을 수 있도록 여건을 조성하자. 근무처나 가정에서는 정신을 고양시키는 음악이나 녹음된 자연의 소리를 듣도록 하자.

또다른 방법은 자신의 심신 유형에 따라 자기만의 소리 치료 방법을 사용하는 것이다. 일반적으로 지(地) 유형의 사람들은 강한 박자와 멜로디를 가진 음악에서 활력을 얻는다. 로큰롤, 랩, 드럼 소리, 전 세계의 영가, 열정적인 클래식 음악 등이 지 유형의 사람들을 더욱 활동적으로 만든다.

화(火) 유형의 사람들은 낮은 소리의 달콤한 음악을 들음으로써 쉽게 조화를 이룰 수 있다. 점잖은 재즈 음악, 플루트 소리, 모차르트의 음악 등은 화 기운에 충만한 사람들의 불 같은 열정을 어느 정도 가라앉혀준다. 비가 오는 소리, 대양의 파도 소리, 시냇물이 졸졸 흐르는 소리 등 자연의 조용한 소리들도 고양된 열기를 낮추는 데 매우 도움이 된다.

풍(風) 유형의 사람이라면 온화하고 차분한 음악을 듣도록 하자. 바흐의 첼로 변주곡, 잔잔한 뉴에이지 음악, 그레고리오 성가 등이 마음속의 격랑을 어느 정도 진정시켜 줄 것이다.

그렇다고 이런 기본적인 원리에 구속될 필요는 없다. 단지 음악을 들을 때 기분이 좋아진다면 그 음악이 당신에게 적합한 음악인 것이다.

촉각

피부는 환경과 우리 자신과의 사이에 놓인 경계선이자 신체의 가장 큰 조직이다. 그리고 자연적 치유와 화학 물질의 재생을 담당하는 중요한 근원이다. 그동안 행해진 많은 연구를 통해서 피부 접촉을 통한 치료 효과가 가치를 인정받고 있다. 스트레스 감소와 면역성 증진이 바로 그것이다.

하지만 전문가의 탁월한 마사지만으로 효과를 볼 수 있는 것은 아니다. 우리가 간단히 할 수 있는 마사지로도 얼마든지 좋은 효과를 발휘할 수 있다. 그렇다면 자가 마사지법을 한번 시행해 보자. 이 전신 마사지를 하면 이내 심신이 상쾌해지는 것을 느낄 수 있을 것이다.

먼저 따뜻한 목욕용 오일 한 숟가락 분량을 머리에 붓고 마치 샴푸로 머리를 감을 때처럼 손끝으로 작은 원을 그리듯 두피를 문지른다. 그후 손을 얼굴과 귀 뒤쪽으로 이동하면서 좀더 부드럽게 피부를 문지른다. 귀 뒤쪽과 관자놀이를 부드럽게 문지르는 것은 풍 기운을 다스리는 데 특히 유용하다.

목의 앞쪽과 뒤쪽, 어깨 부분에 오일을 약간 바른다. 다시 원을 그리듯이 어깨부터 팔꿈치로 내려오며 팔을 문지르고, 그 아랫부분은 앞뒤로 문지르며 손으로 내려온다. 천천히 더 큰 원을 그리면서 가슴과 윗배, 아랫배 부분을 문지른다. 또는 가슴뼈가 있는 부분은 위와 아래를 반복해 문질러도 좋다.

양 손에 약간의 오일을 묻힌 후, 가능한 한 손을 뒤로 길게 뻗어 척추에 가까이 다가가 손바닥을 위와 아래로 문지른다. 팔에서 그랬던 것처럼 다리에서도 발목 부분과 무릎 부분에서는 원을 그리듯이 문지르고 그 윗부분에서는 위와 아래로 문지른다. 특히 양 발에는 오일을 듬뿍 묻혀서 강하게 마사지한다. 특별히 발가락을 마사지하는 데 세심한 주의를 기울이도록 한다.

특히 지 유형의 사람들은 전신 마사지를 격렬하게 하면 혈액순환이 좋아져 활력을 찾는 데 크게 도움이 된다. 이때 마른 수건이나 면장갑을 이용해 마사지를 하면 피부 자극 효과를 극대화시킬 수 있다. 화 유형의 사람들은 피부를 깊이 누르는 마사지법을 사용하는 것이 근육의 긴장과 압력을 풀어주는 데 효과적이다. 일반적으로 풍 유형의 사람들은 부드러운 마사지가 몸에 좋다. 이때 항상 몸을 따뜻하게 해야 한다는 것을 유념해야 한다.

시각

당신은 주위 환경으로부터 받는 시각적 자극에 대해 세심한 주의를 기울여야 한다. 가능하면 좋지 않은 장면보다는 좋은 장면을 보도록 노력하자. 폭력으로 얼룩진 영화나 텔레비전 프로그램을 봄으로써 당신이 피 튀기는 싸움에 직접 참가하는 것과 같은 영향을 받게 된다. 정기적으로 자연 환경에 접하거나 정신을 고양시킬 수 있는 영상들로 당신의 주변을 가꿔보자.

지 유형의 사람이라면 시각적 자극을 잘 살림으로써 다른 유형의 사람들보다 쉽게 에너지 근원에 접근할 수 있다. 또 옷이나 사무실의 벽을 밝은 색과 대담한 패턴으로 한다면 활기를 찾는 데 도움이 될 것이다. 화 유형의 사람들은 좀더 차분한 색으로 환경을 만드는 것이 좋다. 녹색이 풍부한 공원 등을 자주 거니는 것이 열기를 누그러뜨리는 데 도움이 된다. 집과 작업 환경을 차분한 푸른색과 녹색으로 꾸미는 것이 정서적인 안정을 준다. 풍 유형의 사람들도 안정된 색깔로 된 물건들을 보는 것이 좋다.

후각

후각은 가장 원시적인 감각이며, 우리의 기억이나 감정과 밀접하게 관련되어 있다. 동물들은 두뇌의 상당 부분을 주위 환경에서 접수된 후각 정보를 처리하는 데 사용한다. 두더지에서 늑대에 이르기까지 대부분의 네 발 짐승들은 주변을 탐색하기 위해 끊임없이 고개를 쳐들고 공기 냄새를 맡거나 바닥에 코를 들이대고 땅 냄새를 맡는다. 냄새 감각기는 기억 및 감정을 관장하는 대뇌의 변연계 엽에 아주 밀접하게 연관되어 있기 때문에 대부분의 포유동물들과 파충류들에게 먹이, 위험, 잠재적 배우자 등을 식별하는 가장 중요한 요소로 이용된다.

그렇다면 인간에게 있어 후각의 역할은 무엇인가? 인간의 후각은 동물처럼 기본적인 생존 조건들을 유지시키는 일차적인 감각이 아니라 냄새의 정보를 시시각각 흡수함으로써 우리의 기억과 감정을 발동시켜 주는 감각이다.

잠깐 동안 맡았던 미세한 향수 냄새로 인해 아주 오랫동안 잊고 지냈던 옛 애인을 떠올린 적은 없는가? 강아지의 친근한 젖 냄새가 과거 수십 년 동안 의식 속에 잠재해 왔던 어린 시절의 추억을 떠올리게 했던 적은 없는가? 과학적 연구를 통해서도 냄새가 사람을 안정시켜 줄 뿐만 아니라 활기를 띠게 만든다는 것을 입증한 바 있다. 당신도 자신의 주위를 이런 향기로 장식해 보자. 아마도 한층 더 활력이 고조될 것이다.

또 향기로 지나치게 심신이 과열되어 생긴 에너지의 부조화를 바로잡을 수 있다. 특히 마음을 안정시키고 정신을 맑게 하는 향기는 화 유형의 사람들에게 좋으며, 은은하고 그윽한 기분을 자아내는 향기는 거친 감정에 휘말리기 쉬운 풍 유형의 사람들을 누그러뜨리는 데 유용하다.

다음에 향기를 올바르게 사용하기 위한 지침을 제시하겠지만 다른 감각에 대한 지침들과 마찬가지로 먼저 자신의 몸이 어떻게 그런 향기들에 반응하는지를 잘 파악해서 그것을 가장 중요한 지침으로 삼아야 할 것이다. 가장 중요한 질문은 바로 "내가 과연 그 향기를 좋아하는가?"와 "그 향기를 맡을 때 나는 어떤 기분을 느끼는가?" 하는 것이다.

활력을 북돋우는 향기	레몬 향, 오렌지 향, 클로버 향, 계피 향
심신을 누그러뜨리는 향기	재스민 향, 박하 향, 라임 향, 장미 향
정신을 안정되게 하는 향기	라벤더 향, 바닐라 향, 백단나무 향

바이탈 에너지 회복을 위한 지침

자신의 감각을 키우자

당신이 느끼는 감각에 대해 세심한 주의를 기울이자. 유해한 자극보다는 유익한 자극과 감각을 더 많이 수용하도록 노력하자. 당신의 주변에 아름다운 소리와 경치, 촉감과 향기를 준비해 두자. 감각은 생기를 북돋우는 데 중요하다는 점을 늘 인식하자.

몸을 정화하자

우리의 몸은 삶속에서 얻은 경험들을 무조건 수용하기 때문에 그 과정에서 불가피하게 독성이 축적되고 있다. 따라서 이런 독성을 파악해서 중화시키는 일은 우리가 자신의 바이탈 에너지를 회복하는 데 있어 상당히 중요한 문제로 대두된다. 다시 말해 생기의 회복을 위해 우리 몸에 축적되어 있는 독성을 충분히 배출시켜야 하고, 또 독성의 영향력이 미칠 만한 상황을 가급적 피해야 한다는 것이다. 이제 독성 관련 문제들을 풀어 보기로 하자. 다음의 각 문항에 솔직하게 답하기 바란다.

	절대로 그렇지 않다	대체로 그렇다	항상 그렇다
1) 적어도 일주일에 다섯 번 이상 동물성 지방이 많은 음식을 먹는다	1	3	5
2) 매일 담배를 피운다	1	3	5
3) 일주일에 몇 번씩 술을 마신다	1	3	5
4) 신경 안정제나 환각제 등의 약물을 복용한다.	1	3	5
5) 대기오염이 심각한 도시에 살고 있다	1	3	5
6) 라면, 김밥, 햄버거 등 인스턴트 음식으로 식사를 때우는 경우가 많다	1	3	5
7) 직업 때문에 스트레스를 많이 받는다	1	3	5
8) 자주 의기소침해진다	1	3	5
9) 다른 사람들과의 관계에서 불편함을 느낄 때가 많다	1	3	5
10) 하루에 커피를 두 잔 이상 마신다	1	3	5
점수의 합			

이제 점수를 계산해 보자. 점수가 20점 이하라면 당신은 비교적 정결한 삶을 살고 있다. 실제 나이보다 훨씬 젊어 보이는 당신은 자기 스스로도 젊다고 느끼고 있을 것이다. 점수가 20점에서 35점 사이라면 이제부터라도 몸에 해로운 일들을 삼가도록 노력해야 한다.

점수가 35점 이상이라면 현재 자신의 삶을 저해하는 심각한 상황에 빠져 있는 것으로 하루 속히 그곳에서 벗어나야만 한다. 그렇다고 해서 비관할 필요까지는 없다. 지금부터 독성에 접하는 기회를 충분히 줄이기만 한다면 당신은 곧바로 자신의 바이탈 에너지가 크게 향상되는 것을 자각할 수 있게 될 것이다.

유해한 습관을 버리자

대부분의 사람들은 흡연이나 과도한 음주, 환각제 사용, 과식, 과도한 육류 특히 적색 고기류 섭취 등이 우리 몸을 상하게 할 뿐만 아니라 생기를 떨어뜨린다는 사실을 익히 잘 알고 있을 것이다. 그럼에도 불구하고 많은 사람들이 바람직하지 못한 습관을 떨쳐버리지 못하는 이유는 과연 무엇일까?

거기에는 반드시 두 가지 이유 중의 하나가 작용한다. 하나는 그런 일을 멈추는 데 따르는 고통이 두렵기 때문이고, 또 하나는 그런 일을 하면서 더 큰 만족을 느끼기 때문이다.

정말로 담배를 끊으려 한다고 생각해 보자. 흡연 습관을 없애기 위해서는 그 습관에 따르는 직접적인 부정적 효과와 흡연을 통해서 얻을 수 있는 만족을 대신할 만한 대안책을 발견해 동시에 실천할 수 있어야만 한다.

나쁜 습관에서 기인되는 유해한 효과를 직접 경험하도록 하는 것은 자신이 어떻게 이런 습관을 실천하고 있는지를 찬찬히 살펴보기 위해서이다. 그렇다면 이제 다음과 같이 그리 어렵지 않은 훈련을 함께 실천해 보기로 하자.

바로 다음 번 담배를 입에 물고 싶은 순간, 자신이 무슨 일을 하고 있든지 일단 그 일을 멈추고 조용한 장소를 찾아보자. 정신을 집중할 수 있는 장소라면 어디라도 좋다. 조용히 눈을 감고 천천히 심호흡을 몇 번 하자. 자신의 몸을 찬찬히 살펴서 신체의 어느 부분에서 담배 연기를 요구하고 있는지 그 부위를 찾아보자.

섣불리 판단하거나 마음속으로 거부감을 갖지 말고 단지 자신의 몸에서 일어나는 내적인 욕구만을 살피도록 하자. 그런 부위가 발견되었다면 그 부위에서 긴장이 해소될 수 있도록 숨을 내쉴 때마다 몸을 이완시키도록 노력하자.

이제 몸이 충분히 안정 상태에 접어들었다면 천천히 담배 한 가치를 입에 물고 담배에 불을 붙이자. 당신은 자신이 무슨 일을 하고 있는지 완전히 숙지하고 있는 상태에 있다. 계속 정신을 가다듬으면서 연기 한 모금을 들이마실 때 몸의 각 부분들이 어떤 반응을 나타내는지에 대해 주의를 집중하자.

연기를 들이마실 때 자신의 입 속, 목, 폐에서 어떤 기분이 느껴지는가? 눈을 감고 담배의 냄새와 맛을 경험하라. 1분에 한 번 꼴로 연기를 들이마시면서 자신의 상태를 관찰하고 더 이상 흡연에 대한 욕구가 없을 때까지 이 일을 반복하라. 이제 담배를 끄도록 하자.

이런 방법은 다른 중독성 습관들에도 똑같이 적용될 수 있다. 만약 초콜릿을 지나치게 좋아한다면 그것을 먹고 있다는 사실을 충분히 인식하면서 초콜릿 한 조각을 베어먹도록 하자. 만약 싸구려 가공식품을 탐식하고 있다면 햄버거 한 조각이나 라면 한 입을 역시 그런 식으로 입에 넣어보자.

이 방법을 실천해 보았던 대부분의 사람들은 구태여 원하는 음식을 많이 먹어야 하거나 또는 하고 싶은 일을 하는 데 많은 시간을 투여하지 않더라도 쉽게 자신이 바랐던 만족감을 얻을 수 있을 것이다.

진정으로 그러한 중독성 습관들과 결별하고 싶은 마음을 갖고 있다면 그런 경험에 대해서 당신 몸이 과연 어떻게 반응하고 있는지 주의 깊게 살펴보자. 당신의 몸을 찬찬히 그리고 애정을 가지고 잘 살펴볼 때 당신의 유해한 습관이 심신에 완전히 고착화되지 않았다는 사실을 깨달을 수 있을 것이다.

바이탈 에너지 회복을 위한 지침

자신의 생활에서 독성을 추방하자

1) 오늘부터 담배를 치워버리자. 구강을 만족시키기 위해서라면 박하사탕이나 껌을 씹자.
2) 알코올 소비량을 줄이도록 노력하자. 음주벽이 있다면 주위 사람들의 도움을 받거나 전문의를 찾아가도록 하자. 알코올 중독은 반드시 고칠 수 있다.
3) 불필요한 의약품은 절대로 사용하지 말자. 드링크류나 진정제 복용은 습관성이다. 수면제, 신경 안정제, 진통제, 향정신성 의약품 등을 사용하는 대신 가능하면 대체할 만한 천연 물질들을 찾아보도록 하자.
4) 굽거나 훈제한 육류, 저장성 육류나 치즈류, 절인 생선, 젓갈류 등의 사용량을 줄이자.
5) 밖에서 지내는 시간이 많을 때는 자외선 차단제를 사용하자.
6) 될 수 있으면 항산화성 비타민류가 많이 포함된 식품을 섭취하도록 하자. 신선한 과일과 채소, 껍질을 벗겨내지 않은 곡류 등은 아주 좋은 건강식품들이다.
7) 자신에게 가해지는 스트레스를 잘 관리하자. 매일 잠깐씩 시간을 내어 명상하는 습관을 갖자.

삶을 단순화하고 독성을 제거하자

젊을 때의 몸은 아쉬울 것이 전혀 없는 무적의 몸이라 해도 과언이 아니다. 나는 젊을 때 제멋대로 살았던 사람들을 자주 대하곤 한다. 그 사람들은 어느 정도의 세월이 흐른 후에야 비로소 자신의 몸에서 젊을 때의 선택이 어떤 결과를 초래하는지 감지할 수 있게 된다. 최근 이런 일을 체험했던 한 사내와 잠시 시간을 함께 보낸 적이 있다.

스탠의 실제 나이는 마흔일곱 살이었다. 하지만 거의 70대를 향해 나아가고 있는 것처럼 보일 만큼 나이가 들어 보였다. 그는 고등학교 시절부터 약물에 의존해 자신의 감정을 달래곤 했다. 어른이 된 스탠은 사회적으로도 성공을 거두었다. 그는 형편에 맞는 품질 좋은 코카인과 값비싼 술로 자신을 달랬다.

배가 나왔다는 사실을 처음 인식했을 때 그는 너무 기름진 음식을 좋아했기에 중년기에 나타나게 되는 자연스런 현상이라고 쉽게 생각했다. 결국 허리띠 길이가 점점 더 늘어나게 되자 마침내 의사의 진단을 받기에 이르렀다. 일련의 종합검진 결과는 과거의 지나친 음주와 바이러스성 간염이 오래도록 지속된 나머지 간경화에 이르렀음을 보여주었다.

서양 의학에서 제독(除毒)이라는 것은 보통 중독성 의약품 사용이나 지나친 알코올 섭취에서 벗어나는 것을 말한다. 인간이 독성 습관에서 벗어나기 위해서는 자신의 내적 욕구와 단지 일시적인 만족에 불과한 실체 사이에서 확실한 경계를 그을 수 있어야 한다. 담배나 술, 마약에 대한 접근이 차단될 때 사람들은 자신의 내부 생리 시스템이 다시 균형을 되찾을 때까지 금단 증상의 일종인 심각한 우울증을 경험하게 된다. 그러나 일단 독성이 제거되기 시작하면 습관성 물질로는 도저히 얻을 수 없었던 고도의 정신적 만족과 안정감을 경험하게 된다.

독성이 훨씬 약한 중독성 습관에도 이런 식의 해결법을 적용할 수 있다. 시끄러운 음악이나 자극적인 이미지, 하루에도 몇 잔씩 마셔야 하는 커피나 콜라에서 벗어나고자 할 때 완전히 상실감에 빠지는 일은 없겠지만 어느 정도는 울적한 기분에 사로잡힐 것이다.

인간은 음식이나 섹스, 권력, 인간관계 등 어떤 일에나 쉽게 사로잡히는 나약한 존재이다. 그것이 무엇이든지 그 탐닉에서 벗어나게 될 때는 언제나 엇비슷한 심리 상태를 경험하게 된다. 그렇다고 해서 아무런 자극도 없는 무미건조한 생활을 해야 한다고 고집하는 것은 아니다. 그와는 반대로 심신이 조화를 이루게 될 때 우리는 더 많은 자극에 심취할 수 있다.

전자와 후자의 차이점은 우리가 어떤 수준에서 이 세상과 교류하고 있는가 하는 데 있다. 자신이 살아 있다는 사실을 확인하기 위해 우리에게 어떤 자극이 필요하다면 자신이 나약한 존재라는 사실을 인정하는 것밖에 안 된다. 그러나 우리가 이 세상의 자연과 교류한다면 우리는 자신이 겪는 모든 경험을 통해 최상의 영양분을 추출해 낼 수 있게 된다.

만약 지 유형의 사람이라면 매우 역동적인 경험을 시도해 보자. 약간 높은 듯 싶은 산으로 등산을 가본다든지 공원에서 한참 동안 자전거를 타본다든지, 수영장에서 마음껏 수영을 즐겨보자. 열정적인 삶의 기운을 흡수하게 될 것이다.

화 유형의 사람이라면 현재의 상태로 이끌어준 유익한 감각적 자극에 관심을 기울여보자. 노을이 지는 해변가를 몇 시간씩 걷거나 수영을 즐기거나, 아내나 연인과 몇 시간씩 사랑을 나누어보자. 인생의 영원한 순간을 즐기는 경험을 만들어보자.

풍 유형의 사람이라면 안전을 도모할 수 있는 유익한 경험을 갖도록 하자. 정기적으로 온천을 찾아 몸을 담그거나 마사지를 받고, 영양가 높은 식사를 즐겨보자. 당신의 고유한 속성이 무엇이든지 간에 몸과 마음과 영혼에 조화를 줄 수 있는 요소들을 찾아 즐기도록 노력하자.

우리는 잡다한 일상사들로부터 받아들이게 되는 감각을 잠시 동안 차단할 수 있을 때 비로소 자신을 만끽할 수 있는 기회를 가질 수 있다. 일정 기간 음식을 먹지 않다가 나중에 먹는 음식에서 더욱 맛이 좋아졌다고 느낄 수 있듯이 말이다. 바로 이런 이유 때문에 주기적으로 독성을 제거할 수 있는 기회를 가질 것을 강력히 권유하는 바이다. 새가 지저귀는 소리, 시냇물이 흐르는 소리, 햇볕의 따스함, 야생화의 향기 등 미묘한 자연의 움직임에 귀를 기울이면 당신의 몸은 자연스럽게 조화를 회복하게 되고 어느덧 마음의 고통 또한 사라져버릴 것이다.

바이탈 에너지 회복을 위한 지침

자신을 정화하는 단계

몸에 축적되어 있는 독성을 배출시키는 방법에는 여러 가지가 있다. 그 중 하나는 하루나 이틀 동안 자신을 성찰하는 시간을 갖는 것으로 일상생활에서 겪었던 스트레스와 중압감을 어느 정도 해소시킬 수 있을 것이다.

다음은 그런 스트레스와 중압감에서 벗어날 수 있는 여러 가지 방법들을 열거해 놓은 것이다. 여가를 활용해 이 방법들을 따라해 보면 어느덧 활기에 찬 자신의 모습을 발견할 수 있을 것이다.

1) 유동식을 하는 날을 정하자. 지가 주된 기운이라면 한 달에 두세 차례 정도 유동식으로 식사하는 날을 정하자. 화의 기운이 넘친다면 1년에 몇 번 정도, 풍 기운의 사람이라면 아주 가끔씩 유동식을 하는 것이 좋다.

신선한 과일과 야채의 즙을 짜서 그것으로 하루의 식사를 대신하자. 아침에는 과일 주스를 마시고 점심에는 과일과 야채를 한데 넣어 만든 주스를, 저녁에는 채소를 주로 하는 주스를 마시도록 하자. 당근, 사과, 포도, 시금치, 오렌지, 감귤, 토마토 등 주스를 만들 수 있는 과일과 채소의 종류는 매우 다양하다.

유동식을 할 때는 생강차와 함께 마시는 것이 좋다. 생강차는 집에서 직접 만든 것이 더욱 효과가 좋다. 생강은 향과 맛이 맵고 톡 쏘는 것을 골라야 한다. 우선 껍질을 벗긴 생강 80그램을 얄팍하게 썰어 물 여덟 컵과 함께 주전자에 넣고 끓인다. 이때 5대1 또는 10대1의 비율로 계피를 넣고 마시면 향기와 맛이 더욱 좋아진다. 어느 정도 끓으면 불을 줄여 은은하게 달인다. 달인 후 체로 물만 받아낸 뒤 설탕 4큰술을 넣는다. 마실 때는 컵에 잣을 띄운다.

2) 유동식을 마련하기 어렵거나 유동식을 싫어한다면 대용식을 생각해 볼 수도 있다. 신선한 과일이나 익히지 않고 먹을 수 있는 채소류, 쌀죽, 팥죽, 녹두죽 등 쉽게 소화될 수 있는 식품이라면 모두 유동식의 대용이 될 수 있다. 아침에는 신선한 과일을, 점심 식사로는 당근이나 시금치 등의 채소와 죽 종류를, 저녁에는 수프를 먹도록 한다. 이런 식사를 하는 날은 육류, 우유, 달걀, 치즈, 밀가루처럼 가공된 음식물은 섭취하지 않는 것이 좋다.

3) 가끔씩 침묵의 시간을 갖자. 전화, 라디오, 텔레비전 등을 모두 끄고 하루 종일 오직 자신의 생각에만 집중하는 날을 정하자. 이런 날에는 요가와 명상을 수행하고 영혼을 고양시켜 주는 책들을 읽자. 아무런 판단이나 비평 없이 묵묵히 자신의 생각이 어떻게 전개되는지에 정신을 집중하고 마음에서 울려나오는 침묵의 소리에 귀를 기울이자.

4) 심신이 감각적 자극에 서서히 익숙해지도록 노력해 보자. 주기적으로 마사지를 하고, 몸과 마음을 안정시키는 음악을 들으며, 주위에 자연의 향기가 배어나도록 해보자. 백단 향, 샐비어, 재스민, 감귤류 등의 허브 향이 특히 추천할 만하다. 경치가 좋은 자연을 찾아서 자연과 나를 일체화시켜 보자. 신발을 벗고 발가락으로 대지와의 교감을 느껴보자. 물가를 거닐면서 물의 감촉이 몸에 어떤 기분을 전해 주는지를 느껴보자. 햇볕의 따스함 속에서 온몸으로 그 감촉을 즐겨보자.

가끔씩은 식물원과 온실을 방문해서 심호흡을 해보자. 나무와 풀이 뿜어내는 산소가 풍부한 공기를 마음껏 들이켜보자. 풀밭에 누워서 하늘을 쳐다보자. 구름이 흘러가는 모습에 자신을 맡겨보자.

5) 짧은 일기를 써보자. 스스로에게 "나란 존재는 무엇인가?"라는 질문을 던지고 당신의 지각 속에서 어떤 대답이 떠오르는지 살펴보자. 또 이런 질문도 던져보자. "과연 무엇이 내 마음을 상하게 하는가? 내 마음속에 내재하는 좌절과 분노의 정체는 무엇인가? 나는 그런 분노와 좌절을 어떻게 해결하고 있는가?"

이런 질문들에 대해 내면에서 어떤 대답이 전해져 오는지 관찰해 보자. 하지만 무리하게 이성적인 대답을 구하려 하거나 억지로 대답을 구해서는 안 된다.

정신적 무력감에서 시작되는 만성피로증후군

병원을 찾는 사람들은 활력을 느낄 수 없다며 호소하는 경우가 많다. 당신도 의사에게 일상적으로 피로감을 느낀다고 불평하는 사람이라면 대부분의 경우 의사는 일련의 검사를 통해 그 고단함의 원인이 무엇인지

하나씩 점검해 보고자 할 것이다.

이렇게 해서 빈혈 유무를 가리는 검사와 갑상선 기능 검사, AIDS 검사, 당뇨병 검사, 신장 질환 검사, 간질환 검사 등도 받게 될 것이다. 만약 중년을 넘어선 나이라면 악성 질환을 지니고 있는지에 대한 검사까지 이루어질지 모른다. 하지만 이 모든 검사의 결과는 신체에 아무 이상이 없는 것으로 판명날 것이다.

바로 이 정도 지경에 이르면 의사는 당신의 활력 결핍 증상에 대해 설명하느라 쩔쩔 매게 될 것이고 결국 우울증 치료제를 처방하는 것으로 치료가 마무리될 것이다.

당신이 항상 극단적인 피로감을 느끼는 사람들 가운데 하나라면 의사는 이른바 당신의 병을 만성피로증후군으로 진단할 것이다. 이 만성피로증후군이라는 명칭이 의학계에 처음 등장했던 것은 겨우 1987년부터였지만 과거 수천 년 동안 인류는 만성적인 우울증과 육체적 탈진 증세에 시달려왔다. 하지만 현대 의학에서는 이 질병의 원인이나 치료 방법에 대해 전혀 알지 못하는 상태이다. 병원에서 진단하는 이 만성피로증후군라는 딱지는 여러 가지 증상들을 한데 뭉뚱그려 부르는 명칭에 불과하다.

나는 만성피로증후군을 특별한 질병이라고 말하기보다는 어떤 원인에 의해 환자의 심신이 크게 부조화 상태에 있는 것으로 표현하는 것이 더 정확하다고 생각한다. 전체적인 관점에서 본다면 만성피로증후군을 앓는 사람들이 경험하는 무력감은 육체와 정신, 영혼 사이의 일체감이 부족한 데서 비롯되는 것이다. 따라서 이 질환의 치료는 바이탈 에너지의 자유로운 흐름을 방해하는 장애물을 발견하여 그것을 제거하는 데서 시작되어야 한다.

바이탈 에너지에 이르는 지름길

살아 있는 모든 존재들은 거의 유사한 도전에 직면하고 있다. 당신이 어떤 존재이든, 즉 아메바이든 호모 사피엔스이든지 간에 생존과 번식을 위해 외부 환경으로부터 에너지를 얻어서 소비해야 하는 것이다. 대부분의 경우 그렇게 소비되는 물질들은 생화학적 부산물을 만들게 마련이고, 그런 부산물들은 심신에 아무런 도움이 되지 않으므로, 생겨나는 즉시 제거해 버리는 것이 바람직하다.

특히 에너지와 정보의 소화 과정에서 발생하는 독성을 그대로 체내에 방치해 두었을 때 질병이 유발된다는 점을 유념해야 한다. 축적된 독성을 배출하기 위해서는 무엇보다도 그것의 존재를 미리 파악하는 것이 중요하다. 환경적, 육체적, 감정적 수준의 모든 단계에서 우리는 독성의 존재를 인정해야 한다.

만약 그 독성이 환경적인 것이라면 그것을 생산하고 분배하는 일을 즉각 중단하라. 자신이 그 독성을 해결할 수 있는 것이 아니라면 가능한 한 독성의 노출을 피하는 것이 좋다. 그 대신 자신의 체내 시스템에 이익이 되는 요소들만을 받아들이도록 노력하자.

이제까지 우리는 우리의 생기를 갉아먹는 물리적 독성에 대해 검토해 보았다. 대부분의 사람들에게 있어 기력을 감퇴시키는 독성은 물리적인 것이 아니다. 오히려 감정적 독성과 인간관계에서의 독성이 바이탈 에너지를 고갈시키는 주 원인으로 우리의 활력을 빼앗아가는 주범이다.

따라서 유해한 감정적 독성을 파악해 그것을 해소시키는 일이 몸과 마음, 영혼의 일체화를 회복하는 데 요긴하며, 또 바이탈 에너지를 충만하게 하는 지름길이다. 이 부분은 상당히 중요하기 때문에 '완전한 건강을 위한 네번째 열쇠' 장에서 다시 한 번 거론될 것이다. 이제부터는 영양 섭취를 통해 우리 몸을 보충할 수 있는 방법들을 생각해 보기로 하자.

완전한 건강을 위한 세번째 열쇠
심신에 충분한 영양을 제공하라

당신이 먹는 음식이
곧 약이며 당신의 약이 곧 음식이다.

히포크라테스

심신에 충분한 영양을 제공하라

매년 열리는 유대교 축일인 '속죄의 날'이 되면 나도 다른 유태인들과 마찬가지로 24시간 동안 어떤 음식도 입에 대지 않는다. 이 행사에 참가하는 동안 나는 음식에 대해 많은 것을 배우게 된다. 한 번이라도 다이어트를 해본 사람이라면 쉽게 공감하겠지만 우리 주변 환경은 어느 때를 막론하고 끊임없이 먹기를 독촉한다. 거리의 입간판, 음식점 간판들, 신문과 잡지에 실리는 광고, 텔레비전과 라디오를 통해 전달되는 광고 방송 등이 하나같이 입 속에 무엇인가를 넣어보라고 강요하고 있다. 아무리 음식에 관심이 없는 사람이더라도 노릇노릇하게 구운 피자 사진을 보거나, 부드러운 바닐라 향의 아이스크림에 대해 듣기만 해도 마치 파블로프의 개처럼 무의식적으로 입에는 침이 고이고 위장에서는 신축 운동이 시작된다.

이러한 외부의 강요로부터 자유로울 수 있다면 어떻게 될까? 그제야 비로소 내면에서 전해지는 배고픔의 신호를 감지할 수 있을 것이다. 하루 종일 아무것도 먹지 않겠다는 결심을 한 날에는 내 식욕이 나를 일깨우기 이전에 내가 먼저 식욕을 감시한다. 나는 지금 배고픈 상태인가.

실제로는 배가 고파서 기력이 떨어지기 몇 시간 전부터 서서히 배고픔을 느낄 수 있다. 시간이 점차 경과하면서 주위에 먹을 것이 있기만 하면 꼭 먹고야 말겠다는 생각이 든다. 하지만 그런 배고픔의 느낌이 항상 지속되는 것은 아니다. 마치 열차에서 통로를 사이에 두고 떨어져 있는 두 사람의 대화처럼 내 머릿속에 떠올랐다가는 사라지고 또 사라졌다가는 다시 떠오르기를 반복하게 된다. 어느 순간이 되면 내 몸은 먹을 거리를 간절히 원하게 되고 나는 무엇인가 먹을 것을 찾기 위해서 부엌을 헤매기 시작한다. 내 몸이 내게 명령하는 것이다.

"이제 먹여줘!"

이 기본적인 욕구를 무시하겠다고 결심할 때 비로소 내 식욕에 대해서 관찰할 수 있는 기회를 갖게 된다. 처음에는 어느 정도 배고픔의 느낌을 즐길 수 있지만 이윽고 배에서 쪼르륵 소리가 나면 다른 일을 할 수 없을 만큼 마음이 불편해진다. 이때 의식적으로 배고프다는 생각을 계속 물리치게 되면 어느 새 식욕은 서서히 의식의 배후로 사라지기 시작한다.

이렇게 아무 음식도 먹지 않고 24시간을 보낸 후 단식을 중단할 때가 되면 어떤 요구도 하지 않는 식욕과 위장의 기능에 깜짝 놀랄 것이다. 그 전날까지만 해도 모든 것을 앗아가버릴 정도의 배고픔에 대한 욕구를 경험하는 대신 아주 가벼운 아침 식사로 새로운 하루를 시작할 수 있을 것이다.

배고픔을 겪는 과정은 불의 속성을 재현하는 것과 유사하다. 처음에 불은 센 강도로 타오르지만 연소시킬 땔감이 제대로 제공되지 않으면 이내 사그라지고 결국 재만 남게 된다. 만약 그 불을 되살리고 싶다면 마른 불쏘시개를 약간 던져주어야 한다. 그렇지 않고 꺼져가는 잿불에 성급히 장작을 집어넣는다면 불이 되살아나기는커녕 더 빨리 꺼져버리게 된다.

수천 년 전에 아유르베다의 현자들은 이런 불꽃 되살리기의 경험을 통해 "우리의 건강은 이 세상을 우리가 소화할 수 있는 능력에 의존한다"는 사실을 인식했다. 그들은 애그니(agni)라는 개념을 도입했는데, 이 말은 보통 '소화(消化)의 불꽃'이라고 번역된다. 애그니는 영어 단어

'연소시키다'의 어원이라고 할 수 있는데 우리가 주위 환경으로부터 영양분을 섭취해서 그것을 우리 심신의 구성성분으로 전환시키는 전 과정을 의미한다. 아유르베다에 의하면 우리의 애그니가 왕성할 때는 독을 꿀로 바꿀 수 있다고 한다. 그러나 애그니가 약할 때는 꿀조차도 독이 되는 것이다.

왕성한 식욕은 소화력의 지표

식욕은 소화력과 밀접한 관련이 있다. 환자들에게 "식욕은 어떻습니까?"라고 물으면 가장 많이 듣게 되는 대답이 "너무 좋지요"라는 말이다. 몸무게 때문에 고민하는 사람들은 자신의 식욕을 도저히 어찌할 수 없는 괴물로 여기는 경우가 많다. 하지만 식욕이 왕성하다는 것은 소화의 첫번째 단계가 건전하다는 표시이다.

당신은 스트레스를 크게 받을 때 가장 먼저 나타나는 생리적 현상이 식욕 부진이라는 사실을 익히 알고 있을 것이다. 대부분의 사람들은 정신적으로나 육체적으로 커다란 어려움이 닥쳤을 때 눈에 띄게 식욕이 저하된다. 그와는 반대로 어떤 사람들은 식욕이 갑자기 증진되어 더 많은 것을 먹는 경우가 있다. 그러나 그들도 그리 많이 먹지는 못한다. 공복감 때문에 음식을 먹긴 하지만 실제로는 내적인 공허를 음식으로 채우려는 것에 불과하다. 균형 잡힌 왕성한 식욕은 주위 환경으로부터 영양분을 흡수하는 첫번째 단계이기 때문에 바이탈 에너지를 북돋워주는 중요한 관건이 된다.

DNA가 주 요소인 우리의 몸은 음식물에서 취한 분자들이 결합해서 만들어진 산물이다. 우리는 음식물에서 필수 영양성분들을 섭취한 후 그것을 이용해 튼튼한 신체조직과 기관들을 구성한다. 그 과정에서 불필요해진 성분들을 적절히 배출할 수 있을 때 비로소 건전한 신체를 가질 수 있다.

소화력은 음식물을 분해해서 우리 몸을 구성하는 생화학 물질들과 세포, 조직, 기관 등을 만들고 폐기물을 배출하는 종합적인 능력을 말한다. 만약 애그니가 자신의 역할을 제대로 수행한다면 우리는 왕성한 에너지, 충분한 열정, 강력한 면역력을 만끽할 수 있다. 그러나 애그니가 주위 환경으로부터 에너지와 정보를 추출하는 역할을 충분히 감당해 내지 못할 때 우리는 피곤함을 호소하게 되고 질병에 민감한 체질로 변하게 된다.

지금 나는 얼마나 배가 고픈가?

그렇다면 소화력을 제대로 유지하기 위해서 무엇을 할 수 있을까? 가장 먼저 할 수 있는 일은 자신의 식욕에 관심을 갖는 것이다. 지금 당장 오른손을 들어 위장 부분에 얹고 자신에게 물어보라.

"지금 나는 얼마나 배가 고픈가?"

0에서 10까지의 눈금을 갖는 측정기로 당신의 식욕을 잰다고 생각하고 현재 얼마의 수치를 나타내고 있는지 가늠해 보자. 하루를 꼬박 굶었을 때의 식욕을 0이라고 한다면 대부분의 현대인들은 0의 식욕을 느낄 만큼 극단적인 공복감을 느끼는 경우가 거의 없을 것이다.

그렇지만 모처럼 찾은 뷔페 음식점에서 서너 번씩 접시를 바꾸고 난 후에 느끼는 식욕을 10이라고 한다면 적어도 1년에 몇 차례씩은 수치 10의 식욕을 경험한 적이 있을 것이다. 자동차에 연료가 반 정도 들어 있을 경우, 대부분의 사람들은 먼 곳으로 여행을 떠나는 것 같은 특별한 경우가 아니라면 좀처럼 연료를 다시 채우지 않는다. 그렇지만 우리들은 별로 배가 고프지 않더라도 식사 때가 되면 으레 식탁에 앉는다.

적어도 식욕에 관해서라면 우리는 내부의 신호보다는 외부의 신호에 더 많이 의존해 왔다. 어릴 때 우리는 부모님들로부터 늘 주의를 받았다.
"자기 앞에 놓인 밥은 무조건 다 먹어야 한다. 가난하던 때가 바로 엊그제였단다."

선진국이나 후진국을 막론하고 양식 있는 부모들은 자녀가 배가 고프든 고프지 않든 자기 앞에 놓인 음식들을 모두 먹어치울 것을 요구한다. 이처럼 어릴 때부터 우리가 얼마나 내부로부터 전해지는 배고픔이나 포만감의 신호를 무시하도록 강요받았는지 생각해 보면 현재 미국에서 자라는 어린이의 3분의1이 과체중 상태에 놓여 있다는 것이 그리 놀랄 일은 아니다.

약한 불길에 장작을 한 보따리 던져놓으면 불이 세차게 타오르기는커녕 오히려 '바지직' 하고 꺼져버리고 말듯이 정말로 배가 고프지 않은 상태라면 섭취하는 음식물을 효율적으로 소화시키기가 쉽지 않다. 왕성한 식욕은 침 속의 소화효소들, 염산, 기타 췌장과 간에서 분비되는 수많은 소화효소들의 생성과 분비를 촉진시킨다.

따라서 자신의 식욕이 어떤 수준인지에 주의를 기울일 필요가 있다. 정말로 배고픔을 느끼지 않는다면 식욕 측정기의 눈금이 2나 3에 이를 때까지 기다리면서 아예 음식을 먹지 말라. 그리고 측정기의 눈금이 7을 가리킬 때 음식 먹기를 중단하라. 그러고 나서 식욕이 충분히 되살아날 때까지 기다렸다가 다시 음식을 먹도록 하라.

0	1	2	3	4	5	6	7	8	9	10

0 - 기아 상태
1 - 배고픔 때문에 고통을 느낌
2 - 매우 배고픔
3 - 배고픔
4 - 다소 식욕이 동함
5 - 중립 상태
6 - 약간 포만감을 느낌
7 - 포만감을 크게 느낌
8 - 포만감 때문에 불편을 느낌
9 - 과식 상태
10 - 더 이상 먹을 수 없는 상태

정성들여 음식을 준비하자

영양가 있는 음식을 먹는다는 것은 반은 과학이고 반은 예술이라고 말할 수 있다. 아직도 난 내 막내딸 사라가 갓난아기였을 때 엄마의 젖으로 자라던 과정을 기억하고 있다. 사라는 태어난 후 4개월 동안 그녀는 엄마의 젖가슴에서 나오는 유동식을 취하면서 피부, 근육, 뼈, 피, 간, 신장, 두뇌세포 등을 하나하나 만들어갔다.

도대체 엄마젖이란 어떤 것일까? 그것은 바로 엄마의 혈액에서 만들어진 정수(精髓), 다시 말해 엄마의 몸에서 꼭 필요한 구성성분만을 모아 응축시킨 것을 말한다. 엄마젖을 먹고 갓난아기가 점점 크게 자라는 현상은 아주 단순한 일처럼 보이지만 아기가 식품을 생명체로 전환시키는, 그야말로 놀라운 기적을 실행하고 있다는 사실을 우리가 잊고 있는 것뿐이다.

음식을 먹는다는 것은 신성한 일이며 그 사실을 알고 있을 때 소화력은 증진된다. 나는 적절한 영양분을 공급받지 못한다고 생각하는 사람들을 자주 만난다. 그들은 종종 비타민이나 다른 유용한 영양소에 대한 기사를 읽으며 자신들에게 활기를 제공할 수 있는 마법의 영양 물질을 찾기 위해 건강 식품점을 헤맨다. 그러나 그런 신비의 영약을 찾아 헤매는 사람들 대다수는 심신의 필요에 따라 음식물을 취한다는 일 자체가 얼마나 축복된 일인지 잘 이해하지 못한있다.

당신은 자신의 몸과 마음, 영혼에 필요한 영양소를 충분히 공급하기 위해서 식사를 준비하는 데 시간과 정성을 쏟아야 한다. 신선한 재료를 구하기 위해서 자주 가게에 들러보기도 하고, 새로운 요리법을 배우기 위해서도 노력하라. 그리고 그렇게 해서 만든 음식을 쾌적하고 정신을 고양시키는 장소에서 먹도록 하라. 이때 어느 정도 식욕이 충족된 시점에서 식사를 중단하라.

값비싼 식사가 육체적으로나 정신적으로 우리를 고양시킨다는 것이 사실이기는 하지만 그래도 식사를 하는 일차적인 목적은 어디까지나 우리의 육체를 위한 것이다. 식사를 통해서 자신의 감정을 달래고자 하는 시도는 사실상 별로 성공적일 수 없다. 최근에 애인이 당신 곁을 떠났다고 생각해 보자. 당신은 그때 그 충격으로 마구 음식을 먹으려 할지 모른다. 그럴 때 먹는 한 조각의 피자는 혼란스런 감정을 달래는 데 잠시 위안이 될지도 모른다.

그러나 당신이 흡수한 잉여 칼로리는 절대로 당신의 몸이 원했던 것이 아니다. 당신의 몸은 여분의 음식물을 소화시킬 수 있는 준비가 되어 있지 않기 때문에 결과적으로는 소화계에 부담만 가중시킬 뿐이다. 감정적 혼돈을 잠재우기 위해 자신의 육체에 부담이 되는 일은 하지 않는 것이 좋다.

식욕은 생기있는 생활의 조건

약초와 향신료는 소화력을 북돋우는 역할을 한다. 대부분의 문화권에서는 고유한 향신료와 조미료를 사용하는데, 이것들은 식욕을 돋우고 맛을 내는 작용을 한다. 특히 이탈리아와 프랑스 요리에서 향신료가 많이 쓰이며 서양 음식보다는 동양 음식에서 많이 사용된다.

소화기능을 최대한 발휘하기 위해서는 쓴맛과 강한 맛이 나는 향신료를 약간씩 가미하는 것이 좋다. 과학적 조사에 의하면 쓴맛은 위장을 자극함으로써 소화 운동을 촉진시키고 타액의 분비를 강화시킨다고 한다. 고춧가루 같은 얼얼한 자극은 식욕을 촉진시키고 소화력을 증진시킨다. 최근에 소화력이 약화되었다는 생각이 든다면 약간 매운 음식을 섭취해서 위를 자극해 보자. 이제부터 당신의 주도적인 소화 패턴을 알아보기 위해서 다음 질문에 답해 보자. 자신의 경험과 취향에 입각해 가장 솔직한 대답을 고르도록 한다.

제1부(지)	절대로 그렇지 않다	대체로 그렇다	항상 그렇다
1) 요즘 들어 소화가 잘 안 된다고 느낀다	1	3	5
2) 식사 후에 몸이 무겁다고 느낀다	1	3	5
3) 쉽게 몸무게가 느는 체질이다	1	3	5
4) 과식하는 경향이 있다	1	3	5
5) 규칙적으로 대변을 본다	1	3	5
6) 식사 시간을 꽤 즐기는 편이다	1	3	5
7) 때때로 무료함을 달래기 위해 음식을 먹는다	1	3	5
8) 지난 1년 동안 한 번 이상 다이어트를 시도했다	1	3	5
9) 식사 후에 식곤증을 느낀다	1	3	5
10) 소화가 더디다	1	3	5
점수의 합			

제2부(화)	절대로 그렇지 않다	대체로 그렇다	항상 그렇다
1) 요즘 들어 식욕이 아주 좋다	1	3	5
2) 음식을 별로 가리지 않는다	1	3	5
3) 식사 시간이 늦어지면 짜증이 난다	1	3	5
4) 대변이 단단하기보다는 연한 편이다	1	3	5
5) 매운 음식을 먹으면 속이 쓰리다	1	3	5
6) 가끔씩 치질 증세로 항문에서 피가 난다	1	3	5
7) 대체로 음식을 많이 먹는 편이다	1	3	5
8) 적어도 1년에 몇 번씩은 제산제를 복용한다	1	3	5
9) 늦게까지 자지 않는 날에는 자기 전에 무언가를 먹어야 한다	1	3	5
10) 우유를 즐겨 마신다	1	3	5
점수의 합			

제3부(풍)	절대로 그렇지 않다	대체로 그렇다	항상 그렇다
1) 채소류를 먹으면 소화가 잘 안 된다	1	3	5
2) 가끔 식사 때를 잊곤 한다	1	3	5
3) 식사 후에 배가 더부룩하다	1	3	5
4) 커피를 마시면 기분이 고조된다	1	3	5
5) 스트레스를 받거나 여행을 하면 곧잘 변비 증세에 시달린다	1	3	5
6) 다른 사람들보다 방귀를 더 많이 뀐다고 생각한다	1	3	5
7) 유제품이나 기타 다른 식품에 대한 알레르기가 있다	1	3	5
8) 몸무게를 약간 늘리는 것보다 줄이는 일이 더 쉽다	1	3	5
9) 정해진 시간에 식사를 한다	1	3	5
10) 음식을 빨리 먹는 편이다	1	3	5
점수의 합			

　심신 유형이 어디에 속하느냐에 따라 식욕과 소화력이 매우 중요한 문제가 될 수도 있고 그렇지 않을 수도 있다.

　지 유형의 사람들은 대체로 식욕에 둔감한 편이고 식사 시간도 제대로 지키지 못하는 경우가 많다. 쉽게 몸무게가 느는 체질이라면 심신이 전해 주는 신호에 특별히 주의를 기울이도록 하자. 정말로 배고픔을 느끼기 전까지는 음식을 먹지 않는 것이 좋다.

　화 유형의 사람들은 보통 식욕이 대단히 좋은 편이지만 스트레스를 받을 때는 위산과다와 소화불량에 시달리게 될 가능성이 많다. 화 유형의 심신을 지녔다면 일에 쫓겨 식사를 늦추는 일이 없도록 주의해야 한다. 만족감을 느끼게 되면 감정적으로 격해지는 일이 눈에 띄게 감소할 것이다.

풍 유형의 사람들은 대체로 식욕이 불규칙적이다. 때로는 엄청난 식욕을 보였다가도 이내 아무런 식욕을 느끼지 않곤 한다. 특히 풍 기운이 강한 사람들은 체질적으로 배고픔의 신호를 느끼기 위한 의식적인 노력을 기울여야 한다. 또 소화력을 증진시킬 수 있는 음식을 먹도록 하자. 건전한 식욕을 유지한다는 것은 생기 넘치는 인생을 즐기는 데 중요한 요소라는 점을 잊지 말자.

바이탈 에너지 회복을 위한 지침

자신의 열기를 일깨우자

다음과 같이 몸에서 전해지는 소리에 귀를 기울이면서 그것이 알려주는 심원한 지혜의 말을 이해하도록 노력하자.

1) 항상 식욕을 주시하고 오직 배가 고플 때만 음식을 먹자. 어느 정도 식욕이 채워졌으면 식사를 멈추도록 하자.
2) 식사는 아늑하고 쾌적한 장소에서 하는 습관을 기르자. 시간적으로나 공간적으로 음식의 맛을 충분히 음미하고 즐길 수 있어야 한다.
3) 식사를 준비하는 시간을 충분히 갖자. 영양가 높은 재료를 구입해서 맛있는 음식을 만들도록 한다.
4) 자신의 식욕이나 소화력이 약화되었다면 식사하기 전에 식욕과 소화력을 돋우는 약초를 사용해 보자.

삶에 향기를 더해 보자

아직 어린아이인 내 딸 사라는 무엇이 눈에 띄이기만 하면 입에 집어넣는 단계에 있다. 나를 비롯한 다른 모든 사람들이 그랬던 것처럼 내 딸은 지금 인류 진화의 과정에서 우리 조상들이 주위 환경에서 접촉했던 모든 것들을 입으로 감지했던 것과 같은 단계를 반복하고 있는 것이다.

그렇다면 영양이 좋은 식품과 독이 되는 식품은 어떻게 구분할 수 있을까? 때때로 대자연은 자신의 비밀을 위장하기도 하지만 그래도 우리가 식품의 맛을 감지함으로써 영양가를 알 수 있도록 특혜를 주었다. 만약 당신이 집어든 오렌지가 달콤하고 과즙이 풍부하다면 그것은 먹어도 괜찮다는 신호이다.

그와 반대로 어떤 식물의 잎을 약간 베어물었는데 그만 입 속에 가득 쓴맛이 느껴져 얼굴을 찌푸리고 말았다면 그것은 그 잎에 먹어서는 안 되거나 또는 먹더라도 아주 소량만 먹어야 하는 성분이 들어 있다는 사실을 암시적으로 알려주고 있다. 이와 더불어 1만 가지가 넘는 냄새를 감별할 수 있는 뛰어난 후각기능을 함께 사용한다면 단번에 그것이 영양가가 높은 음식인지 유독 물질인지를 예측할 수 있을 것이다.

옛날 아유르베다 수행자들은 모든 음식을 여섯 가지 기본적인 맛에 의해 구분할 수 있다고 했다. 단맛, 신맛, 짠맛, 매운맛, 쓴맛, 떫은맛이 바로 그것이다. 만약 당신이 섭취하는 음식물에서 이 여섯 가지 맛을 모두 느낄 수 있다면 영양학적으로 균형이 잘 잡힌 식사라고 말할 수 있다.

혹시나 음식에 대한 포만감을 느끼는데도 무언가 덜 먹은 것 같은 느낌을 가졌던 경험이 있는가? 그 이유는 먹은 음식 속에 앞의 여섯 가지 맛이 골고루 다 들어 있지 않았다는 데 있다. 이런 간단한 원리에 조금만 더 주의를 기울이면 만족스런 식사와 그렇지 못한 식사와의 차이를 이해하는 데 많은 도움이 될 것이다. 이제 여섯 가지 맛에 대해 자세히 살펴보자.

1)단맛

일상적으로 섭취하는 대부분의 식품들은 단맛의 범주에 드는데 여기에는 탄수화물, 단백질, 지방을 많이 갖는 식품들이 다 포함된다. 빵류, 국수류, 밥류, 우유, 견과류, 구근류, 어류, 육류, 가금류 등은 모두 맛의 관점에서 볼 때 일차적으로는 단맛을 나타낸다. 단맛이 강한 과일류, 예컨대 수박, 참외, 멜론, 버찌, 파파야 등도 여기에 속한다. 즉 시장이나 슈퍼마켓에서 구입하는 대부분의 식품들은 거의 단맛 식품에 해당한다고 해도 과언이 아니다.

우리에게 필요한 에너지를 공급하는 원천인 단맛 식품은 몸의 구조를 이루는 벽돌과 같은 역할을 한다.

2) 신맛

음식물의 신맛은 유기산에서 비롯된다. 과일류에 들어 있는 구연산, 아스코빅산(비타민 C의 다른 이름), 초산, 젖산, 옥살산 등은 신맛을 나타내는 대표적인 성분들이다. 식품으로는 사과, 감귤류, 포도, 딸기 등이 있으며, 그 밖에도 식초나 술, 숙성시킨 치즈, 요구르트, 절임류, 샐러드용 드레싱 등이 있다.

신맛은 식욕을 촉진하고 소화를 돕는다. 음식에 약간 신맛을 첨가하면 식사가 훨씬 유쾌해진다.

3) 짠맛

모든 생명체는 짠맛에 의존하고 있다. 짠맛 성분은 몸의 운동에 필요한 전기적 에너지를 조절하는 데 필수적이기 때문이다. 짠맛 음식을 너무 많이 먹거나 너무 적게 먹으면 건강에 무리가 온다.

짠맛은 음식의 맛을 돋우는 것 외에 그리 심하지 않은 설사에 좋으며 안정 작용을 한다. 서양식 식단에서는 짠맛이 대부분 식탁용 소금에서 공급되지만 그 밖에도 어류, 해조류, 간장 등이 중요한 공급원이 된다. 약간의 짠맛은 다른 맛을 북돋움으로써 식욕을 돋우는 역할을 하기도 한다.

4) 매운맛

매운맛은 고추, 양파, 마늘, 순무, 생강, 기타 여러 식품에 포함된 방향성 오일에 의해 발휘된다. 매운맛은 식욕을 촉진하고 소화를 증진시킬 뿐만 아니라 신체 각 부위의 분비 작용을 강화시키며 땀이 나게 하는 등 여러 가지 역할을 하는 맛이다.

의학적 용도로 쓰이는 여러 약초들도 매운맛을 가지고 있어 소화와 해독 작용을 촉진한다. 미국식 식사에서는 대체로 매운맛이 부족한데 이런 자극성 양념을 조금 첨가하면 건강에 좋다.

5) 쓴맛

어느 누구도 쓴맛을 좋아하지는 않을 것이다. 그러나 이 맛은 입 안을 정화시켜 다른 맛의 향취를 더욱 잘 느낄 수 있게 한다. 쓴맛은 몸 안에서 해독 작용을 돕고 소화의 열기를 돋운다.

녹색 엽채류들은 쓴맛을 나타내는 대표적인 식품군인데 특히 샐러드용 채소인 케일이나 꽃상추 등이 강한 쓴맛을 나타낸다. 브로콜리, 가지, 아스파라거스 등도 역시 쓴맛이 강한 식품이다.

6) 떫은맛

떫은맛은 맛이라기보다는 감각에 가깝다. 떫은맛을 내는 탄닌 성분은 점막을 수축시키는 작용을 해서 표면을 건조하고 조밀하게 만든다. 떫은맛이 많은 식품에는 강낭콩, 신선한 시금치, 홍차, 꿀, 덜 익은 바나나, 석류 등이 있다. 떫은맛 식품을 많이 섭취하면 섬유소, 복합 탄수화물, 치유 효과가 있는 식물성 화학 물질 같은 성분을 많이 섭취하는 것이 된다.

바이탈 에너지 회복을 위한 지침

여섯 가지 맛을 충분히 음미하자

건강식을 한다는 것이 그리 어려운 일은 아니지만 그래도 어느 정도의 준비와 계획은 필요하다. 항상 모든 식사에서 다양한 맛과 식품을 포함할 수 있도록 관심을 기울이자. 음식에 여섯 가지의 맛, 즉 단맛, 짠맛, 신맛, 매운맛, 쓴맛, 떫은맛이 고루 포함될 때 만족감을 느낄 수 있는지 음미하자. 충분한 음식을 먹었는데도 여전히 배고픔을 느낀다면 식단에 이 모든 맛을 내는 식품군이 골고루 포함되어 있었는지 살펴보자.

심신에 알맞은 식단을 준비하자

마이크는 하루에도 몇 번씩 제산제를 복용하지 않으면 안 될 정도로 심각한 소화불량에 시달리고 있다. 지난 1년 동안 회사 일이나 가정 일로 겪었던 모든 어려움들이 어느 정도 극복이 됐는데도 그의 소화불량은 좀처럼 나아질 기색이 보이지 않았다.

마침내 마이크는 주치의를 찾게 되었고 위산을 제어할 수 있는 약을 처방받았다. 그런데 이번에는 그 약이 간에 문제를 일으키게 된 것이다. 그는 자신이 섭취하는 음식물 가운데 어떤 것이 위장에 부담을 주는지 몰랐고 그 탓에 평생 동안 먹고 싶은 음식은 모조리 먹으면서 살아온 모양이었다.

그는 나를 찾아와 심신 유형이 어떤 것인가를 배우게 되면서 자신을 뒤돌아볼 기회를 가지게 되었다. 그는 화 기운이 강한 사람이었다. 그후 약 한 달 동안 화를 다스리는 식단에 맞추어 식사를 조절한 결과 그의 소화불량은 자연스레 치유되었고 화 기운의 과열로 인해 생겨난 정신적,

육체적 증상들도 점차 사라지게 되었다.

지, 화, 풍의 향기
이쯤 되면 음식이 몸과 마음의 상태에 얼마나 커다란 영향을 미치는지에 대해 충분히 인식했을 것이다. 만약 당신이 아주 매운 음식을 먹는다면 앞으로 24시간 동안 가슴이 쓰리거나 정상적인 대변을 보기 어려울 것이다. 그리고 명절날 아침부터 과식을 하게 되면 하루 종일 식곤증이 몰려오는 것을 느낄 것이다. 이렇게 음식물의 구성성분이 우리 몸의 구성성분이 되는 것과 마찬가지로 그 속에 담긴 생화학적 영양소들은 우리의 지각과 감정에 영향을 미친다.

한 걸음 더 나아가 아유르베다에서는 각각의 음식들이 여섯 가지 맛을 어느 정도 함유하고 있는지, 그리고 그 맛이 우리의 세 가지 심신 유형에 어떤 영향을 미치는지 분석해 놓았다. 즉 지, 화, 풍의 각 심신 유형에 따라 고양시키거나 진정시킬 수 있는 각각의 세 가지 맛이 존재한다는 것이다.

예를 들어, 지의 기운은 단맛, 신맛, 짠맛을 지닌 식품들에 의해 고조되고, 매운맛, 쓴맛, 떫은맛에 의해 안정된다. 매운맛, 신맛, 짠맛은 화 기운에 열기를 더하고, 단맛, 쓴맛, 떫은맛이 열기를 낮춘다. 풍의 기운은 매운맛, 쓴맛, 떫은맛에 의해 부추겨지고 단맛, 신맛, 짠맛에 의해 제어될 수 있다.

갑자기 몸무게가 늘어났다든지 신진대사에 이상이 나타났다면 맵고, 시고, 떫은맛을 내는 음식을 먹도록 하라. 이 증상은 지 기운의 과잉으로 생겨나는 것으로 이럴 경우에는 지를 다스릴 수 있는 음식물을 이용하면 된다.

주기적으로 위염, 위통에 시달리고 심하게 땀을 흘린다면 양념이 많이 든 음식이나 신맛, 짠맛이 나는 음식을 줄이는 것이 좋다. 또 마음이 안

	지	화	풍
기운을 고조시키는 맛	단맛, 신맛, 짠맛	매운맛, 신맛, 짠맛	매운맛, 쓴맛, 떫은맛
음식의 종류	우유, 아이스크림, 식물성 기름	매운 고추, 레몬, 생강, 식초, 겨자	샐러드, 양배추, 콩
기운을 안정시키는 맛	매운맛, 쓴맛, 떫은맛	단맛, 쓴맛, 매운맛	단맛, 신맛, 짠맛
음식의 종류	시금치, 브로콜리, 생강, 콩	우유, 곡류, 오이, 멜론, 아스파라거스	곡류, 국수류, 바나나, 꿀, 우유, 견과류

정되지 못하거나 몸무게가 일정하지 못하다면 단맛, 신맛, 짠맛을 갖춘 음식을 많이 섭취해야 한다.

　심신을 조성하는 데 필요한 에너지가 무엇이며, 그 에너지를 얻기 위해서 어떤 음식물을 먹어야 하는지 알고 있으면 있을수록 유용하다. 그리고 일상생활 속에서 이를 응용했을 때 건강 증진에 좋은 효과를 볼 수 있다. 왜냐하면 '몸'과 그 속에서 진행되는 '물질대사' 그리고 '대사의 운동'이라는 세 가지 힘의 기본적인 속성을 이해하고 있다면 그 힘을 증진시키거나 저하시킬 수 있는 음식물에 어떤 것이 있는지 쉽게 알 수 있기 때문이다.

　지의 기운에는 무겁고 냉하고 점도가 높은 성질이 있기 때문에 음식은 가볍고 따뜻하고 마른 것을 섭취해야 지의 기운과 조화로운 균형을 이룰 수 있다. 브로콜리, 양배추, 샐러리 등 소화되기 쉬운 채소류와 시리얼, 보리 등과 같이 소화가 잘되는 곡류들은 지의 기운을 조절하는 데 도움이 되어주는 음식들로 지의 기운을 다스리기 위해서는 이러한 음식을 많이 섭취해 주는 것이 좋다.

뜨겁고 양념이 강한 음식은 지의 기운을 북돋워준다. 짠맛을 제외한 거의 모든 맛들이 다 지의 기운을 조절하는 데 도움이 되지만 특히 매운 고추, 생강, 후추, 고추, 마늘 등이 유용하다. 지의 기운을 다스리기 위해서라면 특히 칼로리가 많은 음식, 예를 들어 치즈, 아이스크림, 요리용 기름 등은 가급적 피하는 것이 좋다.

화의 기운은 뜨겁고 신랄하고 격렬하기 때문에 화의 기운을 가진 사람은 열기를 낮추는 음식을 먹는 것이 좋으며, 녹황색 채소류, 양배추, 신선한 완두콩 등이 그러한 기능을 한다. 또 쌀이나 밀과 같은 곡류나 우유와 소프트 치즈 같은 것들은 화 기운의 격렬함을 달래주는 데 효과가 있다.

풍의 기운을 가진 사람은 가볍고 건조하고 찬 속성을 가지고 있어 양이 많고 영양가가 풍부하며 따뜻한 음식을 먹는 것이 좋다. 또 음료로는 따뜻하게 데운 우유나 꿀을 넣은 인삼차가 풍 기운을 다스리는 데 도움이 된다. 천성적으로 풍의 기운이 강한 사람들은 소화기가 예민하기 때문에 강한 맛을 내는 음식은 자제하는 것이 좋다.

심신 유형에 따라 선호해야 할 식품과 피해야 할 식품을 다음과 같이 정리해 보았다. 여기서 명심해야 할 점은 이 식품 목록 때문에 구속받을 필요가 없다는 점이다. 이 목록은 단지 개개인의 독특함을 인정하기 위해서 만들어진 것일 뿐이다.

자신의 심신 유형에 적합한 식품을 많이 섭취하는 것은 기본적인 사항이다. 여기에 덧붙여 여섯 가지 맛 모두를 다 즐길 수 있도록 음식을 섭취하자. 다음의 표에서 주어지는 내용들을 안내도로 생각하면서 찬찬히 자신의 몸과 마음을 살피고 자신의 심신이 전해 주는 내부의 목소리에 귀를 기울여보자.

	지의 기운을 다스리기 위해서	화의 기운을 다스리기 위해서	풍의 기운을 다스리기 위해서
기본적 지식	가볍고 건조하고 따뜻한 식품과 매운맛, 쓴맛, 떫은맛을 선호한다	냉한 음식과 음료, 단맛, 쓴맛, 떫은맛을 선호한다	따뜻하고 기름진 음식과 단맛, 신맛, 짠맛을 선호한다
유제품류	선호해야 할 음식 : 저지방 우유 피해야 할 음식 : 모든 다른 유제품	선호해야 할 음식 : 우유, 버터 피해야 할 음식 : 요구르트, 치즈	선호해야 할 음식 : 모든 유제품
과일류	선호해야 할 음식 : 사과, 배 피해야 할 음식 : 바나나, 코코넛, 멜론	선호해야 할 음식 : 포도, 멜론, 버찌, 사과, 오렌지 피해야 할 음식 : 포도, 살구	선호해야 할 음식 : 바나나, 버찌, 망고 피해야 할 음식 : 사과, 배
채소류	선호해야 할 음식 : 고구마를 제외한 모든 채소	피해야 할 음식 : 토마토, 고추, 양파	피해야 할 음식 : 양배추, 양파
가미 식품류	선호해야 할 음식 : 꿀 피해야 할 음식 : 기타 모든 가미식품	선호해야 할 음식 : 밀을 제외한 모든 가미식품	선호해야 할 음식 : 모든 가미식품
식용유	선호해야 할 음식 : 해바라기씨유 피해야 할 음식 : 모든 식용유	선호해야 할 음식 : 올리브유, 해바라기씨유, 코코넛 오일 피해야 할 음식 : 참기름, 아몬드유, 옥수수유	선호해야 할 음식 : 모든 식용유
양념류	선호해야 할 음식 : 모든 양념류 피해야 할 음식 : 소금, 후추 등	피해야 할 음식 : 생강, 고추, 겨자 등 매운 양념	선호해야 할 음식 : 생강, 계피, 소금, 겨자

바이탈 에너지 회복을 위한 지침

심신 유형에 알맞은 음식물 섭취하기

너무 집착할 필요는 없지만 우선 자신의 심신 유형에 맞는 식단을 마련해 보자. 그리고 특정한 심신 유형을 고양시키는 맛과 안정시키는 맛을 섭취할 때 자신의 느낌이 어떤지 느껴보자.

지의 기운이 강하다면 이를 약화시키는 식단을 짜서 실천해 보자. 그리고 심신이 얼마나 경쾌해지는지 관찰하자. 육체적으로 또는 정신적으로 너무 과열되어 있다면 화의 기운을 안정시키는 식단을 준비하자. 심신이 크게 진정되는 느낌을 갖게 될 것이다. 또 식욕이 너무 없거나 물질 대사율이 높아서 몸무게가 주는 증상이 나타난다면 풍의 기운을 억제시키는 식단을 실천하면 몸무게가 얼마나 증가하는지 살펴보자.

약초와 비타민제를 현명하게 사용하자

서구 문명권에서 과거의 지식들이 다시 살아나고 있다. 사람들은 거의 한 세기 동안 모든 질병을 치료해 온 의학산업과 제약산업에 반기를 들고 자연적인 치료법을 찾는 데 더 많은 관심을 쏟고 있다.

이제는 서양 의학계에서 약초 의약품을 사용하는 것이 낯설지 않게 되었다. 약초 사용량의 절반 이상이 의사의 처방에 의한 것이며, 의사의 진단서가 필요하지 않은 의약품 4분의1 이상이 식물에서 추출된 것이다. 최근 들어 세계적으로 약초 의약품 사용량이 증가한다는 보고들이 많아지면서 이에 대한 연구들이 점점 더 활발히 행해지고 있다.

여기서 짚고 넘어가야 할 것은 식물에서 추출한 약초 의약품을 무차별적으로 사용해도 된다거나 기존의 의약품 사용을 포기해야 한다는 것은 아니라는 사실이다. 약초 치료제들은 일반적으로 그 약리 작용에 불가사의한 점이 많으며 또 기존의 유기합성적 의약품들만큼 공인된 효과를 찾아보기가 힘들다. 따라서 약초를 어떤 특정한 질병의 직접적인 치료제라기보다는 심신의 균형을 잡아주는 것으로 생각하는 것이 좋다.

사람들은 때때로 약초가 천연적인 것이기 때문에 안전하다는 말을 자주 한다. 그러나 사실은 그렇지 않다. 카페인, 덩굴옻나무, 코카나무의 잎 등이 가진 독성에 대해 한번쯤 생각해 본다면 그 말이 왜 옳지 않은지 이해할 수 있을 것이다. 건강 증진을 목적으로 하는 모든 실천 방법들은 치유의 과정에서 나름대로의 역할을 한다. 그것이 의약품이든 외과적 수단이든, 아니면 영양 보조제로 사용되든지 간에 그 방안들을 사용하고자 할 때는 반드시 정확한 사용 방법과 기대되는 효과가 무엇인지를 숙지해야 한다.

지난 여섯 달 동안 레베카는 자신의 에너지가 점점 고갈되어 가고 있음을 느꼈다. 직장에서의 업무가 너무 과도했고 또 개인적인 인간관계에 있어서도 여러 가지 문제 때문에 골치를 앓고 있었다. 레베카는 잠자리에 들어서도 숙면을 취하기가 어려웠다. 그녀의 소화기능은 정상적이지 않았고 일주일에 몇 번씩은 편두통에 시달려야 했다.

그동안 레베카는 유능한 의사와 치료사, 요법사들을 찾아다녔다. 그런 순례가 어느 정도는 도움이 됐겠지만 나는 레베카가 얼마나 많은 약초를 복용했으며, 그 양이 어느 정도였을지 의문스러웠다. 레베카가 매일 사용하는 약병의 수는 모두 열여섯 개였다.

각 병에 든 약초의 종류가 대략 열 개 이상이라고 할 때 그녀가 복용하는 약초의 수량이 어느 정도일지 감조차 잡을 수 없었다. 레베카는 그 병 속에 들어 있는 것이 무엇인지 잘 몰랐으며, 또한 그들을 섭취함으로써 어떤 득을 보게 되었는지에 대해서도 별로 아는 바가 없었다.

약간 극단적인 면이 없진 않지만 레베카의 이야기는 결코 특별한 이야기가 아니다. 이 이야기는 몇 가지 중요한 점을 시사하고 있다. 만약 당신이 약초를 사용하려 한다면 그 사용을 단순화시키도록 하자. 즉 한 가지 종류의 약초만을 선택하고 또 오랜 기간 동안 그 종류의 약초를 바꾸지 않는 것이 좋다. 보통 한 가지 식물성 의약품은 6주에서 8주 동안 지속적으로 사용하라고 권하고 싶다. 그 정도의 기간이 경과했는데도 별 효과가 없다고 느껴질 때는 약초의 사용을 중단하고 다른 방법을 사용하도록 한다.

만약 한꺼번에 너무 많은 종류의 약초를 사용했는데 부작용이 나타났다고 하자. 이때는 부작용을 나타내는 약초가 무엇인지 밝히는 것조차 사실상 불가능하게 된다. 그 반대로 스무 가지 약초를 사용해서 득을 보았다면 그 중에 열아홉 가지 정도는 당신에게 별 도움이 되지 않았을 것이다.

은행잎과 인삼의 효능

은행잎과 인삼은 약초라고는 할 수 없지만 식물성 의약품이자 바이탈 에너지를 북돋우는 데 탁월한 효과가 있다. 동양의 한의학자들은 과거 수천 년 동안 은행잎의 의약적 효능에 대해서 예찬해 마지않았다. 진화적인 측면에서 볼 때 은행나무는 아주 원시적인 나무에 속한다. 하지만 현재 유럽에서는 그 잎에서 추출한 물질이 가장 많이 알려진 약초 의약품으로 인정받고 있는 실정이다.

은행잎 추출물은 단순한 귀울림에서 치매에 이르기까지 모든 증상을 치료하는 데 탁월한 효과가 있는 것으로 알려져 있다. 뿐만 아니라 근심을 덜어주는 진정 효과에서 면역성을 증진시키는 예방까지 그 효과의 폭이 대단히 넓다. 심지어 이 물질은 우울증 치료제를 먹고 있는 사람들의 성기능 약화 증상을 개선하는 효과까지 있어 천연 비아그라로 일컬어지기도 한다.

　은행잎은 동상에서부터 심장외과 수술에 이르기까지 각종 조직 손상을 예방하는 항산화제 기능을 하기도 한다. 현재 시장에서 판매되고 있는 대부분의 우울증 치료제들이 졸음과 판단력의 혼돈을 수반하는 데 반해 은행잎은 환자의 우울증을 개선시킴과 동시에 오히려 정신적 기능을 증진시키는 효과가 있는 것으로 보인다.

　또 여성의 얼굴 화끈거림과 소화 장애 등 각종 갱년기 증상을 완화시키는 데도 탁월한 효과가 있으며, 높은 산을 오르는 등산가들에게 나타나는 고산병 치료에도 효능이 입증되었다. 다만 이 놀라운 기적의 식물성 의약품에서 발견된 한 가지 부작용이 있는데, 그것은 은행잎이 출혈 장애를 야기할 수도 있다는 점이다. 따라서 은행잎 추출 의약품은 혈액 순환 개선을 위한 치료제와 함께 사용해서는 안 된다. 스트레스를 많이 받거나 나이가 들면서 정신 집중에 어려움을 겪는 사람들에게는 은행잎이 아주 귀중한 처방약이라 할 수 있다.

　인삼은 세계적으로 널리 알려진 약초 의약품이다. 아시아에서 북미 지역에 이르기까지 인삼은 식물성 약제의 전형으로 알려져 있다. 전통적으로 인삼은 어떤 특정한 질병을 치료한다기보다는 에너지를 북돋우는 영양 물질의 공급원으로 간주되어 왔다. 또 지금까지의 수많은 연구를 통해 인삼이 스트레스에서 기인하여 생겨나는 유해한 부작용들로부터 우리의 신체를 지켜주는 효과가 있다는 사실이 밝혀졌다. 여기에 덧붙여 통증을 경감시키는 효과와 면역기능을 강화시키는 효과까지 있다.

　또 전통적으로는 성기능을 증진시키는 효과와 함께 회춘제로 널리 알려져 있는데 실험실용 생쥐에서부터 인간에 이르기까지 많은 수컷 동물들에 대한 임상 실험 결과, 과학자들은 이런 전통적인 평가가 일정 부분 타당한 것으로 인정하고 있다. 인삼에서 추출한 화학 물질들은 일산화질소의 방출을 증진시킨다고 하는데, 이 물질은 남성 성기의 발기에 중요한 역할을 한다. 일산화질소의 생산을 자극하는 것이 바로 기적의 발기부전 치료제인 비아그라가 하는 일이다.

인삼은 남성과 여성 모두에게 쾌적한 삶을 즐길 수 있게 해준다. 비타민제에 포함된 인삼 성분은 사람들의 감각기능을 증진시키고 기분을 고양시킨다. 그렇다고 해서 인삼을 무차별적으로 복용하는 것은 그리 바람직한 일이 아니다. 미국의학협회지에 실린 한 연구 보고에 따르면 인삼 제품을 규칙적으로 복용하는 사람들의 약 20퍼센트에서 불안감과 불면증 증상이 나타났다고 한다. 한 가지 치료법이 모든 사람들에게 좋은 효과를 낳는 것은 아니다.

인삼은 특히 지의 기운이 강한 사람에게 탁월한 효과를 발휘한다. 그러나 풍 기운이 있는 사람은 인삼을 복용하는 데 특별히 주의해야 하는데 그것은 인삼에서 공급되는 과잉 에너지가 풍의 가벼움을 더욱 고조시키기 때문이다.

비타민의 효능

사람은 살아가는 동안 자신이 필요로 하는 영양소를 외부에서 제대로 공급받지 못하는 경우가 있다. 심각한 질병을 앓고 있거나, 육체적, 정신적 스트레스로 식욕을 잃었거나, 현재 과도한 스트레스에 시달리고 있거나, 또 알코올이나 중독성 약물을 과도하게 사용하고 있거나, 별다른 이유 없이 잘 먹지 못하는 실정이라면 영양 보조제를 복용하는 것이 바람직하다.

건강 증진과 질병 예방의 관점에서 볼 때 모든 비타민 성분, 광물질, 미량 원소들은 다 필수적인 영양분이다. 요즘에는 괴혈병, 각기병, 펠라그라 등의 질병을 찾아보기 힘든데 그 이유는 우리가 비타민 C, 니코틴산, 비타민 B 등의 중요성을 이미 잘 알고 있기 때문이다.

비타민제 약병에 기재되어 있는 하루 섭취 권장량이라는 것은 그만큼을 섭취하지 않았을 때 발생할 수 있는 질병을 예방하기 위한 기준이다. 그렇다면 그런 필수 영양소들을 얼마만큼 섭취해야 최고의 건강 상태를 얻을 수 있을까.

이렇게 질병에 걸리지 않도록 하는 섭취 권장량과 이상적인 건강 유지를 위한 섭취량 사이에는 커다란 차이가 있다. 이 점을 염두에 두고 최근에 알려진 중요한 영양소들에 대해 검토해 보기로 하자.

비타민 A, B, C와 베타 카로틴

비타민을 음식물이 아닌 영양 보조제로 섭취할 때 우리의 건강 증진에 도움이 될 수 있을까? 우리는 비타민 A, B, C와 베타 카로틴이 많이 들어 있는 음식물을 섭취하는 사람들에게서는 암이나 심장 질환의 유발률이 낮다는 사실을 확인할 수 있다. 그러나 항산화성 영양 보조제가 신선한 과일과 채소, 곡류 등을 위주로 준비되는 식사에 비견할 수 있을 만큼 큰 효과를 낼 수 있는지에 대해서는 아직까지 확신하기 힘들다.

여기서 간과해서 안 될 것은 영양 보조제들이 관상동맥 질환, 암, 알츠하이머병, 파킨슨병, 그 외 무수히 많은 퇴행성 질환들에 대해 어느 정도 예방 작용을 한다는 사실이다. 이 점을 감안해 볼 때 항산화성 비타민제의 사용은 억제하기보다는 권장하는 것이 더욱 바람직하다.

나이가 들수록 항산화성 비타민제를 더욱 많이 복용해야 할 필요가 있다. 최근 미국의학협회지에 보고된 연구에 따르면 예순다섯 살 이상으로 이루어진 한 그룹 사람들에게 비타민 E를 별도로 섭취하도록 했더니 그들의 면역기능이 크게 증진되었다는 사실이 입증되었다. 또다른 연구에는 비타민 C와 비타민 E가 나이를 먹으면서 겪게 되는 정신력 감퇴를 일정 부분 예방할 수 있다는 사실이 보고되었다.

요즘 부각되고 있는 비타민 관련 정보들 중에서 가장 중요한 것은 그러한 항산화성 비타민제들은 함께 존재할 때 최고로 기능을 잘 발휘한다는 점이다. 그렇기 때문에 자연계에서는 비타민들이 한데 몰려 존재하는 것이 아닐까? 바로 이러한 이유 때문에 비타민제를 먹어야 한다면 복합비타민제를 사라고 권유하고 싶다. 만약 베타 카로틴을 충분히 섭취하고 있다면 별도로 비타민 A를 섭취할 필요가 없다. 베타 카로틴은 우리 몸속에서 자동적으로 비타민 A로 전환되기 때문이다.

이제부터는 우리가 항산화성 비타민류를 얼마만큼 섭취해야 하는지 살펴보자. 최근 미국 농부성(USDA) 발표에 의하면 오렌지 한 개에 들어 있는 비타민의 항산화력이 비타민 C와 비타민 E 영양제 한 알에 들어 있는 항산화력보다 크다고 한다. 이런 발표들이 시사하는 바는 무엇일까? 먼저 우리는 신선한 과일과 채소를 풍부히 먹어야 한다. 그러고 난 후에야 비로소 비타민 영양제를 찾는 것이 바람직한 순서일 것이다.

항산화성 영양소	많이 들어 있는 식품	하루 섭취 권장량	하루 보충 권장량
비타민 C	감귤류, 토마토, 녹색 고추, 잎이 많은 녹색 채소류	60밀리그램	1/2~1그램
비타민 E	해바라기씨유, 현미, 잎이 많은 녹색 채소류, 견과류	15IU	200~500IU
베타 카로틴	당근, 호박, 완두콩, 살구, 버찌	확립된 바 없음	15밀리그램 (25,000 IU)
비타민 A	우유, 녹황색 채소류, 오렌지	5,000IU	베타 카로틴에서 충당 가능. 별도로 공급할 이유 없음

IU : 면역 단위

일찍이 히포크라테스가 설파했듯이 "당신이 먹는 음식이 곧 약이며 당신의 약이 곧 음식이다"라는 사실을 잊지 말라. 자신의 적절한 건강과 생기를 유지하는 데 있어 복잡한 영양학적 계산에 의거해 영양분을 섭취하기보다는 자연의 무한한 조직력과 종합력에 자신을 내맡기는 것이 더 효과적일 것이다. 심신이 전해 주는 지혜를 현명히 사용하라. 그러면 자신의 바이탈 에너지를 북돋울 수 있는 영양식품을 자연에서 충분히 공급 받을 수 있다.

바이탈 에너지 회복을 위한 지침

영양제를 현명하게 사용하자

1) 몸과 마음과 영혼을 위해 모든 활동을 충실히 수행하는 것도 중요하지만 덧붙여 식물성 의약품으로 좀더 바이탈 에너지를 고양시키도록 하자. 이때 주의해야 할 것은 약초제품에 대해 지나친 기대를 하지 않으며 약초제품을 사용할 때는 그 기능과 사용 방법을 숙지하도록 하는 것이다.

2) 영양적으로 부족하다고 느껴지면 종합 비타민제나 종합 항산화성 의약품을 복용하자. 이런 영양 보충제나 약초제품을 사용할 때는 보통 한 달 내지 여섯 달 정도 충분한 시간을 두고 복용하는 것이 좋다. 그래야 어떤 약품이 자신에게 좋은 효능이 있는지 판단할 수 있다.

3) 이런 약초제품이나 영양 보충제를 복용할 때는 가장 간단한 방법을 이용하는 것이 중요하다.

완전한 건강을 위한 네번째 열쇠
사랑하는 마음을 키우라

사람들은 언젠가 미워하게 될 것을 알면서도 사랑을 시작하고,
또 언젠가는 사랑하게 될 것을 알면서도 서로를 미워한다.

아리스토텔레스

사랑하는 마음을 키우라

정신적 혼란은 바이탈 에너지를 고갈시킨다. 우리가 정서적으로 혼돈의 상태에 빠지게 되면 내면에 있는 바이탈 에너지 저장고에 접근하기가 어렵게 된다.

조용히 눈을 감고 주위의 소리를 들어보라. 무슨 소리가 들리는가? 만약 텔레비전 소리가 크지 않다면 거리를 지나가는 자동차 소리, 길 건넛집의 개짖는 소리, 부엌의 냉장고 모터 소리 등 집 주위에서 울려나오는 모든 배경 소리를 들을 수 있으리라. 주의를 집중해서 그런 소리를 계속 들어보자. 내부에서 들려오는 소리가 외부의 적막을 깰 수 있다는 사실을 이해할 수 있겠는가?

우리의 생각과 감정은 내면의 삶을 그대로 반영하고 있다. 따라서 우리를 고취시킬 수도, 또 고갈시킬 수도 있다. 그런 생각과 감정을 어떻게 전환시킬지에 대해 배운다면 더 많은 바이탈 에너지를 얻을 수 있을 것이다.

우선 우리는 과거에 경험했던 모든 고통과 낙심에서 벗어나야 한다. 그리고 새로운 방식으로 사고해야 한다. 현실에 대해 만족을 느끼고 있다면 굳이 생활을 바꿀 필요는 없다. 하지만 참된 즐거움을 제대로 느끼지 못하고 있다면 반드시 생활을 바꿔야만 한다.

유연하게 대처하라

당신이 이제까지 겪었던 경험들은 이 세상을 지각하고 해석하는 수많은 방법 가운데 하나였다. 사람들은 제각기 주위 환경으로부터 전달되는 에너지와 정보를 음미하고 여과하는 방식이 다르고 유전적 특성도 다르기 때문에 나름대로 고유한 특성을 지닌다. 따라서 삶에서 어떤 변화를 구하고자 한다면 먼저 지각과 해석 방식을 바꿔야 할 필요가 있다.

자신의 현실을 바라보자
내가 감지하는 현실과 당신이 감지하는 현실은 분명히 다르다. 나의 세계와 당신의 세계가 다르다는 데도 그 원인이 있지만 그것은 부분적인 이유에 불과하다. 더 중요한 이유는 내가 나의 경험을 남들과는 다르게 바라본다는 데 있다.

최근 당신이 경험했던 일을 잠시 회상해 보자. 그 일이 어떻게 발생했는지를 생각할 때 그 일의 상황을 남들과는 다르게, 오직 자신의 관점에서 선택적으로 묘사하고 있다는 점을 깨달을 수 있겠는가? 당신에게 어떤 사건이 일어났을 때 남들이 그 일에 대해 어떻게 이야기하고 또 당신에게는 그 일이 어떻게 비춰졌는지를 기억할 수 있을 것이다. 그렇게 당신이 설명하는 사건의 양상은 다른 사람들이 전하는 이야기와는 다를 것이 분명하다. 왜냐하면 당신은 그 사건을 남들과 다른 각도에서 바라보기 때문이다.

새로운 사람들을 처음 대할 때 나는 일차적으로 그들이 무엇에 관해 이야기하는지, 또 그것을 어떤 방식으로 이야기하는지에 대해 많은 관심을 가진다. 반면 당신은 그들의 생김새가 어떻고 어떤 옷을 입었으며 또 어떤 자동차를 타고 다니는지에 대해 더 큰 관심을 가질 수도 있다. 우리가 살고 있는 현실세계에서는 매 순간 측정할 수 없을 정도로 많은 정보가 쏟아져나오기 때문에 의식에 감지되는 모든 정보들 중에서 취사 선택할 수밖에 없다.

우리가 바이탈 에너지를 회복하고자 할 때 가장 먼저 하는 일은 주어진 상황들을 해석하는 것이다. 이때 필수적으로 고려해야 할 요소가 바로 감정적 반응이다. 당신의 내면에서는 어떤 소리가 들려오는가? 그런 일이 생긴 것에 대해 당신은 어떻게 생각하는가? 이렇게 감정적 반응은 상황을 파악하는 데 있어 각자가 갖는 관점에 따라 특이성을 갖는다.

최근 한 부부를 상담하게 되었다. 그들은 거의 30년 동안 결혼생활을 해왔으며, 결혼 후부터는 지금과 유사한 방식으로 부부싸움을 해왔다고 한다. 부인은 지난 수년 동안 복합 동맥경화증을 앓게 되면서 점차 피로감이 축적되었다. 최근 남편도 명예퇴직을 하게 되어 대체로 집에 있는 시간이 많았다.

그들의 부부싸움의 원인은 표면적으로는 유제품이 포함되지 않은 다이어트 식단에 관한 것이었다. 남편은 부인이 그렇게 쉽게 기진맥진해지는 것이 다이어트 때문이라면서 그 다이어트 식단에는 단백질이 결핍되어 있다고 주장했다. 그러나 부인의 생각은 달랐다. 그녀는 자신의 피로감이 가중되고 있는 것은 하루 종일 집에 있는 남편의 시중을 들어주어야 하기 때문이라고 했다.

이런 광경을 대할 때마다 우리가 현실에 얼마나 깊숙이 관여하고 있는지 짐작할 수 있다. 이 부부의 경우를 볼 때 남편은 오직 자신의 관점에서만 부인을 도우려 했다. 이른바 전문가라는 사람의 말만 믿고 다이어트 식단을 고집하고 있는 부인이 한심스러웠던 것이다. 한편 부인의 처지에서 본다면 그것은 한낱 구실에 불과했다. 그녀는 남편의 행동에 자신을 통제하는 것 외에 다른 이유는 없다고 생각했다.

나는 이 경우를 보면서 두 사람 모두의 의견에 나름대로 타당성이 있다고 생각했다. 이런 경우 문제를 바라보는 관점에 따라 얼마든지 다르게 해석될 수 있는 것이었다. 그 부부는 다행스럽게도 시간이 점차 지나면서 상대방에게 자신이 요구하는 바를 건설적으로 전달하는 방법을 익히게 되었다. 그들이 이렇게 노력함으로써 얻을 수 있었던 것은 상대방에 대한 깊은 사랑과 존경이었다. 일단 고정화된 행동 패턴을 효과적으로 변화시키기 위해서는 먼저 그런 행동이 빚어졌던 과거를 뒤돌아보아야 한다.

다양성을 포용하라

왜 우리는 자신들의 관점에 그렇게 집착하는 것일까? 이 질문에 대한 가장 단순한 대답은 자신의 관점이 친숙하고 안정된 것이기 때문이라고 말한다. 즉 주어진 상황을 파악하는 데 있어 좀더 나은 방법을 쓰기보다는 기존에 해왔던 방법을 그대로 유지하는 것이 더 쉬울 것이다.

여기까지 검토해 본 결과 이제 당신도 자신의 세계를 인지하고 해석하는 데 있어 여러 관점이 있을 수 있다는 사실을 충분히 이해하게 되었다. 그렇다면 다른 사람의 생각을 변화시키기 위해 사람들을 설득하거나 협박하는 일이 얼마나 자신의 바이탈 에너지를 낭비하는 일인지도 알 수 있을 것이다.

변화를 향한 문은 언제나 내부에서부터 열린다. 다른 사람들의 생각을 바꾸기 위해 자신의 바이탈 에너지를 소모하는 일은 결국 반항심과 질시만 불러일으킬 뿐이다. 그러므로 이런 낭비적인 에너지 교환을 즉각 중단하고 사랑이 넘치는 상부상조의 관계로 변화시켜 나가자.

우리는 자신의 생각을 어떤 특정한 관점에 묶어두려고 할 때 남을 자신의 삶속으로 끌어들이고 내 생각을 그들에게 강요하려 한다. 이럴 경우, 내 자신이 그런 고정된 관념에 집착하면 할수록 극단적인 관점에 사로잡혀 있는 사람들만 불러모으게 된다. 우리는 각자 자신의 관점이 어떤 것인지 늘 생각하도록 하자. 그리고 다른 사람에게까지 행복을 가져다줄 수 있는 포용적인 사고를 지니도록 노력하자. 자신의 생각을 바라볼 수 있다는 것은 과거의 경험을 거울 삼아 지금의 경험을 더 새롭게 음미할 수 있음을 말한다.

만약 당신이 주근깨투성이의 빨강머리 소녀에게 마음의 상처를 주었다면 매번 빨강머리 여인을 마주칠 때마다 아직 처리되지 못한 상심이 되살아날 것이다. 이런 상심이 깊어진다면 당신은 언제나 빨강머리 여인이 고통을 주는 존재라고 생각할 것이고, 이런 생각들을 강화시켜 주는 정보가 당신의 머릿속에서 모아지게 된다.

우리는 언제나 어떤 것에 관심이 있는지, 그리고 그런 경험을 어떻게 해석하는지 선택하며 살아가고 있다. 우리가 자신의 지각과 해석을 선택하고 있다는 점을 인식하게 될 때 자신의 고착화된, 그래서 비생산적이 되어버린 고정관념을 털어버릴 수 있는 것이다. 또한 우리의 관심이 우리의 바이탈 에너지를 낭비하는 데 일조했던 사람들로부터 이탈될 수 있는 것이다.

다른 사람의 색안경도 인정하라
대부분의 사람들은 친구와 함께 영화관을 찾았던 경험이 자주 있을 것이다. 영화가 상영되는 내내 당신은 배우들의 연기와 이야기 전개에 넋을 잃고 있었던 반면, 친구는 지루함을 참지 못해 연방 하품을 해대고 있었다고 하자. 영화관을 나온 후 당신은 그 영화가 얼마나 재미있었는지에 대해 찬사를 퍼붓고 있지만 친구는 줄거리가 진부하고 뻔하다고 불평을 늘어놓을 수도 있다. 그렇다면 과연 영화는 어땠을까?

그 두 사람은 동일한 대상에 대해 다른 관점을 지니고 있었다. 우리들 모두는 색안경을 착용하고 있어서 자신의 경험을 여과해서 모든 것을 받아들인다. 심신이 지니는 속성에 근거해 볼 때 우리의 색안경은 내면의 세상이든 외부의 세상이든 관계없이 세상을 색안경의 독특한 색조에 입

혀서 전달한다. 결과적으로 이것이 내가 보는 것과 남들이 보는 것과의 차이를 결정짓는 것이다. 만약 당신이 세상을 바라보는 관점이 남들과 다르다면 그러한 차이점을 만들어내는 당신의 관점이 자신의 바이탈 에너지를 북돋우거나 아니면 오히려 감퇴시키게 될 것이다.

당신이 지(地) 기운이 강한 사람이라면 남과의 충돌을 반드시 피하려고 할 것이다. 그리고 그런 차이를 대수롭지 않게 생각할 것이다. 만약 이런 경향이 농후하다면 당신은 자신의 의견을 공개적으로 표현하기를 꺼려할 것이다. 이런 행동이 표면적으로는 덕이 높은 것처럼 보이지만 이런 사람들은 자신의 내면에서는 그대로 고집을 간직하고 있기 때문에 바이탈 에너지를 저해시키게 된다.

반면에 화(火)의 기운을 주축으로 하는 사람들은 자신의 의견을 남들에게 말하는 문턱이 낮아서 자신과 다른 의견을 갖는 사람들의 감정을 상하게 하는 일이 자주 있다. 때로는 감정을 솔직하게 표현하는 것이 덕이 되기도 하지만 화의 기운이 너무 강한 사람들이 내뱉곤 하는 협박성의 발언은 다른 사람들에게 불안감을 느끼게 한다. 화 기운을 제대로 다스리지 못하는 사람은 결국 자신의 영역을 모조리 초토화시키고 그 과정에서 자신의 생기마저 고갈시켜 버린다.

풍(風)의 기운은 자신이 감지하는 실제 세상에 대해 의심을 많이 하는 스타일이다. 자기 확신이 강한 사람은 자신이 진실에 근접해 있다고 믿는 경향이 강하다. 하지만 모든 사람들이 가지는 각자의 세계관은 오직 그 사람에 대해서만 가치가 있는 법이다. 천성에 풍의 기운이 강한 사람은 다른 사람들의 말을 듣는 대신 자신의 내면에서 안내자를 구하고 그 내면에서 울려나오는 은밀한 목소리에 귀를 기울여야 한다. 바로 그것이 풍의 기운을 가진 사람이 바이탈 에너지의 대양을 향해 나아가게끔 해주는 좋은 방법이 된다.

바이탈 에너지의 비밀은 조화와 종합에 있다. 현실에 접근하는 모든 방법들은 퍼즐 조각의 하나에 해당된다. 지의 기운은 다양성을 넘어서서 전체를 살펴보도록 부추기고, 화의 기운은 그 차이점을 구별하도록 권하며, 풍의 기운은 변화를 불러일으켜 자신의 에너지와 창의력의 근원에 깊은 관련을 맺도록 해준다.

바이탈 에너지가 넘치는 인생을 살기 위해서는 자신의 생명력을 낭비하지 않도록 노력하는 것이 중요하다. 만약 당신이 자신의 관점을 고집하거나, 또는 다른 사람을 확신시키려 하거나, 감언이설로 구워삶으려 하거나, 혹은 강압으로 지배하려고 했다면 이제 당장 그런 일은 그만두고 그동안 쓸데없는 일에 얼마나 귀중한 에너지를 낭비해 왔는지 반성하라.

독일의 저명한 소설가 토마스 만은 일찍이 다음과 같은 말을 남긴 바 있다.

"우리는 우리 자신이 서 있는 위치에 대해 스스로 확신하지 못할 때 반대 의견에 대해 더 열을 올리고 더 분노한다. 그럴 때일수록 우리는 바람직한 방향보다는 그 반대 방향으로 나아가고자 하는 내적인 욕구에 더 쉽게 이끌린다."

신의 존재나 종교에 관한 논쟁은 어떤 사람들에게는 한없는 흥미를 불러일으키지만 그 논쟁이 심화되게 되면 대다수 사람들은 서로 충돌을 일으키고 마음의 상처를 받게 된다. 당신의 천부적 인성을 파악하자. 그리고 자신의 내면으로부터 들려오는 지혜의 소리에 귀를 기울이자. 또 지나치게 자신을 변호하거나 남을 공격하려고 하지 말자. 순수한 사랑을 흘러넘치게 하려면 반드시 이러한 수련의 과정이 먼저 준비되어야 한다.

바이탈 에너지 회복을 위한 지침

유연성을 훈련하라

1) 자신의 의견을 다른 사람들로부터 방어할 수 있도록 노력하자. 그리고 당신과 논쟁을 하고 있는 상대편도 자신의 의견을 얼마나 신뢰하고 있는지 주의깊게 관찰하라.
2) 다른 사람들의 의견을 고려해 줄 수 있도록 자신의 내면과 대화하는 능력을 키우자. 남들과 뜨거운 논쟁을 치른 후에는 그들의 의견이 중요한 점을 시사하고 있지 않은지 다시 한 번 생각해 보자. 그리고 이런 일이 자신의 고집스런 관점을 순화시키는 데 얼마나 도움이 되었는지, 또 에너지 소모성 논쟁의 강도와 빈도를 얼마나 경감시켜 주는지 세심하게 관찰해 보자.
3) 심신이 지니는 천성이 자신의 반응 패턴에 얼마나 많은 영향을 미치고 있는지 살펴보자. 그리고 스스로를 통제할 필요성이 있는지 검토하라. 또 당신의 의견만이 사물을 판단하는 가장 좋은 방식이라는 생각에서 벗어나도록 노력하자.

가면 쓴 당신의 모습도 인정하자

어떻게 하면 자신의 선택에 좀더 신중해질 수 있으며, 또 자기 중심적인 판단과 지나친 자기 방어에서 벗어날 수 있을까? 그 대답은 세상사에 관한 모든 관점이 자신의 의식 안에 있다고 깨달아야 한다는 것이다. 이런 원리를 이해하기 위해서 다음과 같은 연습을 해보기로 하자.

현재 당신이 집착하고 있다고 생각하는 대상을 한 가지 떠올려보자. 그 대상은 논쟁일 수도 있고 혹은 신념, 의견, 확신일 수도 있다. 이제 당신의 주장에 반대하는 사람을 떠올려보자. 그 사람은 대중 전체가 될 수도 있고, 또 특정한 한 사람이 될 수도 있다. 이런 반대자를 염두에 두고 그 사람이 당신을 괴롭히는 내용을 조목조목 적어보기로 하자. 이제 기재되어 있는 당신을 화나게 하는 사항들 중에 적어도 대여섯 개는 참아낼 수 있는지 생각해 보자. 당신을 화나게 하는 요소가 혹시 당신 자신에게 있지 않았는지 진지하게 생각해 보자. 만약 당신이 자기 자신에 대해서 진실로 정직한 사람이라면 당신을 그토록 화나게 한 사람과 당신 자신이 어느 정도 유사하다는 사실을 인정하게 될 것이다.

이런 관찰이 어떻게 유용한지 한 가지 예를 더 들어보자. 당신이 어느 투자자문회사의 상담역이라고 가정하자. 그리고 매사에 부정적이고 강압적이며 남을 신랄하게 대하는 상관에 염증이 나 당신이 직장을 그만둔다고 하자. 그가 당신을 대할 때마다 얼마나 신경질이 나게 하는지 당신은 더 이상 참을 수 없었던 나머지 컴퓨터 모니터를 때려부술 만큼 기분이 상해 있다고 하자.

그런데 당신은 그 사람으로부터 멀리 떨어지고 싶다는 강한 욕구에도 불구하고 결국 집에 돌아와서 잠자리에 드는 순간까지 그 사람을 생각하고 있다. 과연 그의 어떤 점이 당신을 그토록 화나게 했는지 다시 한 번 생각해 보고 다음과 같이 당신에게 자문해 보자.

"혹시 내게 그와 비슷한 면이 없지 않은가?"

당신은 반드시 이렇게 외칠 것이다.

"허튼 소리! 나는 절대로 그런 사람이 아니다."

다시 한 번 자기 자신을 신중하게 검토해 보라고 권하고 싶다. 혹시 남을 괴롭히고 이용하려 했던 적이 없었는지 곰곰이 생각해 보자.

자신의 삶에서 성숙된 자세를 가지면 다른 사람들이 가하는 정신적 위해에 대해 덜 민감해질 수 있다. 그러나 내면에 있는 부정적인 성향에 대해 강하게 부정하면 할수록 대인관계에 있어 그런 속성이 더 잘 표현된다. 만약 당신을 받아들이기 거부하는 상대방에게서 당신 속에 내재되어 있는 바람직하지 못한 성향을 찾아볼 수 없다면 가장 신뢰하는 친구에게 물어보라. 이때 "너는 내가 이러이러하다는 것을 알고 있었니?"라는 방식으로 물어보면 된다. 그 예들을 들어보자.

"너는 내가 그처럼 천박하다는 걸 알고 있었니? 내가 남을 교묘히 이용한다고 생각하니?"

친구에게 솔직히 대답해도 된다고 설득했다면 자신이 그토록 강하게 부정했던 성향이 자신 속에 내재되어 있다는 점을 알 수 있을 것이다. 다만 그런 성향이 외부적으로 크게 표출되지 않고 있을 뿐이다.

이제부터 자기 내면에 있는 여러 가지 속성들을 면밀하게 관찰하자. 그리고 당신이 쓰고 있는 정신적 가면들을 모두 인정하고 받아들이자. 자신의 모든 속성을 사랑하게 될 때 주위 사람들을 이해하는 폭이 넓어지게 된다. 이때 자신의 인간성을 곡해하는 요소들을 인정한다고 해서 당신이 약해진다고 생각하지 말라. 이는 오히려 당신을 완성된 인간으로 만드는 데 기여할 것이다.

자신의 그림자를 발견하자

우리는 왜 존재의 일부분을 거부하고 그 포기한 인간성을 음지로 내모는 것일까? 그것은 우리가 자신의 어떤 성격이 바람직하고, 그렇지 않은지를 이미 알고 있기 때문이다. 오늘 아침 나는 두 사람을 진료실에서 만났다. 그들은 우리가 자신의 천성에 내재되어 있는 필연적인 성격을 부정할 때 얼마나 쉽게 힘을 잃게 되는지 여실히 보여주었다.

40대 중반의 한 여성은 러시아에서 자랐지만 지난 10년 동안은 미국에서 거주했던 사람이었다. 그녀는 최근 20년 동안 함께 산 남편과 헤어졌다. 처음 가족들과 떨어져 생활을 할 때는 약간의 기대감과 흥분감이 느껴졌고 어떤 것에도 구애받지 않으면서 모든 일을 혼자서 다할 수 있다고 생각했다. 하지만 그 생각이 깨지는 데는 오랜 시간이 걸리지 않았다.

불과 두 달이 채 안 되어 그녀는 자신의 우유부단함에 절망감을 느끼기 시작했다. 그녀는 자신의 내면에서 두 가지 목소리가 싸움을 벌이고 있다는 것을 느낄 수 있었다. 하나는 새출발을 해서 자신의 인생을 마음껏 즐기라는 것이었고, 다른 하나는 이미 잃어버린 가정생활의 안정감과 편안함을 그리워하는 것이었다. 결국 자신의 다른 측면을 지나치게 부각시켰던 나머지 전혀 다른 생각을 할 수 없게 된 것이다.

두번째 환자 역시 자신의 내면에 감추어진 그림자 영역의 파괴적인 영향력을 잘 보여주었다. 20대 후반의 이 젊은이는 피로감과 척추의 만성적인 고통을 호소하고 있었다. 그는 보디 빌딩으로 잘 다듬어진 체격을 자랑했지만 인간성 면에서는 별로 내세울 만한 것이 없는 사람이었다. 그는 매번 성공 가능성이 높은 사업에 착수했지만 이내 그 일에 흥미를 잃는 일이 부지기수였다.

결국 그는 자괴감에 빠진 생활을 계속 하고 있었다. 그가 개인적으로 어떻게 살아왔는지 물어본 결과 열 살 때 아버지가 가족을 버리고 집을 떠났다고 했다. 그리고 풍비박산이 된 가족에 대해 기억하는 바는 없지만 아버지가 자기를 버렸다는 것에 대해 의식적으로 자기 감정을 격리시키는 것처럼 보였다. 그를 분석한 결과 어릴 때 겪은 마음의 고통과 분노를 무의식적으로 차단한 나머지 바이탈 에너지에 접근하는 길이 완전히 차단당했던 것으로 밝혀졌다.

지, 화, 풍의 그림자 영역을 직시하자

당신은 자신이 어떤 심신 유형에 속하는 사람인지 충분히 인지했을 것이다. 그렇다면 자신의 감추어진 속성에는 어떤 것이 있을까? 이제 당신은 그 감추어진 속성에 내재된 힘을 파악함으로써 예전에 누릴 수 없었던 새로운 에너지를 공급받을 수 있을 것이다.

지의 기운은 사고와 말, 그리고 행동에 있어서 안전성과 일관성을 지니게 한다. 이런 지 기운의 그림자 영역은 변화와 역동성이라는 상반되는 가치를 포용하고 있다. 화 기운의 그림자 영역은 남에게 통제받지 않고 권력에 개의치 않으며 쾌활하고 무사태평하다는 속성을 가지고 있다. 풍의 기운이 우세한 사람들에서 볼 수 있는 그림자 영역은 자제력, 성실성, 그리고 일관성을 내포하고 있다.

지 기운이 우세한 사람과 풍 기운이 우세한 사람은 서로 쉽게 관계를 맺는데 그것은 서로가 표현하는 성질이 상반되기 때문이다. 처음에 지 기운의 사람은 풍 기운의 사람이 갖는 경쾌함과 변화무쌍함에 마음이 이끌리며, 풍 기운의 사람은 지 기운의 사람이 보여주는 예측 가능성과 일관성을 높이 평가한다. 그러나 1년 정도가 지나면 지 기운의 사람은 풍 기운의 사람이 경솔하고 신뢰성이 부족하다는 것을 발견하게 되고, 또 풍 기운의 사람은 지 기운의 사람이 매사에 둔하고 따분한 사람으로 느껴지기 시작한다.

처음에 자신을 매료시켰던 어떤 사람의 특성이 나중에는 당신을 화나게 하거나 싫증나게 한다면 자신의 그림자 영역이 관여하기 때문이라고 해석할 수 있다. 즉 완전한 자신이 되기 위해서 자신의 감추어진 그림자 영역에 대해 많이 알면 알수록 다른 사람의 힘을 빌릴 필요가 없게 된다.

바이탈 에너지로 충만한 인생을 원한다면 남들과 어떤 관계를 맺고 있는지 다시 한 번 생각해 보자. 그 관계를 솔직하고 진실하게 파악함으로써 자기 자신에 대해 많은 성찰을 하게 될 것이다. 특히 당신의 영적인 면을 알기 위해서는 어떤 성격의 사람이 당신을 긍정적, 또는 부정적으로 부추기는지 살펴보라. 또 상대방의 어떤 성격이 당신을 그토록 저항하게 하는지도 생각해 보라. 다른 사람들과의 관계에 있어 감정이 깊게 관여하는 부분들을 면밀하게 관찰할 때 비로소 자신의 바이탈 에너지가 고갈되는 것을 막을 수 있게 된다.

자신의 감정에 대해, 인생에 끌어들인 다른 사람들에 대해 책임감을 느끼고 있다면 정신적 자유와 그 자유에서 기인하는 에너지를 만끽할 수 있을 것이다. 그리고 인생에서 자유와 책임감이 생겨날 때 여태껏 분노와 공포만이 자리잡고 있던 당신의 그림자 영역에 사랑이 스며들게 될 것이다.

바이탈 에너지 회복을 위한 지침

긍정적인 면과 부정적인 면을 모두 인정하라

인간관계에 있어서 가장 좋았던 경우와 그렇지 않았던 경우를 생각해 보자. 그 당시 당신이 가장 사랑했던 사람과 가장 싫어했던 사람은 어떤 성향을 지니고 있었는지 생각해 보라. 당신이 가장 좋아했던 사람의 특성 중 어떤 부분 때문에 당신이 호감을 가졌는지 살펴보고 다음과 같은 질문을 자신에게 한번 던져보자.

"나도 저런 좋은 점을 구현할 수는 없을까?"

또 당신이 가장 싫어했던 사람의 나쁜 성격을 살펴보고 이렇게 질문해 보자.

"혹시 저런 성격이 내 안에도 있는 것은 아닐까?"

이렇게 자문해 보고 나서 호감을 가졌던 성격이나 싫어했던 성격을 당신 스스로 표출했던 경험이 있는지 생각해 보라. 인간관계에 있어 당신의 천성 중에 긍정적인 면과 부정적인 면이 공존한다는 사실을 받아들이는 것만으로도 당신은 즉흥적인 반응을 자제할 수 있을 것이다. 먼저 자신의 다양한 성격을 인정하라. 그러면 당신과 함께 생활하는 사람들에게 더 많은 관용을 베풀 수 있을 것이다.

1) 호감을 가졌던 사람의 성격은 어떠했으며 그런 성격을 어떻게 구현할 수 있을까?

....

....

2) 싫어했던 사람의 성격은 어땠으며 어떤 경우, 내게서 이 싫어하는 성격이 표출되었던가?

....

....

감정의 대응 방법은 대적과 도망?

당신이 가지고 있는 정서 중에는 일차적인 종류만 존재할 뿐이다. 가장 기본적인 것이 고통이다. 우리에게는 가능한 한 고통을 피하려는 습성이 있다. 무엇이 고통을 만드는 것일까?

우리는 자아의 영역에 손상이 가해지면 고통을 느끼게 된다. 물리적인 측면에서 보면 내부적인 또는 외부적인 공격에 의해 세포나 조직의 경계를 침범당할 때 우리는 고통을 경험한다. 감정적인 측면에서는 내부에서 무엇인가가 빠져나감으로써 상실감을 경험할 때, 또는 무엇인가가 자신의 내부 영역으로 침범해서 혼란을 일으킬 때 고통이 수반된다. 즉 우리가 사랑받고 인정받기를 기대하는 사람으로부터 그런 것들을 제대로 얻지 못할 때, 어떤 사람이 우리를 비난하며 괴롭힐 때 위태로움을 느끼고 정신적 손상을 받는다. 이럴 경우, 자아를 보호하기 위한 목적으로 마음의 빗장을 닫아버리게 되고 그 과정에서 바이탈 에너지가 손상을 입게 된다.

정서적인 또는 물리적인 상처에 대처하는 방법에는 기본적으로 두 가지가 있다. 20세기의 가장 탁월한 생리학자였던 미국의 월터 캐넌은 그것을 '대적과 도망'이라는 용어로 표현했다. 동물은 자신의 생명이 위협당하는 상황에 처하면 공격적이 되거나 아니면 도망가는 식의 반응을 보인다. 정서적으로 공격할 것인지 또는 철수할 것인지를 결정하는 것은 대적과 도망의 반응을 심리적으로 재현한 것이라 할 수 있다. 대부분의 사람들은 감정이 상하면 물리적인 대응을 하지 못하고 감정적으로만 위협적·공격적이 되거나 뒷걸음질쳐서 달아나버린다. 즉 분노나 공포만을 느끼고 마는 것이다.

우리가 느끼는 감정 중 가장 기본적인 것으로 상처, 분노, 공포 등이 있다. 이런 일차적 감정들은 각자의 성향에 따라 다르게 표출된다. 어떤 사람들은 천성적으로 공격적 성향을 보이는가 하면 또 어떤 사람들은 쉽게 물러서 버린다. 그 어떤 경우라도 일단 정서적 반응의 메커니즘이 작동하기 시작하면 생리적인 변화가 잠잠해지기까지는 일정한 시간이 필요하다.

심신 유형에 따라 스트레스를 푸는 방법이 다르다
이제까지 살펴보았던 바와 같이 아유르베다는 인생에서 벌어지는 도전적인 일에 대응하기 위한 접근법을 세 가지로 설명하고 있다.

지 기운이 강한 사람이라면 자신이 얼마나 조화로운 삶을 살고 있는지 또는 그렇지 않은지에 따라 스트레스를 푸는 방법이 달라진다. 이런 사람들은 대범하게 스트레스를 무시해 버리든가 아니면 뒤로 물러날 것이다. 이들은 대지처럼 움직임은 느리지만 대체로 남에게 관용을 베풀며 매사에 신중한 편이다. 그러나 만성적인 스트레스에 직면하게 되면 자신에게 그런 상황을 변화시킬 수 있는 에너지가 없다고 생각하는 경향이 있으므로 결국 자신을 동면 상태에 빠지게 만든다.

화 기운이 강한 사람이라면 스트레스를 받을 때 짜증을 부리고 화를 낼 것이다. 또 위협을 느낄 때는 마치 입에서 불을 내뿜는 용처럼 상대방에게 맹렬히 대항할 것이다. 때로는 주위에 있는 사람들을 너무 닦달한 나머지 그들에게 마음의 상처를 줄 수도 있다. 그 분노가 진정되면 다시 기분이 좋아지겠지만 주위 사람들이 다시 평정을 회복하기까지는 꽤 오랜 시간이 걸릴 것이다. 당신의 불 같은 성격은 인생의 목표를 향해 매진하는 데 기동력 역할을 한다. 하지만 목표가 뜻대로 이루어지지 않을 때는 당신이 사랑했던 사람조차도 당신의 격정에 적지 않은 정신적 피해를 입게 될 것이다.

풍 기운이 강한 사람이라면 어떤 도전에 직면했을 때 불안해 하고 마음이 흔들리기 쉽다. 자신이 직면한 위협에 대응할 수 있는 여러 방법을 이 모저모 생각하고 또 생각하는 동안 당신의 감정은 크게 동요하게 된다.

스트레스를 받을 때 정서적으로 대응하는 당신의 기본 틀이 지, 화, 풍 어디에 속하는지 살펴보기 위해 다음 질문에 대답해 보자.

제1부(지)	절대로 그렇지 않다	대체로 그렇지 않다	그럴 수도 그렇지 않을 수도 있다	대체로 그렇다	항상 그렇다
1)마음의 상처를 받으면 혼자 삭인다	1	2	3	4	5
2)좀처럼 마음의 평정을 잃지 않는다	1	2	3	4	5
3)절도 있고 규칙적인 생활을 좋아한다	1	2	3	4	5
4)마음의 상처를 받을 때 혼자 있을 수 있는 장소를 찾는다	1	2	3	4	5
5)성격이 좋고 상대방을 잘 용서하는 편이다	1	2	3	4	5
점수의 합					

제2부(화)	절대로 그렇지 않다	대체로 그렇지 않다	그럴 수도 그렇지 않을 수도 있다	대체로 그렇다	항상 그렇다
1)사람들과의 관계에서 주도권을 잡고 싶어한다	1	2	3	4	5
2)사람들은 나를 열정적인 사람으로 생각한다	1	2	3	4	5
3)목표 달성 과정에서 장애물에 부딪히면 화가 난다	1	2	3	4	5
4)나를 실망시키거나 불신감을 나타내면 그 사람을 비꼬고 모욕을 준다	1	2	3	4	5
5)내 사전에 인내란 없다	1	2	3	4	5
점수의 합					

제3부(풍)	절대로 그렇지 않다	대체로 그렇지 않다	그럴 수도 그렇지 않을 수도 있다	대체로 그렇다	항상 그렇다
1)고민이 많다	1	2	3	4	5
2)다른 사람들의 기분이나 의견에 쉽게 동화된다	1	2	3	4	5
3)인간관계에서 대체로 불안감을 느낀다	1	2	3	4	5
4)남의 말을 듣기보다는 남에게 말을 잘하는 편이다	1	2	3	4	5
5)스트레스를 받으면 불면증에 시달린다	1	2	3	4	5
점수의 합					

어느 누구든 위 세 가지 심리적 유형에 어느 정도 동조하는 부분이 있겠지만 그 가운데서도 한두 가지 유형이 두드러지게 나타날 것이다. 표에서 가장 많은 점수를 얻은 부분이 어디였는지 살펴보고 자신에게서 그러한 정서적 반응 패턴을 찾아볼 수 있는지 곰곰이 생각해 보라. 심한 스트레스 때문에 정서적 부조화 상태에 빠지게 되면 악화된 지, 화, 풍의 기운이 어떤 반응을 나타내는지 관찰해 보라.

마음의 균형과 조화는 행복에 이르는 첫걸음

천성은 잘 변하지 않는다. 때문에 생기 가득한 인생을 살기 위해서는 자신의 천성을 어떻게 조절해야 성공과 행복, 사랑을 최대한으로 성취할 수 있는지를 아는 것이 중요하다. 매일매일 자신이 지니는 천성과 일관된 일을 행한다면 우리는 바이탈 에너지를 효과적으로 사용하고 있는 것이다. 그와 반대로 실생활에서 자신의 천성과 상충되는 일을 하게 되면 바이탈 에너지가 낭비되어 피로와 상실감을 경험할 수밖에 없다.

균형은 세계적으로 모든 치유 시스템에 녹아 있는 가장 중요한 개념이다. 우리 존재의 모든 측면, 즉 환경, 감각, 육체, 감정, 영혼 같은 것들이 자신뿐만 아니라 자신이 마주하는 다른 사람들에게까지 행복과 생기, 성공을 가져다줄 수 있을 정도로 균형이 잘 잡혀 있을 때 우리는 비로소 우리의 고유한 재능을 발휘할 수 있다. 우리가 갖고 있는 성향과 능력 속에는 인생의 커다란 행복과 불행을 모두 가져다줄 수 있을 정도로 엄청난 잠재력이 내재되어 있다.

아유르베다의 관점에서 본다면 각각의 심리적·생리적 유형들 즉 지, 화, 풍의 기운들은 제대로 균형이 잡힌 상태이든 그렇지 않은 상태이든 관계없이 그 기능을 한다. 아유르베다가 지향하는 목표의 하나는 그런 불균형의 영역을 발견해서 균형을 회복할 수 있도록 우리가 바른 선택을 하는 것이다.

균형을 잘 갖춘 지의 기운은 신뢰성과 성실성, 관용성 등을 나타낸다. 지의 기운이 균형을 잡지 못하고 있을 때 아둔함과 무기력감, 정체되는 느낌이 찾아든다. 지 기운이 주도하는 사람이 생기를 잃게 되는 것은 체내에 유해한 정서와 정체된 에너지가 과도하게 축적되었기 때문이다.

지 기운의 사람들은 자신의 인생 속에 무엇인가를 붙잡아두려고 한다. 따라서 자신의 소유물과 다른 사람들과의 인간관계, 자신의 감정까지도 영원히 유지하고 싶어한다. 그러므로 이런 성향의 사람들은 과거의 상처와 정서적 패턴들을 떨쳐버리는 것이 자신의 생기를 북돋우는 지름길이라 할 수 있다.

화의 요소가 균형과 조화를 이루고 있을 때는 온화함과 친밀감, 지성, 자신감 등을 발산한다. 그러나 균형이 깨어진 화의 기운은 과도한 열을 발산함으로써 짜증과 성급함을 유발한다. 화의 기운이 왕성한 사람들은 자신을 소진시킴으로 인해 생기를 약화시킨다. 그들은 종종 자신이나 남들에게 과도한 목표와 기준을 설정하고 그 목표에 달성하지 못한 것 때문에 심한 좌절감에 빠지곤 한다. 그들은 감정적인 연소가 너무 심한 나머지 자기 자신은 물론 가까운 사람들까지도 그 열기에 피해를 입게 만든다.

화의 기운이 충만한 사람들이 자신을 회복하는 길은 심신의 과열을 방지하는 데 있다. 그들은 언제 자신의 도화선에 불이 당겨질 그 정확한 순간을 알아차릴 필요가 있으며 자신의 화를 돋울 수 있는 장소는 되도록이면 멀리해야 한다.

풍의 요소가 건전하고 조화로운 상태일 때는 의욕과 활력이 당신을 지배한다. 당신은 유연하고 새로운 경험에 개방적인 사람이며, 아무런 통제가 없으면 편안함을 느낀다. 그러나 스트레스를 받게 되면 풍 기운은 균형이 깨어지고 이제 당신의 변덕스러움과 과민함은 혼란을 초래하게 될 것이다.

또 너무나 과민 반응을 한 나머지 초조함과 불면증에 시달리게 될 것이다. 자신이 시작한 일을 제대로 마무리하지 못해서 어려움을 겪게 되며 식욕을 잃게 되고 주위 분위기에 예민하게 반응하게 되며 정서적으로 완전히 평정을 잃게 될 것이다.

대적과 도망이라는 원초적인 반응 패턴과 연관지어 생각한다면 풍의 사람들은 도망가는 유형에 속한다. 그들은 스트레스에 대해서 활동성으로 대응하지만 아무런 통제가 없으면 소진 상태에 빠지기 쉽다. 풍의 기운이 주도하는 사람들은 생기 회복을 위해 자신들을 붙잡아둘 수 있고 안정시킬 수 있는 선택을 해야 한다.

우리의 감정이 균형과 조화의 상태에서 적용될 때 우리는 다른 사람들에게 사랑을 표시할 수 있다. 정서적 균형 상태를 의식하고 자신의 가슴을 열 때 당신은 비로소 바이탈 에너지로 충만해 있음을 느낄 수 있게 된다. 또 다른 사람들과 서로 사랑하면서 인생의 즐거운 여정을 계속할 수 있게 된다.

바이탈 에너지 회복을 위한 지침

항상 평형을 유지하자

1) 자신의 내부와 주위에서 나타나는 정서적 반응에 주의하라. 자신의 감정을 표현하는 가장 주된 방식이 무엇인지 살펴보라. 특히 스트레스에 시달릴 때의 자신에 대해 생각해 보라. 자신의 에너지가 불균형 상태에 이르러 있다고 느낄 때는 먼저 천천히 심호흡을 하도록 하고 의식적으로 자신의 내면을 들여다보면서 안정된 상태로 되돌아갈 수 있도록 노력하자.

외부에서 벌어지는 일에서 잠시 자신을 떼어놓도록 해보자. 당신이 자신의 중심에서 확고한 상태를 유지할 때 진정으로 자기가 원하는 바를 더 잘 깨닫게 될 것이다.

2) 주위 사람들의 감정적 패턴이 어떤지 관찰해 보자. 당신이나 또는 당신 주위의 누군가가 불안감, 초조함, 신경쇠약 등의 증거를 보여주고 있다면 풍의 기운이 그 상황을 어떻게 더 악화시키고 있는지 살펴보자. 짜증이나 빈정거림, 상대를 협박하는 광경 등을 목격했다면 그 속에서 화의 기운이 어떻게 작용하는지 생각해 보자. 자기 부정과 자기 회피 등이 자행될 때는 지의 요소가 어떻게 반영되고 있는지 알아보자.

당신은 감정적 삶의 모든 측면에서 이러한 보편적인 패턴들이 끊임없이 표출되고 있다는 점을 인식하고 그러한 도전과 혼란 속에서 항상 균형감각을 잃지 않도록 노력해야 한다.

마음을 움직이는 법칙

그렇다면 어떤 방법으로 잘못된 감정적 반응을 피할 수 있을까? 성격 개조 세미나에 몇 번 참석한다고 해서, 혹은 심리학 책을 몇 권 읽는다고 해서 주된 감정적 패턴이 바뀌는 것은 결코 아니다. 스트레스를 받을 때 대부분의 사람들이 표출하는 감정적 반응 가운데 절반은 유전적으로 전해지는 것이고, 또 절반은 후천적으로 습득되어 우리의 인간성 깊숙한 곳에 자리잡고 있는 것이다. 이 감정의 패턴은 우리의 성장과 더불어 발전해 왔다.

당신이 네 살배기 어린아이였을 때 그보다 어린 동생이 당신의 장난감을 빼앗고, 당신은 그 장난감을 되찾고 싶어서 울부짖었다고 하자. 그 과정에서 당신은 자연스레 자신이 필요로 하는 것을 가지기 위해서는 화를 내야만 한다는 것을 배우게 되었을 것이다.

당신이 여섯 살이 되었을 때 어머니에게 꾸중을 듣고 벽장 속에 숨었다고 하자. 어머니는 당황해서 어쩔 줄 몰라했으며 마침내 당신을 찾아내고 나서 당신에게 미안하다고 말했을 것이다. 그때 당신은 어머니에 대한 사랑도 잠시 접어두는 것이 효과적일 수 있다는 사실을 깨닫게 되었을 것이다.

만약 부모님들이 부부싸움을 할 때마다 당신은 집을 뛰쳐나갔고 부모님들은 이럴 때마다 싸움을 멈추고 당신에게 관심을 기울였다면 도망을 친다는 것이 때로는 주의를 끄는 방법이 될 수도 있다는 사실을 배웠을 것이다. 이처럼 우리가 특정한 감정적 반응을 보이는 데는 나름대로 타당한 이유가 있었다. 그런데 문제는 어릴 적에는 유용했던 방법들이 어른이 된 지금에 와서는 별로 소용이 없다는 사실이다.

두 살배기 아기였을 때는 응석을 부림으로써 엄마의 관심을 효과적으로 끌어낼 수 있었지만 나이가 서른두 살이나 된 어른이 그런 짓을 한다면 가족이나 직장 동료가 그 행동을 받아줄 리 만무하다. 이웃집 친구와 말다툼을 벌인 나머지 장난감을 모두 움켜쥐고 집으로 도망치던 행동이 유치원 시절에는 통했다. 하지만 이런 행동이 사회에서는 전혀 납득되지 못한다. 그렇다면 자신의 심층에 깔려 있는 정서적 충동을 어떻게 이용해야 삶에 활기를 불어넣을 수 있을까?

인간의 감정은 어떤 법이나 규칙에 영향을 받지 않는다고 생각하는 것이 일반적인 견해일 것이다. 그러나 모든 자연 현상과 마찬가지로 우리의 감정도 우주를 관장하는 보편적 원리들의 지배를 받는다. 따라서 우리가 이런 기본 원리들에 대해 더 많이 알면 알수록 자신의 선택에 더욱 신중을 기하게 될 뿐만 아니라 행복과 성공을 향하는 방향으로 바이탈 에너지를 활용할 수 있게 된다. 이제부터는 우리의 감정 영역에 적용되는 다섯 가지 기본 원칙들에 대해 살펴보기로 하자.

감정을 관할하는 5대 법칙

법칙#1 우리들 각자는 자신의 감정을 통제해야 할 궁극적인 책임이 있다.

이 법칙은 대부분의 사람들에게 대단히 인정하기 어려운 부분이다. 감정이라는 것이 너무나 강력한 속성을 지니고 있고, 마치 스스로 생명이 있는 것처럼 살아 움직이며, 그것을 통제하는 것은 거의 불가능한 일이라고 믿어버리기 일쑤이다. 다시 말해 우리는 자신에게서 표출되는 감정이 바로 우리 자신의 감정이라는 점을 인정하지 않으려 한다.

다른 누군가가 우리에게 존재하는 감정 발산의 단추를 눌러 그런 반응을 이끌어냈다는 것은 분명한 사실이다. 하지만 그런 반응을 보였던 것은 다른 누구도 아닌 바로 우리 자신이 아니겠는가. 의식의 단계를 구분할 때 적어도 어느 단계에서는 감정적 교란이 선택의 문제로 취급될 수 있다. 설령 우리가 그것을 인정하고 싶어하지 않더라도 말이다.

만약 알코올 중독자인 부모가 어린 자식을 학대했다면 우리는 결코 아이의 마음속에 자리잡은 상처가 아이 자신이 선택한 결과라고는 말할 수 없다. 하지만 성인이 된 우리들은 이미 예측 가능한 감정적 반응의 패턴들을 확립하고 있다. 만약 당신의 친구가 곧잘 당신에게 '빌어먹을 놈'이라는 욕을 해서 화를 돋우곤 한다면, 그 선택은 바로 당신이 한 것이다.

최근 감정을 크게 상했던 경우를 생각해 보자. 대부분이 직속 상관과 논쟁을 벌였다거나, 전화로 부모님에게서 꾸중을 들었다거나, 식당 종업원의 불친절한 행위 등에서 비롯된 다툼이었을 것이다. 이제 다시 천천히 그때의 상황을 생각해 보고, 자신의 감정이 어떻게 반응했는지를 살펴보라.

최근에 일어난 일이라면 그때의 감정이 생생하게 나타날 것이다. 이제 그 감정이 전적으로 당신 자신에게서 발생했다는 사실을 깨달을 수 있겠는가? 당신이 원래의 경험을 어떻게 회상하고 어떻게 해석하느냐에 따라 마음이 불편한지 아닌지 결정되는 것이다. 따라서 당신 스스로가 바로 그런 마음의 고통을 만들어낸다고 할 수 있다.

이제 잠시 다른 데로 생각을 돌려 전혀 다른 관점에서 똑같은 상황을 바라보기로 하자. 식당 종업원이 불친절하게 대할 때 먼저 그녀의 처지를 고려해 놓고 그 상황을 판단했다면 어떻게 되었을까?

그 종업원은 남편도 없이 홀로 아이를 키우는 독신녀였고 그날 아침따라 아이가 아픈 것을 보고 나왔다면? 그래서 아침 출근이 늦을 수밖에 없었고, 때문에 바로 조금 전 식당 주인에게 크게 야단을 맞았다고 한다면? 그래서 당신이 부족한 반찬을 더 가져다달라고 두 번씩이나 말했는데도 아무런 반응도 보이지 않았다면? 물론 당신은 크게 기분이 상했을 것이다. 그러나 이제는 그 전의 상황과는 다르게 반응하는 자신을 발견할 수 있을 것이다.

불쾌함, 분노, 슬픔, 공포 같은 감정들은 우리가 살아 있는 한 떼려야 뗄 수 없는 확실한 감정적 반응이다. 이 감정들은 별로 유쾌하지 않은 경험을 하게 될 때 생겨나며, 신체적 위협이 가해지면 방어 행동을 하듯이 아주 자연스럽게 일어난다. 불행하게도 우리는 매사를 공정하게 인지하고 판단하려 하기보다는 과거에 받았던 인상에 사로잡혀 있는 경우가 많다. 즉 우리는 자신의 과거라는 필터를 통해서만 현재의 상황을 인식하는 것이다.

　부부동반으로 외식하러 가기 위해 준비가 마무리되었는데도 아내는 당신이 맨 넥타이가 어울리지 않는다며 자꾸 핀잔을 주었다고 하자. 짜증이 난 당신은 아내의 충고를 무시해 버렸고 아내 또한 감정이 상했다. 그날 이후 모든 일들은 다 망쳐지고 만다. 과연 무슨 일이 일어났던 것일까? 아내는 당신이 좀더 근사하게 보이게 하려고 현명한 충고를 했던 것이다. 아내의 친정에서는 어머니가 아버지의 옷 시중을 드는 것이 자연스러운 일이었는지도 모른다. 그런데 당신은 어린 시절, 자기 엄마와의 관계를 연상하게 되었고, 결국 그녀의 충고를 거절해 버린 것이다. 이렇게 되자 아내는 남편의 행동을 자신에 대한 애정 결핍으로 해석해 버렸다. 이처럼 사소한 사건이 결국 두 부부의 과거사와 연결된 대사건으로 확대되어버린 것이다.

　도대체 이런 일이 발생한 데는 누구에게 책임이 있다고 할 수 있을까? 그 두 사람 모두에게는 제각기 자신의 행동에 대한 궁극적인 책임이 있다. 만약 두 사람 모두 그러한 감정적 풍파를 피하는 유일한 방법이 자신이 아닌 다른 사람이 행동 방식을 바꾸는 데 있다고 믿는다면 그들은 영원히 상대방 탓만 하며 살아가게 될 것이다.

　당신이 진정으로 바이탈 에너지를 회복하기를 원한다면 감정적 삶이 자신의 책임이라는 사실을 확실히 인식해야만 한다.

법칙#2	활기찬 인생을 살아가기 위해서는 감정의 영역을 힘과 유연성으로 적절하게 다스려야 한다.

우리는 자신이 통제할 수 있는 마음의 영역을 나름대로 정해 놓고 있다. 국토의 경계에 경비병을 세워 놓는다거나, 집 주변에 담장을 친다거나, 또는 마음의 평안을 유지하기 위해 심리적 방어벽을 치는 것 등은 일정

한 영역을 한정함으로써 그 내부를 우리 자신의 통제 구역으로 선포하는 행위라고 할 수 있다.

우리는 자신의 감정적 자주권을 침해당했다고 느낄 때 심리적인 방어 메커니즘을 가동함으로써 상황을 통제한다. 우리는 당황하고, 화를 내고, 남을 비난하며, 울부짖고, 부정하고, 고발하고, 위협하고, 회피하고, 적개심을 나타내고, 의기소침해 하며, 증오하는 등 모든 감정적 패턴을 표출할 수 있다. 어떤 방향을 향하고 있든지 간에 이런 행동을 표출하는 목적은 우리 자신이 안전하다고 느끼는 마음의 경계선을 정해서 그 속에서 우리의 삶을 통제하려는 데 있다.

당신의 상관이 갑작스레 당신 사무실로 들어와서는 실적이 좋지 못하다며 비난한다고 가정하자. 당신의 내부에서는 자연스레 방어 메커니즘이 작동하기 시작하고 당신은 권위적인 사람에 대해서는 항상 그래왔던 것과 똑같은 방식으로 대응하려 한다. 어쩌면 그에게 간청을 하거나, 목소리를 높이거나, 직장을 그만두겠다고 위협할 수도 있을 것이다.

당신의 감정은 분명히 합법적이며 당신은 자신이 동원할 수 있는 모든 감정적 반응들 중에서 최선의 것을 선택해야 한다. 이때 중요한 것은 자신의 감정이 안전성, 적극성, 성취감 등을 모두 충족시키기 위해서는 당신의 선택을 어떻게 확장시킬 수 있는가 하는 것이다.

경계선은 인생에서 필요한 부분이다. 적절히 유지만 된다면 관련된 사람들에게 가치 있는 것이 된다. 그러나 그 경계선이 흐트러졌을 때는 악영향을 미치지 않으면서 그 선을 제대로 회복시킬 수 있을 만큼의 충분한 에너지가 그 경계선을 복구하기 위해 소비되어야 한다.

비행기가 제 항로에서 이탈할 때 조종사가 본래의 항로로 되돌리고자 과잉 조작을 하는 것이 종종 비행기 추락의 원인이 된다고 한다. 이러한 과잉 조작은 감정적 추락의 원인이 될 수도 있다. 당신이 필요로 하는 정신적 안전을 확보할 수 있도록 마음의 경계선을 잘 설정하고 그 경계선

사랑하는 마음을 키우라 • 157

을 통과할 때는 자기 자신을 적당한 수준으로 통제할 수 있는 것이 바로 건전한 정신적 활력을 북돋우기 위한 비밀인 것이다.

법칙#3	상대방과 공평하게 정서적 감정을 교환하는 것은 두 사람 모두를 고양시키지만 힘의 불균형이 초래되면 궁극적으로 양쪽 모두에게 피해를 입히는 일이다.

만약 당신이 자신의 인생에서 바이탈 에너지의 자유로운 흐름을 경험하지 못했다면 그것은 바이탈 에너지를 외부로 유출시켰거나, 아니면 남들이 훔쳐가도록 방치해 놓은 결과이다.

아마 어릴 때 자신의 에너지를 훔쳐가도록 도둑과 공모했을지도 모른다. 이제 어른이 된 당신은 다른 사람들과 맺는 모든 인간관계가 반드시 바이탈 에너지 회복에 도움이 될 수 있도록 책임을 져야 한다. 그리고 자신의 인간관계에 대해 깊이 생각해 보며 현재의 관계가 자신의 바이탈 에너지를 북돋우고 있는지, 고갈시키고 있는지 솔직한 평가를 내려야 한다.

에너지를 북돋우는 관계라는 것은 모두의 상호 인정과 자연스러움을 기본으로 삼고 있어서 양쪽에게 다 도움이 되는 관계를 말한다. 우리가 건전한 사랑을 하고 있다면 두 사람 모두는 상대방을 경계할 필요가 없다. 따라서 바이탈 에너지가 낭비될 수도 없다.

이에 반해 유해한 관계라는 것은 상대방에 대한 조작과 통제에 기반하고 있기 때문에 악당과 피해자 양쪽 모두가 바이탈 에너지의 고갈을 부추기게 된다. 이런 관계에 있어서는 가해자가 피해자의 바이탈 에너지를 탈취해 도주하는 것처럼 보이지만 실제로 다른 사람의 에너지를 빼앗는 것은 가능하지 않다. 따라서 양쪽 모두에게 에너지의 낭비만이 있을 뿐이다.

클라라는 35년 동안의 결혼생활 중에서 지난 10년 간 그야말로 지옥과 같은 생활을 해왔다. 자식들조차도 부부관계를 청산하라고 다그쳤지만 클라라는 차마 용기를 낼 수 없었다. 그녀는 자신의 인생에 있어 더 이상의 선택은 없다고 믿었다. 그러던 중 남편이 갑자기 심장마비로 사망하게 되자 그동안 그녀가 떠맡기를 회피했던 온갖 책임이 갑자기 그녀에게 맡겨졌다. 그런데 생각 외로 그녀는 모든 것을 완벽하게 소화해 냈고 그 책임과 함께 수반되는 자유까지도 마음껏 즐기게 되었다.

인간관계에서 당신이 원하는 것을 얻을 수 없다는 생각이 들면 새로운 방법을 모색해야만 한다. 당신이 다른 사람들과의 관계에 대해서 다른 생각을 할 수 있다면 그 자체만으로도 변화가 가능하다. 이와 같은 상황에서 상대방도 새로운 관계로 다시 태어나는 데 기꺼이 협력한다면 두 사람 사이는 신뢰감과 사랑이 넘치는 관계로 발전하게 될 것이다. 만약 상대방이 그러한 당신의 바람을 무시한다면 차라리 결별하는 편이 더 나을 수도 있다.

고통은 변화의 필요성을 알려주는 하늘이 내린 신호라 할 수 있다. 우리가 고통에 수반되는 메시지를 제대로 받아들이지 않는다면 우리가 그 고통을 받아들일 수 있을 때까지 고통의 강도는 점점 더 심해질 것이다. 이제부터 당신 내면의 목소리를 귀기울여 들어보자. 당신의 영혼은 당신을 더 큰 진실과 지혜 그리고 평화와 사랑의 길로 안내하고 싶어한다는 점을 명심하기 바란다.

법칙#4	고통을 피하기 위해, 분노를 부정하기 위해, 혹은 두려움을 모면하기 위해 에너지를 소모하게 되면 결국 바이탈 에너지는 고갈되어 버린다.

모든 생명에는 중요한 두 가지 감정이 존재한다. 그것은 쾌락과 고통의 감정이다. 아메바이든 핵물리학자이든 상관없이 쾌락과 고통의 법칙은 자기 존재의 핵심이다.

당신이 네 살배기 어린아이였을 때는 뛰어다니다 무릎을 다치면 자동적으로 아프다고 소리를 질렀다. 그러면 부모님이 나타나 그 상처를 어루만져 주었다. 몇 년이 지나 누군가가 당신에게 같은 또래의 아이들보다 키가 작다느니, 크다느니, 살이 쪘다느니, 말랐다느니 하는 말을 한다면 당신은 이내 기분이 상할 것이다.

그러나 당신은 기분이 상했다는 것을 절대 내색하지 않을 것이다. 왜냐하면 내색하게 되면 더 많은 놀림을 받게 될 것이라고 생각했기 때문이다. 그때 감춰진 상처에서는 마치 종양에서 고름이 끊임없이 흘러나오듯 독성이 끊임없이 흘러나올 것이다. 바로 이 독성이 우리의 바이탈 에너지를 고갈시키고, 우리의 참된 인생을 방해하는 것이다.

고전적인 정신분석학적 설명에 따르면 우울증은 자기 자신을 향한 분노라는 것이다. 상처 입은 당신의 마음을 그대로 표현한다면 엄청난 결과가 초래된다는 것을 너무도 잘 알기에 안으로 삭일 수밖에 없게 되고 결국 당신은 우울증에 빠지게 된다.

배신한 연인을 잡고 싶지만 그 행동이 오히려 그녀를 떠나보내는 결과를 불러오리라는 사실을 알고 있을 때, 직장을 잃을까 두려워 직장 상사의 모욕과 성차별을 참아낼 수밖에 없을 때, 우리는 정당한 사유가 있음에도 정작 우리 자신의 고통을 해소할 만한 탈출구를 찾을 수 없기 때문에 그 분노는 바로 우리 자신을 향하게 된다. 그리고 바이탈 에너지가 고갈되는 결과를 낳게 된다.

그런데 세상의 문제들은 대체로 그 속에 해결책도 함께 지니고 있는 법이다. 이제 당신이 어떤 감정을 느끼고 있는지 한번 정직하게 살펴보자. 자신에게 다음과 같은 질문을 던져보라.

"내 인생에서 제대로 처리하지 못한 것이 무엇인가?"

가족, 직장 동료, 이웃 사람들과의 관계를 하나씩 면밀하게 검토하라. 그리고 그 각각의 경우에서 당신의 심신이 보내는 안도감과 불안감의 메시지를 느껴보라. 만약 그 메시지가 안도감을 전해 주지 못한다면 자신에게 다시 이런 질문을 던져보라.

"이런 불안감을 해소하고 완화시키기 위해서 나는 어떤 일을 할 수 있을까?"

보통 별로 어렵지 않게 이 질문에 대한 해답을 깨달을 수 있을 것이다.

또 이런 질문을 던져보자.

"바이탈 에너지를 회복하기 위해서 반드시 변화가 필요한데도 내가 변화를 위해 실제로 행동할 수 없는 이유는 과연 무엇인가?"

내면에서 어떤 소리가 들리는가? 그 소리가 바로 자기 변명과 자기 합리화를 위한 것은 아닌지 신중하게 판단하라. "나도 그런 일을 그만두어야 한다는 것은 잘 알지만…"이라든지 "물론 나도 그 사람과의 관계에서 하고 싶은 말을 다 해야 된다는 것은 알지만…"이라는 말은 가장 일반적인 변명에 불과하다.

물론 우리는 새로운 변화를 꾀하기보다는 자신에게 익숙한 현실에 안주하는 것이 훨씬 더 쉬운 결정이라는 것을 알 수 있다. 하지만 현실에의 안주가 당신이 원하는 것을 가져다줄 가능성이 없다고 판단된다면 자신의 진로를 스스로 바꿔야 한다. 그렇지 않으면 지금의 고통을 계속 감수하며 살아가는 수밖에 없게 된다. 이제 당신이 하고자 하는 선택에서 과연 무엇을 얻을 수 있을지 생각해 보자. 당신이 이제까지의 각본에 만족하지 못한다면 지금부터는 새로운 각본을 써보자.

그리고 과거의 일을 문제 삼아 스스로를 자책하는 일은 중단하라. 과거에 잘못된 선택을 했다고 스스로를 비난함으로써 그 마음의 상처를 덧내지 말라. 상대방을 이해하려 애쓰고, 남을 비난하려 들지 말며, 남을 용서하려고 노력하라. 다른 사람에게 나쁜 감정이나 적의를 품고 있다면 바로 그런 감정이 향하는 대상보다 자신에게 훨씬 더 커다란 손해를 미치게 된다는 점을 기억하라.

그리고 자기 해방을 위한 의식을 거행하자. 현재 자신이 지니고 있는 독성을 배출해 버린다는 강력한 염원을 담아 편지를 쓰거나, 그림을 그려보자. 그리고 편지나 그림을 불에 태우거나 찢어버려라. 그렇게 함으로써 그동안 당신의 행복과 창의력을 제한해 왔던 유독한 에너지들을 모두 방출시켰다고 인식해라.

우리 모두에게는 행복해질 권리가 있다. 자신이 지녔던 고통과 분노, 공포를 해방시킴으로써 이제 사랑하고 사랑받을 수 있는 권리가 다시 회복됐다는 사실을 명심하도록 하자.

법칙#5	불편하고 부정적인 자신의 감정을 포용할 수 있는 방법을 배우게 되면 자신의 감정을 최대로 고양시킬 수 있는 능력을 배양할 수 있다.

인생은 서로 상반된 가치들이 공존하는 장이다. 창조주가 어둠에서 빛을 이끌어냈을 때 활동과 침묵, 남과 여, 날숨과 들숨, 물질과 반물질, 천당과 지옥 등 이 우주의 주형이 만들어졌다. 우리 내면세계와 외면세계는 모두 실타래처럼 복잡하게 얽혀 있어 이런 극성들의 상호 연계를 반영하고 있다. 우리는 진정 냉기를 모르고서는 열기를 이해할 수 없으며 두려움을 모르고서는 용기를, 슬픔을 모르고서는 기쁨을 이해하기가 어렵다.

바이탈 에너지를 회복하는 길은 전일(全一)에 이르고자 하는 길이다. 이 말인즉슨 각자가 지니는 바이탈 에너지를 최대한 북돋우기 위해서는 세상의 다양한 측면들을 모두 포용할 수 있어야 한다는 것이다.

만약 당신이 구도의 길에 들어서고자 한다면 불경스럽다고 판단되는 성격의 일부분을 스스로 배제하고 싶어하는 것이 자연스러운 일일 것이다. 그러나 자신이 이기적이고, 소심하고, 자기 자신만을 위하고, 마음이 좁고, 편견을 가지며, 남을 통제하려 하고, 위선적이라는 사실을 인정하는 것이 과연 쉬운 일이겠는가. 사실상 우리 모두가 그런 자신의 부정적인 일면들을 감추면서 살아왔던 노고를 생각해 볼 때 이 좋지 못한 성격들까지 포용하라는 말이 어쩌면 불가능한 요청처럼 들릴 수 있다. 하지만 우리가 전일에 이르기 위해서는 각자에게 내재된 온갖 다양한 측면의 인간성을 있는 그대로 인정하고 그 모든 측면들을 성스러운 것으로 받아들일 수 있도록 노력해야 한다. 자신의 불만족스러운 부분을 더 많이 인정하면 할수록 자신의 존엄성을 포용할 수 있음은 물론이고 주위의 모든 것을 사랑할 수 있는 능력과 자유를 풍족히 누리게 될 것이다.

바이탈 에너지 회복을 위한 지침

5대 법칙을 잘 활용하자

1) 자신의 정신적 삶은 자신이 책임진다고 생각하도록 하자. 책임을 진다는 것은 감정의 방아쇠를 당기는 사람이 곧 자기 자신이라는 점을 명심함으로써 언제라도 현명한 대응을 할 수 있도록 자신의 능력을 스스로 배양해야 한다는 것을 의미한다.
2) 당신이 맺고 있는 중요한 인간관계들을 평가해 보고 안전성과 친밀성이 적절히 보장되고 있는지 검토해 보자. 그렇지 못하다면 당신의 감정 영역이 침해받고 있는 것은 아닌지 잘 살피고 대응책을 강구해야 한다.
3) 힘의 균형이라는 관점에서 당신의 모든 인간관계들을 점검해 보자. 당신과 상대방 가운데 어느 한쪽이 상대를 통제하지는 않는지 살펴보면서 안전성과 신뢰감, 친밀성이 더욱 고양될 수 있는 방법을 찾아보도록 노력하자.
4) 치료가 덜된 마음의 상처를 솔직히 들여다보면서 그 감정을 포용해 보라. 일기를 써서 자신의 감정을 표현하고 또 필요하다면 전문가를 찾는 데 주저하지 말자. 그리고 당신의 능력을 제한하는 독성을 가진 감정들을 과감히 배출해 버리겠다고 결심하자.
5) 자신의 인간성에 내재하는 긍정적, 부정적인 면 모두를 포용하자. 서로 상반된 가치들을 깨닫는 데서 오는 자유를 스스로 만끽할 수 있도록 노력하자.

자신의 감정을 다스리자

아마도 당신은 남들에게 이 말을 해본 경험이 있을 것이다. 아니면 주위 사람들이 이 말을 하는 것을 한번쯤은 들은 적이 있을 것이다.

"맞아요. 그 일 때문에 내가 속상해 할 필요는 없지요. 하지만 내 자신을 어떻게 할 수가 없어요."

사실상 감정이라는 것이 우리의 정신세계에 있어서 대단히 강력하고 원초적인 측면을 대변한다는 데는 재론의 여지가 없다. 다른 사람으로부터 도전을 받거나 위협을 받게 되면 우리의 신경 계통과 호르몬 분비 시스템은 일단의 화학 물질들을 분비함으로써 마음과 육체를 활성화시킨다. 이러한 심신의 활성화는 합리적인 이성의 작동보다 앞서는 것으로, 그 화학 물질들이 완전히 대사될 때까지는 우리의 감정이 합리적인 사고의 과정보다 더 큰 영향력을 발휘하게 되는 것이다.

우리가 모든 감정에 수명이 있다는 사실을 인정한다면 감정이 너무 오랫동안 발전되지 않도록 자제할 수 있을 것이다. 그러면 처음에 감정 표출의 방아쇠가 어떻게 당겨지는지 연구해 보자. 그리고 일단 표출되기 시작한 감정이 제대로 된 경로를 밟기 위한 방법들에는 어떤 것이 있는지 알아보자.

일단 천천히 심호흡을 몇 번 해보자. 숨을 내쉴 때마다 몸속에 담고 있는 모든 긴장을 풀어버린다고 생각하라. 이제 의식을 집중하고 서서히 과거의 일을 생각해 보자. 가장 최근에 자신의 감정이 끓어올랐던 때를 기억하고 그때의 상황을 떠올려보라. 그렇다고 해서 반드시 감정이 크게 격앙되었던 때만을 상기할 필요는 없다. 그저 마음의 불편함을 느꼈던 상황 정도면 충분하다. 당시의 상황을 가능한 한 가장 선명하게 떠올려보자. 그때의 처음 상황과 그 일이 어떻게 시작되고 종결되었는지, 당신은 그 사건이 진행되는 동안이나 끝난 후에 어떤 생각을 했는지를 생각하라. 이제 다음과 같은 점들에 대해서 검토해 보자.

1)감정적으로 끓어오를 때 어떤 기분을 느꼈는지 한번 이야기해 보자
감정적 반응에 대해 의식적으로 영향력을 행사하고자 한다면 먼저 자신의 감정이 들끓기 시작할 때 감정적 에너지가 어떤 방식으로 분출하는지 살펴보자.

어떤 사람이 몹시 기분을 상하게 했다고 하자. 이때 당신은 어떤 기분을 가장 먼저 느끼는가? 배신감, 실망감, 낭패감, 좌절감, 모욕감, 모멸감, 패배감, 고독감, 비탄, 소외감 중 처음 느껴지는 감정을 인식함으로써 당신은 자신의 정서적 반응 패턴을 정확하게 파악할 수 있게 된다.

당신은 일생 동안 다른 사람들에게 배신을 당하며 살아왔을 수도 있고 혹은 어떤 사람들은 남들의 신임을 전혀 얻지 못한 채 살아왔을 수도 있다. 이러한 자신의 감정적 반응에 대해 이해하게 되면 당신은 자신이 제한적인 반응만을 표현하면서 살아왔다는 것을 깨닫게 될 것이다. 그리고 그런 반응은 당신에게 마음의 상처를 가한 상대방에 대한 것이라기보다 오히려 당신 자신에 대해 더 많은 것을 이야기해 주고 있는 것이다.

2)몸속 어느 곳에서 그런 기분을 느끼는지를 파악하자
감정이라는 것은 강력한 육체적 격동과 함께 정신적 격동이 동시에 발동하는 현상이다. 우리가 가슴 아픈 비통함이니 장을 쥐어짜는 듯한 배신감이니 하고 표현하는 것들은 단순한 은유적 수사만이 아니다. 실제 우리는 그런 감정적 고통을 육체적으로 경험하고 있는 것이다.

강력한 기분이 느껴질 때는 먼저 자신의 몸에 정신을 집중하자. 그리고 그 감정이 어디에서 기원한 것인지를 파악해 보자. 대부분의 사람들은 가슴이나 명치에서 고통을 느낀다고 한다. 만약 자신의 감정에 대한 충분한 이해가 아직도 부족하다면 머리, 목, 등 같은 부위에서 통증을 경

험할 수도 있을 것이다. 일단 그런 기분을 유발하는 신체 부위를 파악할 수 있게 되면 이제부터 자신이 느끼는 통증에 대해 대항하거나 그 통증을 여과하려 하지 말자. 충분히 그것을 경험하겠다고 생각하라.

지난 수천년 동안 한 인간의 육체적 증상이 그의 중심적 감정 상태 혹은 그가 겪어온 여정을 반영하는 것이라는 시사는 꾸준히 있었다. 자신의 책무를 도저히 감당할 수 없다고 느끼는 사람은 보통 등의 통증을 호소한다. 자녀 부양의 책임까지 떠맡은 이혼녀는 목과 어깨의 통증을 참기 어려워한다. 졸지에 직장을 잃은 대기업의 임원은 위궤양으로, 아내나 어머니로 인정받지 못하고 있다고 느끼는 여성은 자궁암에 걸릴 가능성이 높다.

이렇듯 우리의 심적 고통이 결국 육체적인 병으로까지 발전할 수 있다는 사실은 과학적 증거가 있든지 없든지 간에 우리에게 중요한 의미를 부여한다. 우리가 자신의 육체에 대해서 더 잘 느낄 수 있다면 자연 심신의 부조화를 빠르게 발견할 수 있을 것이다. 또 몸과 마음과 영혼 사이를 흐르는 바이탈 에너지의 소통이 원활하지 않다면 그 소통에 지장을 주는 장애물을 빨리 발견하여 제거할 수 있다.

이처럼 육체적 반응에 대한 인식이 강화되면 감정적 배출이 쉽게 이루어질 수도 있다. 자신도 모르게 흐느껴 울거나 자책하는 자신을 발견한 적이 있을 것이다. 감정이라는 것은 대단히 원초적이고, 강력하며, 수백만 년 동안 진화적 발전을 거듭해 왔다.

자신의 감정을 억누르면 결국 창의력, 환희, 사랑 등에 모아져야 할 바이탈 에너지가 억눌린 감정에 집중될 수밖에 없다. 우리 몸에서 발생하는 고통스러운 증상들을 포용할 수 있을 때 비로소 바이탈 에너지에 접근하는 것이 가능하게 된다. 만약 심신의 고통이 아직 극단적인 상태에까지 이르지 않았다면 먼저 감정에 모아진 에너지를 방출하는 것이 육체적 증상들을 경감시키는 데 도움이 될 것이다.

3) 자신의 감정적 에너지가 바람직한 방향으로 표출될 수 있도록 노력하라
 앞에서 논의했던 것처럼 대뇌 변연계는 두뇌에서 가장 처음으로 진화된 부분으로 기억력, 정서적 표현, 육체적 활동 등을 관장한다.
 두뇌 변연계가 활성화될 때 신경계와 호르몬계의 자극에 힘입어 주위 환경의 위협에도 불구하고 한 생물 개체로서 제반 행동을 하게 되는 것이다. 즉 자신의 감정에 방아쇠가 당겨질 때 당신은 자신도 모르게 두뇌의 신경망을 부추김으로써 주위의 인지된 위협에 맹렬히 대응하도록 촉구할 수 있는 것이다.
 우리는 자신이 감정적으로 휘말리게 될 때 수반되는 화학적, 생리학적 변화의 힘이 얼마나 강력한지 확실히 이해할 필요가 있다. 그렇다고 감정 분출의 에너지를 싸움을 한다거나 도망을 친다거나 하는 육체적 대응 활동에만 사용해서는 안 될 것이다. 따라서 우리가 격한 감정에 휩싸였을 때 형성되는 압력을 의식적으로 배출시킬 필요가 있다. 다시 말해 다른 사람들과 내 자신에게 아무런 피해도 주지 않는 육체적 활동을 하는 것이 바람직하다는 것이다.
 격한 감정을 억누를 수 없을 때는 잠시 산보를 하거나, 조깅을 하거나, 자전거를 타거나, 베개를 던지거나, 에어로빅을 배우러 나간다거나, 라켓볼을 하거나, 격렬하게 춤을 추자. 과격하게 몸을 움직이는 동안 의식적으로 자신의 몸속에 정체된 감정의 에너지도 함께 배출해 버린다고 생각하자. 그리고 심신에 나타나는 변화를 관찰하자. 우리의 감정적 대응 패턴을 바람직한 방향으로 변화시키기 위해서는 그러한 변화에 자신을 맡기되 결코 그것이 자신을 압도하게 내버려 두어서는 안 된다는 사실에 유념하자.

4) 왜 그런 특정한 사건이 감정의 방아쇠를 당기게 했는지 분석해 보자
 어떻게 아주 작은 자극이 격렬한 감정적 반응을 일으킬 수 있는지 흥미

로운 일이 아닐 수 없다. 사람들의 짜증 섞인 목소리, 미묘한 냉소적 표정, 생색내는 듯한 몸동작 등이 감정의 연쇄 반응을 일으키게 하는 수단으로 작용한다.

그런 음울한 감정에 광명을 비추어줄 수 있는 가장 효과적인 방법이 있다. 바로 자신의 경험에 대해 스스로 글을 써보는 것이다. 당신이 감정적 반응을 격렬하게 일으켰던 상황을 다시 한 번 요약해 보고 그때 느꼈던 기분을 표현해 보자. 이렇게 감정적 대응을 유발시켰던 상황을 찬찬히 살펴서 자신을 되돌아볼 수 있는 기회로 삼자. 가슴아픈 경험을 귀중한 인생 체험의 기회로 삼아 무엇인가를 배울 수 있다면 당신은 자신이 짊어지고 있는 부담의 상당 부분을 경감시킨 것이다.

지친 몸을 이끌고 집으로 돌아왔을 때 아내가 가족 휴가를 즐겼던 지가 몇 년이 지났냐며 볼멘 소리를 했다고 하자. 은근히 짜증이 난 당신은 회사일이 너무 바빠 도저히 휴가를 낼 수 없는 상황이라고 아내에게 말했다. 아내는 당신이 고성을 낸 것에 반발하며 자신도 눈코 뜰 새 없이 집안일을 해왔으며 이제는 좀 쉬어야 할 때라며 고래고래 소리를 질러댔다. 인내심이 한계에 달한 당신은 아내에게 혼자 휴가를 즐기라는 말을 남기고는 집 밖으로 뛰쳐나갔다.

이제 새로운 과정이 시작된다. 당신은 아내와 오갔던 말들을 되뇌면서 잠시 산보를 한다. 그 상황을 곰곰이 다시 생각해 볼 때 처음에는 아내가 자신의 감정을 전혀 고려하지 않았다는 점에 대해 당연히 분한 마음이 들 것이다.

"그녀는 내 처지를 이해하려는 생각조차 없었어. 전혀 이해하고 싶은 마음이 없었던 거지."

이런 상대방의 무정함에 대해 한참 동안 푸념을 내뱉으면서 당신은 자신의 감정이 손상당할 때마다 상대방을 원망하곤 했다는 사실을 점차 깨닫게 된다.

이렇게 자신에 대해 최초로 지각함으로써 비로소 당신은 대뇌 변연계에 어떤 자극이 가해지고 있음을 느끼게 된다. 당신은 마치 누가 자신의 배를 걷어찬 것처럼 위장에서 통증을 느끼게 된다. 그것이 바로 자신과 아내의 말다툼으로 생겨난 정신적 고통이 육체적 고통으로 나타나는 것임을 알 수 있을 것이다. 당신은 배에서 느껴지는 통증을 의식적으로 완화시키기 위해 심호흡을 몇 번 하면서 통증이 가시기를 기다린다.

또 당신은 한 달이 넘도록 운동다운 운동을 제대로 하지 못했다는 사실을 기억해 낸다. 당신은 조깅을 시작한다. 몇 킬로미터를 미처 못 달려 자신을 짓누르던 심신의 고통이 사라지자 갑자기 자기 마음속 밖에도 세상이 있다는 것을 감지하게 된다. 당신은 주위를 둘러보면서 봄꽃이 막 피어나고 있고 아이들이 강아지와 함께 즐겁게 뛰어놀고 있는 세상을 비로소 알아차리기 시작한다.

다시 귀가했을 때 당신은 집을 떠날 때와는 전혀 다른 사람이 되어 있었다. 당신은 아내에게 잠시 몇 분만 기다려 달라고 부탁한다. 그러고 나서 이제까지의 경험을 일기에 옮겨 적는다. 일기를 쓰는 동안 스트레스를 심하게 받았을 때는 가볍게 넘길 말에도 짜증이 난다는 사실을 깨닫게 된다. 이런 자신의 감정적 반사 작용을 생각하면서 당신은 스스로를 너무 몰아붙인 나머지 폭발 지경에까지 이르곤 했던 때를 회상해 본다. 일을 제대로 마무리짓지 못할 때마다 부모님들은 "중단하는 자는 곧 패배자다"라는 말을 하며 실망감을 표했다.

당신은 의식적으로 자기 자신과 내면의 대화를 나누던 가운데 최근 들어 회사일이 상당히 잘 풀려가고 있음을 깨닫게 된다. 그리하여 결국 몇 주 동안은 자신의 일을 남에게 맡기고 휴가를 갈 수 있으리라는 생각에까지 도달하게 된다.

바이탈 에너지로 충만한 인생을 사는 비결은 말 그대로 생기 어린 인생을 사는 것이다. 좋은 가정과 좋은 직장, 물질적 풍요, 명예 등 모든 것을 다 소유했지만 그래도 무엇인가를 손에 넣지 못해 늘 안달하며 사는 사람이 있는가 하면 육체적 장애가 있더라도 하루하루 감사하며 사는 사람이 있다.

만약 당신이 감사하는 삶을 살고자 한다면 무엇보다도 이제까지 닫아 두었던 마음의 문을 활짝 열어 자신의 감정에 접근할 수 있도록 만들어야 한다. 그렇게 할 때 비로소 자유와 지혜라는 무한한 신의 선물이 항상 우리와 함께 하게 될 것이다.

5) 자신의 감정적 안목을 넓혀서 사랑과 안전과 친밀함으로 인생을 풍성하게 하라

인간이 진화했음을 보여주는 확실한 증거는 이제까지 바이탈 에너지를 소모시켰던 경험들에 대해 예전보다 대처하는 능력이 뛰어나게 되었다는 점이다. 이제 당신이 자신의 감정을 다스리는 법에 충분히 익숙해졌다면 더 이상 자신을 불안하게 만들었던 감정의 옭매임에 구속받을 필요가 없게 될 것이다.

이제부터는 다른 사람이 당신의 감정을 격하게 하는 행동을 할 때 자신의 반응을 잘 관찰해 보자. 여전히 두려움에 휩싸여 인내하며 살아갈 것인가? 아니면 자신의 감정을 충실히 분출하며 직접적으로 대응할 것인가? 그것이 바로 당신의 몫임을 분명히 이야기하고 싶다.

이제부터 자신의 감정을 쉽게 다스릴 수 있게 되었다면 당신이 맺고 있는 인간관계는 더욱 풍요로워질 것이다. 그리고 당신은 이혼, 자기 학대, 남들의 괴롭힘, 깊은 고뇌 같은 일들이 점점 관련 없는 일로 멀어지게 될 것이다. 건설적인 감정이든 파괴적인 감정이든 원초적이고 격정적인 영향력을 발휘한다는 것은 부정할 수 없는 사실이다. 우리가 그런 감정적 에너지를 건설적인 방향으로 이끌 수만 있다면 열의, 행복, 사랑 등 바람직한 현상들이 구현될 수 있는 가능성은 무한대로 증가하게 된다.

바이탈 에너지 회복을 위한 지침

감정을 배출할 수 있는 방법을 실천하자

1) 감정적 동요를 경험할 때마다 자신의 감정을 배출할 수 있는 방법을 실천하라. 자신이 느끼고 있는 바를 정확히 인식하고, 자신의 몸에 관심을 집중함으로써 감정의 기복이 몸에 어떤 식으로 표출되는지 경험해 보자.

2) 모든 인간관계에 있어 자신의 감정에 대해 확실하게 책임진다는 마음으로 의사를 분명히 하자. 다른 사람들과의 관계를 자기 자신을 들여다보는 거울로 삼자. 그리고 자신의 내면에 대해 깊은 통찰력을 얻도록 하자.

완전한 건강을 위한 다섯번째 열쇠
자연의 맥박에 맞추어 살자

하늘은 쉬지 않고 운행함으로써
즐거움을 누린다.

존 돈

자연의 맥박에 맞추어 살자

움직인다는 것은 생명의 필수적인 속성이다. 에너지 진화의 관점에서 보면 생물이 무생물의 분자와 구별되는 것은 에너지를 이용하여 살아 있는 몸으로 꾸며낸다는 것이다. 역사와 문명을 막론하고 전 세계의 치유에 대한 전통을 보면 이런 에너지의 흐름을 진화 과정에서 진전을 이루어주는 바이탈 에너지로 간주하고 있다.

중국의 전통적인 의학에서는 우리의 몸 안에서 미묘한 경로를 따라 순환하고 있는 생명력을 기(氣)라고 불렀다. 생명력이 자연적인 순환을 방해받을 때, 곧 기 순환에 장애가 나타날 때 심신의 균형이 깨어져 질병이 찾아들고 급기야는 죽음에 까지 이르게 된다. 아유르베다에서는 이런 생명력의 진수를 '프라나'라고 부르는데 이 말은 '가장 중요한 기동력'이라고 해석될 수 있다. 프라나는 삶과 호흡이라는 뗄려야 뗄 수 없는 관계를 강조한 '생명의 호흡'이라는 말로 번역되기도 한다.

한 단계 더 진전된 수준에서 살펴본다면 삶이란 단순한 움직임이 아니라 리듬을 갖는 움직임이다. 리듬은 운동과 정지가 교대로 반복되는 현상을 지칭한다. 낮과 밤, 들숨과 날숨, 운동 에너지와 위치 에너지, 활동과 휴식, 이 모든 것은 다 생명력을 지탱하고 있는 진화의 단계들이다.

나는 매일같이 활동과 휴식, 그 어느 쪽도 원활히 수행하지 못하는 사람들을 마주 대한다. 그들 모두는 에너지 고갈이라는 악순환에 붙잡혀 있었다. 피로가 가중되었거나 만성적인 고통에 시달린 나머지 역동적인 활동을 할 수가 없으며, 자신의 몸과 마음과 영혼을 재생시키는 데 필요한 휴식조차 취할 수 없는 불쌍한 사람들이다.

현대인은 기술문명에 도취된 나머지 태곳적부터 전해 내려오는 우주의 맥박에 자신을 적응시키려는 노력을 포기해 버렸다. 그리고 그 대가로 비탄과 피로를 얻게 되었다.

이제부터 우리가 이 자연의 맥박에 자신을 내맡기기만 한다면 우리는 쉽게 바이탈 에너지를 회복할 수 있을 것이다.

자연의 리듬에 맞춰 춤을 추자

인간으로서의 우리는 수백만 년에 걸친 진화의 역사를 모조리 자신의 유전자 속에 내포하고 있다. 우리 몸의 세포 하나하나는 모두가 자연의 리듬과 동조되는 운동과 휴식의 사이클에 의해 통제되고 있다. 우리의 위장세포들은 하루 중 특정한 시간에만 규칙적으로 위산을 분비한다. 우리의 뇌하수체 샘은 고조되거나 저조되는 순환 주기에 맞추어 호르몬의 분비를 조절한다.

간, 신장, 골수 등의 세포들도 모두 1주기의 순환을 반복하는데 그것은 마치 보이지 않는 지휘자의 손길에 맞추어 육체의 리듬이 조정되고 있는 것처럼 보인다. 20세기 기술 시대가 열리기 이전까지는 전 세계 모든 문화권에서 자연과 인생의 리듬을 이해하고 이를 생활에 반영해 왔다. 그러나 지금 우리는 마치 자연의 리듬을 거역하는 것이 최선의 미덕이라도 되는 것처럼 생활하고 있다.

최근 병원 응급실에 근무하는 간호사 한 사람을 진찰할 적이 있다. 그녀는 생활에서 리듬을 유지하는 것이 얼마나 중요한지 잊고 사는 사람들의 전형적인 예였다. 그녀는 10년 이상을 하루 12시간씩 근무하는 야간 당직자로 일해 왔다. 그리고 자녀들을 등교시킨 후에야 잠자리에 드는 날이 대부분이었다.

약 넉 달 전부터 그녀는 시에서 운영하는 개방대학에서 일주일에 두 번씩 부동산 거래 강좌를 수강하기 시작했다. 그런데 수업 시간이 오전 9시부터 12시까지였기 때문에 일주일에 두 번은 오전 잠을 놓칠 수밖에 없었다. 그후 소화력이 급속히 약화되었고, 근무하는 시간 내내 극심한 피로감에 시달리게 되었다. 그녀도 자신의 생활 패턴이 바람직하지 않다는 것을 잘 알고 있었다. 그러나 달리 어떻게 할 방법이 없었다. 그저 스태미나를 보강하는 액체 영양제 정도를 복용하면 쉽게 피로감을 물리칠 수 있을 거라고 생각했다. 하지만 우리가 대자연의 순환 법칙을 그렇게 쉽게 거역할 수는 없는 법이다.

우리가 자연의 리듬과 조화를 이루는 것이 그리 어려운 일만은 아니다. 왜냐하면 우리 자신의 DNA 속에 그것이 이미 체화되어 있기 때문이다. 우리 몸은 본능적으로 최적의 바이탈 에너지를 유지하기 위해 언제 식사를 해야 하고, 휴식을 취해야 하며, 활동을 해야 하는지 잘 알고 있다. 우리는 단지 자신의 내면에서 전달되는 메시지에 귀를 기울이고 그 명령을 따르기만 하면 되는 것이다. 마치 파블로프의 개처럼 사방에서 쏟아지는 환경 자극에 조건반사적인 반응을 나타내서는 안 될 것이다.

이러한 관점에서 고대의 현자들은 우리 심신의 조화와 균형을 유지하는 데 대해 어떤 가르침을 남겼는지 살펴보기로 하자.

일찍 자고 일찍 일어나자
에디슨은 1879년에 전등을 발명했다. 이 발명이 있기 수천, 수만 년 전 동안 인류는 밤을 밝히기 위해 나무, 왁스, 연소성 기름 등을 사용했다.

하지만 이런 방식의 횃불과 등잔불이 지속되는 시간은 그야말로 눈 깜짝할 사이에 불과했다. 나는 우리 조상들이 자정까지 파티를 즐겼다고는 생각하지 않는다. 또 유선 방송, 24시간 편의점, 심야 술집 등이 전혀 없는 상황에서 조상들이 해가 진 이후에는 잠자리에 들 수밖에 없었다. 햇빛을 차단하는 두터운 커튼과 기상 시간을 알려주는 자명종을 갖지 못했던 우리 조상들은 오직 새벽별의 사라짐을 통해 새 날의 여명이 밝았다는 것을 짐작할 수밖에 없었을 것이다.

지난 세기 동안 과학기술 문명이 발전하면서 우리는 먹고, 자고, 즐기는 데 있어서 밤낮을 거스를 수 있는 자유를 얻었다. 원하기만 한다면 자정 넘어 오전 2시까지 텔레비전 심야 영화를 볼 수 있고, 3시에 냉장고에 있는 간식을 찾아먹을 수 있으며, 다음날 정오까지 잠을 잘 수도 있다.

그날 오후 점보 제트기에 몸을 실으면 전 세계 어느 시간대 어느 기후대라도 36시간 이내에 도착할 수 있다. 지구라는 행성에 생명이 탄생한 이후 처음으로 인류는 자연의 시계를 무시할 수 있게 된 것이다. 하지만 우리가 그렇게 하는 데는 마땅히 지불해야 할 대가가 있었다. 피로감과 생기의 소실이 바로 그것이다.

지난 20여 년 동안 우리는 생물학적 리듬에 대해서 과학적 지식을 많이 얻을 수 있었다. 새로운 생물학의 한 분과로 탄생한 시간생물학은 건강한 세포와 조직, 기관들은 모두 생기를 유지하기 위해서 활동과 휴식을 교대로 취하고 있다는 사실을 보여주었다. 우리는 자신의 내면에 시계를 지니고 있어서 그 시계에 맞추어 잠자고, 일어나고, 피곤함을 느끼고, 정신이 맑아지는 등 제반 활동의 리듬을 통제당하고 있는 것이다.

우리 내면의 시계가 자연의 맥박과 동조하지 않을 때 우리는 불안해지고 정신을 집중하기가 어려워지며 또 의기소침한 상태에까지 빠지게 된다. 자신의 고유한 리듬을 잃어버린 생물체나 세포는 이미 정상 상태를 벗어났다고 할 수 있다. 그 예로 암세포는 자신이 휴식하고 증식하는 주기를 조절할 수 있는 능력을 잃어버렸다. 그 결과 자기 주위의 세포들에게 커다란 위협이 되는 것이다.

우리 주변에서 볼 수 있는 가장 일상적인 리듬 소실의 상태는 제트래그 현상이다. 우리가 제트 여객기를 타고 빠르게 몇 개의 시간대를 통과할 때 우리는 자신의 내부 시계와 현지 자연의 시계 사이에 동조(同調)를 취하지 못하는 사태에 직면하게 된다.

그 결과 잠을 설치게 되고, 불안함을 느끼며, 정신 집중에 곤란을 겪고, 우울한 기분을 떨쳐버리기 어렵게 된다. 그렇지만 며칠이 지나면 우리는 다시 자연의 리듬에 자신의 시계를 일치시킬 수 있게 되고 우울하고 불안한 기분은 이내 사라져버린다.

오랫동안 연구자들은 새로운 시간대에 빠르게 적응할 수 있는 방법들을 찾기 위한 노력을 해왔다. 그들은 멜라토닌을 복용하거나 강하고 밝은 빛을 쬐는 것 등이 효과적인 방법이라고 제안한다. 하지만 그런 방법들이 진정한 효과가 있는지에 대해서는 아직도 논쟁이 계속되고 있다.

만성적인 피로를 느끼는 사람들에게는 제트래그에서 나타나는 제반 증상들과 아주 유사한 증상들이 나타난다. 마치 그들의 생물학적 시계가 반복적으로 자연의 리듬과 엇갈리고 있는 것처럼 보이는 것이다. 만약 당신도 만성적으로 피곤함을 느끼고 있다면 혹시 다음과 같은 징후들이 있는지 점검해 보자.

· 불안정한 수면
· 성급함, 초조함
· 정신집중 곤란
· 방향 감각 혼돈
· 식욕부진
· 소화불량

· 배변불량
· 우울한 기분

위와 같은 증세에 시달리고 있는 대부분의 사람들이 규칙적인 행동을 하기만 해도 엄청나게 생활의 질을 개선시킬 수 있다. 아유르베다에서는 그런 이상적인 하루의 일과를 '디나카야' 라고 불렀으며, 건강하고 활기찬 인생을 여는 중요한 요소로 간주했다. 이제 그런 이상적인 일과가 어떤 것인지를 살펴보자.

이상적인 하루 일과

오전

1) 태양과 함께 일어나자

밤늦도록 텔레비전에서 영화를 시청하고 자곤 하는 사람들은 일찍 자고 새벽에 기상하라는 내 권고에 대놓고 불평을 할지도 모르겠다. 그렇지만 오늘부터 당장 아침해와 함께 일어나는 습관을 들여보자. 불과 며칠이 지나지 않아 개선된 자신의 모습을 발견할 수 있을 것이다. 그리고 변화된 자신의 모습에 기쁨을 느끼게 될 것이다.

이때 주의해야 할 점은 자명종이 당신을 깨우게 해서는 안 된다는 것이다. 그것보다는 잠자리에 들기 전에 창문의 커튼을 반쯤 열어놓음으로써 새벽빛이 조용히 당신의 의식을 깨우도록 하자. 다른 유형의 사람들보다 더 많은 잠이 필요한 지 유형의 사람들은 아침에 늦게 일어나는 것보다 밤에 일찍 잠자리에 드는 것이 좋다. 일단 잠에서 깨어난 후에는 과감히 누운 자리를 떨치고 일어나서 상쾌하게 새로운 마음으로 아침 일과를 시작하자.

2)아침 위생

　대부분의 사람들은 기상하자마자 소변을 배설하는 일부터 시작한다. 아유르베다에서는 규칙적인 배설이 건강을 유지하는 데 아주 중요한 밑거름이 된다고 가르치고 있다. 즉 우리 몸이 배출한 노폐물을 필요 이상 오래도록 지니고 있는 것 자체가 건강에 좋지 않다는 것이다. 배설을 정상화하는 것은 바이탈 에너지 회복에 대단히 중요한 요소로 작용한다. 하루에 한 번씩 규칙적인 배변을 하기 위해서는 아침에 양치질을 한 후 따뜻한 물 한 컵과 함께 생강이나 레몬 한두 조각을 입에 넣도록 하자. 생강차나 레몬차를 마시는 것도 좋다.

3)마사지 습관

목욕이나 샤워를 마친 후에 오일 마사지를 하는 것은 에너지 순환을 돕는 일로 건강에 대단히 유익하다. 이렇게 자기 스스로 전신 마사지를 하는 데는 불과 몇 분밖에 걸리지 않는다. 그러므로 시간 부족을 이유로 마사지를 일과에 포함시키지 않는다는 것은 사실상 핑계에 불과하다. 앞으로 딱 일주일만 자가 마사지를 실천해 보라. 아침 기분이 얼마나 고양되는지, 그리고 자신의 에너지 수준이 얼마나 고취되는지 확연히 실감하게 될 것이다.

　우리 피부에는 수많은 작은 신경관들이 연결되어 있어서 각종 호르몬과 기타 신경화학 물질들의 공급원 역할을 한다. 때문에 매일 마사지를 하게 되면 신경계와 내분비계를 진정시키는 데 큰 도움이 된다. 또 마사지는 혈액순환을 돕고 근육을 풀어주는 역할도 한다.

　아유르베다에 의하면 심신 유형에 따라 마사지 오일의 종류가 달라야 한다고 한다. 지 유형의 사람들은 해바라기유, 홍화유, 겨자유 등과 같은 연질 오일을 사용할 때 가장 좋은 마사지 효과를 기대할 수 있다. 화 유형의 사람들에게는 코코넛 오일이나 올리브유 같은 찬 기운의 오일이 좋고, 풍 유형의 사람들에게는 참기름이나 아몬드 오일 같은 따뜻하고 묵직한 기운의 오일이 적합하다. 마사지를 하기 전에 오일을 체온보다 따뜻하게 해야 하는데 약간의 오일을 그릇에 옮겨서 뜨거운 물 위에 띄우거나 오일병의 뚜껑을 약간 연 채로 뜨거운 물에 담가서 가열한다.

  전신 마사지에는 비교적 오랜 시간이 걸리기 때문에 아침마다 하기엔 무리가 있다. 그러나 건강에 매우 유익한 일이므로 간이 마사지는 매일 꼭 실천하자. 마사지를 할 때 가장 중요시해야 하는 부분은 머리와 다리이다. 아침마다 목욕탕 욕조에 몸을 기대고 머리와 발을 마사지하는 데는 1분 정도의 시간이면 충분하다. 이런 간이 마사지에는 두 스푼 정도의 오일만 있으면 된다.

4) 간이 마사지

따뜻해진 오일 한 스푼을 손바닥에 묻혀 작은 원을 그리듯이 가볍게 두피를 문지른다. 손바닥으로 앞이마의 한쪽 끝에서 다른 끝까지 마사지한다. 마치 원을 그리듯이 관자놀이 부분을 부드럽게 마사지하고, 다음에는 귀의 바깥쪽 부분에 자극을 가한다. 목의 뒤쪽과 앞쪽도 차례로 마사지한다.

  오일 한 스푼을 마저 손바닥에 묻히고 손바닥을 사용해 발바닥을 발끝에서 발뒤꿈치까지 격렬하게 문지른다. 발가락 사이까지 오일이 충분히 배도록 손가락으로 발가락 하나하나를 문지른다. 몇 초 동안 조용히 앉아 오일이 충분히 스며들기를 기다린 후 일반적인 방식대로 목욕이나 샤워를 한다.

5) 목욕

피부에는 아주 얇은 오일층이 발달해 있다. 이로 인해서 낮 동안 피부 색조가 달라지고 근육의 체온이 유지된다. 따라서 목욕할 때는 따뜻한 물과 연성 비누를 사용하는 것이 좋다. 머리카락에 기름기가 도는 것을 좋아한다면 별 문제가 없겠지만, 그렇지 않다면 머리를 감을 때는 샴푸를 사용하는 것이 좋다.

6)스트레칭하기
몸을 길게 펴서 관절과 근육을 조심스럽게 펴주면 몸이 굳어지는 것을 예방해 주고 혈액순환도 도와주므로 바이탈 에너지 회복에 큰 효과가 있다. 이 장 뒷부분에는 혈액순환을 돕는 프로그램이 나와 있다. 지금은 일단 요가 체조를 몇 분간 시도하는 것이 명상을 하는 데 많은 도움이 된다는 사실을 숙지하도록 하자.

7)아침 명상
2, 30분 동안의 명상을 통해 자신의 마음을 고요하게 진정시키는 일은 바이탈 에너지를 고양시키기 위한 하루의 일과 중에서 가장 중요한 부분이라고 할 수 있다. 명상을 한다고 해서 너무 어렵게 생각할 필요는 없다. 그저 조용히 앉아 자신의 호흡을 관찰하거나 입 속에서 만트라를 영창하는 것으로도 충분하다.

8)호흡인식 명상
눈을 완전히, 또는 반쯤 감은 후 책상다리를 하고 조용히 바닥에 앉는다. 반드시 가부좌를 할 필요는 없다. 천천히 깊은 호흡을 하면서 숨을 배 깊숙한 곳까지 들이키자. 숨을 내쉴 때는 자신이 지니고 있던 긴장감도 함께 빠져나간다고 생각한다.

심호흡을 몇 번 한 다음에는 정상적인 호흡으로 돌아가 편안한 마음으로 자신의 호흡을 관찰하자. 의식적으로 호흡을 방해하지 말고 숨을 들이마실 때와 내쉴 때를 느껴본다. 설령 자신의 호흡이 변화되더라도, 즉 호흡이 빨라지거나 느려지더라도, 혹은 얕아지거나 깊어지더라도 그런 변화에 저항하지 말자. 다만 자신에게 가장 편안한 방식대로 호흡이 되게 한다.

이런 명상의 시간 동안 당신은 자신의 의식이 호흡에서 마음속의 어느 한 부분이나 몸의 어느 한 부분으로, 혹은 주위에서 들을 수 있는 어떤 소리로 왔다갔다한다는 사실을 눈치챌 것이다. 이럴 때는 조심스레 의식을 다시 호흡으로 되돌려놓도록 한다. 이러한 자연적인 의식의 이동을 자신이 통제하려 하지 않는다. 이렇게 호흡 인식 명상을 약 20분 정도 실천한 후 명상을 마칠 때는 의식이 자유롭게 떠돌도록 그대로 두고 눈을 감은 채 2, 3분 간 기다린다. 그후 자리에서 일어나 하루를 시작한다.

9) 아침 식사

우리는 아침 식사가 모든 식사 중에서 가장 중요하다는 사실을 잘 알고 있다. 그러나 나는 이 사실에 대해 확신하지 못하고 있다. 다만 내가 알고 있는 것은 모든 사람의 소화기관이 아침 7시부터 음식물을 소화할 준비를 갖추고 있지는 않다는 사실이다. 따라서 식욕이 가장 동할 때 아침 식사를 하는 것이 좋다. 그렇다고 10시가 넘을 때까지 식욕이 동하기를 기다려서는 안 된다. 식사 후에는 간단한 산책을 하는 것이 좋다.

오후

산업혁명 이전에는 하루 중 점심을 가장 잘 먹었다고 한다. 과학적 연구에 의하면 우리의 소화효소 분비는 정오경에 가장 왕성하다고 하는데, 이것이 아마 산업혁명 이전의 사람들이 점심 식사를 많이 하고 상대적으로 저녁 식사를 적게 한 이유일 것이다. 그런데 산업이 발달하면서 공장에 조립 라인이 설치되고 사무실에 타이핑할 일거리들이 늘어나게 되었고 고용주들은 피고용인들이 근무 시간 중에 많은 식사를 하는 것을 달

가위하지 않게 되었다.

이렇게 해서 식사 습관이 바뀌게 된 결과, 많은 사람들이 점심 식사 후 소화불량으로 인한 고통을 호소하고 있다고 한다. 이런 사람들일수록 회의에 참석하면서, 또는 컴퓨터 모니터를 들여다보면서 샌드위치를 집어 삼키는 식의 점심 식사를 하는 것이 보통이다.

생기 회복과 행복한 생활을 위해서 할 수 있는 중요한 일 가운데 한 가지가 의식적으로 즐거운 점심 시간을 갖는 것이다. 점심 시간으로 겨우 15분밖에 여유가 없더라도 여유롭게 식사를 하자. 식사 후에는 소화 촉진을 위해 5분 정도만이라도 가벼운 산책을 하는 것이 좋다. 식사 후 약간의 운동은 식곤증을 물리칠 수 있는 좋은 처방이다. 식사 후의 식곤증을 물리치기 어렵다면 오른쪽 옆구리를 바닥에 대고 누워 위장에 신경을 집중해 보자. 불과 몇 분 동안의 낮잠이 다시 활기와 원기를 채워줄 것이다.

저녁
1) 저녁 명상
아침 명상에 이서 두번째 명상을 하기에 가장 좋은 시간은 저녁 식사 전이다. 와인 한 잔에 심취하거나 텔레비전 앞에서 늘어져버리는 대신 내면의 안정을 위해 2, 30분 정도를 사용하자. 명상으로 얻어지는 충분한 휴식은 스트레스를 떨쳐버리고, 직장에서 묻혀온 갖가지 혼란스러운 생각들을 정리하고, 또 저녁 활동을 위한 에너지를 충전하는 데 아주 요긴하다. 명상을 하다 잠이 들었다면 저녁 식사를 하기 전까지 다시 한 번 명상을 시도한다.

2) 저녁 식사
저녁 식사는 6시경에 한다. 그러나 저녁 식사를 너무 많이 하는 것은 좋지 않다. 잠자리에 들 시간이 가까워질수록 식사량은 더 적어야 한다. 위장을 가득 채운 채 잠자리에 들게 되면 잠자리가 불편해져 안락한 수면을 취하기가 어렵다. 또 소화불량을 초래할 확률이 높아지고 비만에 이르는 지름길이 되기도 한다. 식사 후 잠자리에 들기까지 최소한 두 시간은 기다리는 것이 좋다.

3) 저녁 활동
저녁 식사 후에 하는 활동은 되도록 격렬하지 않은 것이 좋다. 특히 불면증 증세가 다소 있다면 정신적으로나 육체적으로 심한 활동을 하지 않는 것이 좋다. 운동은 아침 명상 후에 또는 저녁 명상 이전에 하는 것이 가장 바람직하다. 잠자리에 들기 직전에 격렬한 운동을 하면 진정시키려 해도 그 마음이 역동적인 채로 남아 있어서 잠을 방해한다.

저녁 시간에는 폭력 장면이 많은 액션 영화보다는 자연 풍경을 담은 다큐멘터리나 가벼운 코미디를 시청하는 것이 좋다. 잠자리에 들기 전에는 가족들과 함께 가벼운 산책을 즐기거나 책을 읽거나 혹은 목욕을 하거나 편지를 쓰도록 한다.

4) 잠자리
쾌적하고 깊은 수면은 바이탈 에너지를 회복하는 데 필수적인 요소이다. 불면증은 세계적인 건강 문제로 나이가 들면 들수록 더 심각해지는 경향이 있다. 밤에 잠을 제대로 자지 못해 낮에 피로감을 느끼는 현상은 어른 다섯 명 가운데 한 명 꼴로 나타난다. 이렇게 불면증은 여러 측면에서 삶의 질에 영향을 미칠 뿐만 아니라 면역 시스템에도 장애를 일으킨다.

다음에 소개하는 프로그램은 숙면 사이클을 회복시키는 데 큰 효과가 있는 것으로 밝혀졌다. 불면증 때문에 고생을 하고 있다면 다음과 같은 처방을 실천해 보자.

- 저녁 식사는 되도록 가볍게 한다.
- 저녁 식사 후 심한 운동이나 머리를 많이 사용하는 일은 피한다.
- 잠자리에 들기 한 시간 전에 10분 정도 시간을 내어 자신이 고민하고 있는 문제들과 내일 해야 할 일 등을 적어본다.
- 잠자리에 들기 30분 전에 약간의 오일을 묻혀 자가 마사지를 실행한다.
- 목욕탕에 조명은 낮게 하고, 음악은 잔잔하게 틀어놓은 채 따뜻한 물에 몸을 담근다.
- 욕조에는 아로마 오일을 약간 푸는 것이 좋다. 또는 라벤더, 바닐라, 샌들우드 등 약초향으로 주위를 환기시킨다.
- 이를 닦기 전에 인삼차나 둥글레차, 과일차 같은 약초차나 따뜻하게 데운 우유 한 컵을 마신다.
- 옆에 따스함을 함께 나눌 배우자가 없다면 전기로 데워지는 전기담요나 전기장판을 사용해 잠자리를 따뜻하게 하는 것이 좋다. 전기장판이나 온돌에서 잠을 잘 때는 너무 더워서 땀을 많이 흘리지 않도록 적당한 온도를 유지하는 것이 중요하다.
- 일단 자려고 누웠을 때는 완전히 눈을 감고 몸에 주의력을 집중한다. 자신의 호흡을 관찰하면서 100부터 시작해 역순으로 호흡 수를 세어본다.

위의 방식을 따르면 대부분의 경우 90까지도 세기 전에 코를 골게 될 것이다. 이런 실천 프로그램에도 불구하고 쉽게 잠을 이룰 수 없었다면 자명종을 새벽 4시에 맞추어 아침 일찍 일어나고 낮 동안에 전혀 낮잠을 자지 않도록 애쓴다. 밤 10시가 되면 잠자리에 든다. 한밤중에 잠에서 깼다면 먼저 소변을 보고, 반 컵 정도 따스한 우유나 약초차 한 잔을 들고 다시 잠자리에 든다. 호흡 수를 역순으로 다시 세기 시작하면 곧 잠에 빠져들 것이다. 낮에 과격한 운동을 하면 밤에 깊고 편안한 수면을 취할 수 있을 것이다.

자신의 심신 특성에 맞는 일과표를 작성하라

천성이 어떤 유형인지에 따라 바이탈 에너지 강화를 위한 일과표를 작성하는 일이 어려울 수도 있고 쉬울 수도 있다. 지(地) 기운이 왕성한 사람이라면 저녁에 일찍 잠자리에 들기는 별로 어렵지 않지만 아침에 해가 뜰 때 기상하기란 여간 어렵지 않다. 그들은 힘든 일을 하다가 쉬는 시간이 되면 이내 일손을 놓는다. 하지만 다시 일을 손에 잡기 힘들어한다. 천성 중에 지 기운이 강하다면 매일 일정 시간 격렬한 육체적 활동을 하자. 그리고 식사 시간을 무시하고 식욕이 동할 때 식사하는 습관을 갖자.

화(火) 유형의 사람들은 일반적으로 자신의 식욕을 잘 따르는 편이다. 그들은 아침에 일찍 일어나는 데는 문제가 없지만 적당한 시간에 잠자리에 드는 데는 어려움을 겪는다. 특히 마감일을 지켜야 하는 프로젝트를 수행할 때는 몸이 피곤하다는 신호를 계속 보내와도 프로젝트가 끝날 때까지 자신을 혹사시킨다. 당신이 화 기운이 왕성한 사람이라면 자신의 촛불을 동시에 양쪽 끝에서 타들어가게 해서는 안 된다. 한 가지 일을 마치고 난 후에는 충분한 휴식을 취한 다음에 다른 일에 착수하자.

풍(風) 기운의 사람들은 하루 일과표를 짜는 것 자체에 곤란을 겪는다. 풍 유형의 사람들은 천성이 규칙적인 일과를 따르는 것을 거부하기 때문에 무리하게 이를 시도하면 오히려 역효과를 본다. 따라서 이에 대한 스트레스로 그들을 압박하면 불안감이 증대하고 불면증, 소화불량 등이 찾아든다.

이렇게 풍 유형 사람들의 생활에서 규칙적인 면을 발견하기는 쉽지 않지만 그래도 어느 정도까지는 생활의 리듬을 유지하도록 애쓰는 것이 정신적, 육체적으로 바람직하다. 만약 당신이 풍의 기운이 강하다고 생각한다면 생활에서 균형감각을 갖는 것이 생기를 악화시키는 것이 아니라

고양시킨다는 점을 명심하도록 한다.

덧붙여 심신의 유형과는 상관없이 자신의 내부 리듬을 주위 환경의 리듬에 맞추도록 노력하자. 그랬을 때 당신의 삶은 여러 측면에서 커다란 기쁨을 만끽하게 될 것이다. 우리는 영적 존재이자 정신적, 육체적 존재인 것이다. 우리 자신의 생물학적 리듬을 존중하면 우리 삶을 구성하는 모든 계층의 질이 고양된다.

바이탈 에너지 회복을 위한 지침

자신의 리듬을 확립하자

앞으로 일주일 동안만 자신에게 이상적인 생활 리듬을 따르겠다고 작정하자. 너무 과도하게 밀고 나간다면 문제가 되겠지만 일단은 자신의 천성에 맞는 생활 프로그램을 짜서 거기에 맞는 생활을 해보자. 설령 아래 지침을 다 지키지 못한다고 해도 어느 정도 시간이 지나면 바이탈 에너지가 크게 향상됨을 충분히 자각할 수 있을 것이다.

1) 자명종 없이 태양이 뜰 때 잠에서 깨어나자.
2) 아침 명상을 실천하자.
3) 배가 고플 때 아침 식사를 하자.
4) 점심 식사를 가장 중요한 식사로 알고 풍성히 먹자.
5) 식사 후에는 가볍게 산책을 하자.
6) 저녁 식사를 하기 전에 저녁 명상을 하자.
7) 저녁 식사는 가볍게 하자.
8) 저녁 식사 후에는 가벼운 활동을 하자.
9) 10시 반에는 불을 끄고 잠자리에 들자.

생기를 호흡하자

우리가 태어나 제일 먼저 하는 일이 바로 숨쉬기이다. 우리가 이 지구를 떠날 때 하는 마지막 일도 숨쉬기이다. 태어나서 죽을 때까지 우리는 대략 5억 번 숨쉬기를 반복하는데 거의 무의식적인 숨쉬기가 대부분이다. 호흡을 관장하는 사령탑은 우리 두뇌의 가장 깊숙한 곳에 위치한다. 그곳은 신체에서 가장 중요한 기능을 수행하는 장소이다.

우리가 사고로 의식을 잃는 경우에도 호흡 중추는 우리의 정신적, 육체적 상태를 충실히 감시하며, 생기 기체의 출입을 통제한다. 우리의 마음과 호흡은 매우 밀접한 관계를 갖는다. 감정적으로 크게 흥분할 일이 있을 때 자신의 호흡이 어떻게 감정의 동요를 반영하는지 관찰해 보라. 이와는 반대로 명상을 수행하는 사람들에 대한 연구는 절제된 호흡이 마음의 동요를 진정시킨다는 사실을 분명히 증명하고 있다.

정신은 생각이 움직이는 공간이다. 자신의 생각을 주위에 표명하려고 할 때 우리는 말을 하면서 숨을 고른다. 호흡은 우리의 생각에 의해 영향을 받고 또 생각은 호흡에 의해 영향을 받는다. 따라서 의식적으로 호흡하는 방법을 배우게 되면 마음의 균형을 확립하고 바이탈 에너지를 회복하는 데 커다란 도움이 될 수 있다.

갓난아기였을 때 그리고 어린아이였을 때 우리는 자연적으로 어떻게 호흡하는 것이 가장 효과적인지 알고 있었다. 하지만 나이가 들어가면서 우리는 우리 몸속에 깃들어 있는 자연의 열정을 통제하도록 배웠으며 그 결과 호흡 패턴에 있어서도 변화를 불러왔다.

결국 우리는 갓난아기들에게서 볼 수 있는 단순한 배호흡이 아닌 가슴호흡에 의존하고 있다. 가슴은 우리가 스트레스와 긴장을 담고 있는 장소가 아닌가. 배호흡을 하면 횡격막이 이완됨으로써 가슴이 휴식을 취하는 효과를 가져온다. 폐 아래쪽에 위치하는 이 근육은 수축할 때 폐의 밑바닥까지 더 많은 산소와 혈액을 공급함으로써 호흡의 효과를 증진시킨다. 이제부터 유연하게 호흡하면서 생기를 취할 수 있는 방법을 실행해 보기로 하자.

1)배호흡
가장 편안하게 눕거나 앉는 자세를 취하자. 허리 부분을 조여 자유로운 동작을 방해하는 것은 모두 제거해 버리고 한 손을 배꼽 바로 아랫부분에 놓자. 이제 천천히 깊은 숨을 들이쉬고 내쉬면서 배꼽 밑에 놓인 손바닥이 들렸다 내려갔다 하는 현상을 반복하도록 한다.

숨을 내쉴 때마다 배의 근육을 조금씩 수축시켜서 폐의 공기가 다 빠져나가도록 한다. 이런 배호흡을 반복해서 배호흡으로 편안함을 느끼게 되었을 때 손을 배에서 떼고 천천히 깊은 숨쉬기를 계속한다. 눈은 반쯤 감거나 완전히 감는 것이 좋다.

이처럼 완만한 배호흡이 지속적으로 이루어졌다면 더욱 효과를 높이기 위해 간단한 만트라를 외워본다. 산스크리트어로 가장 유명한 만트라는 숨을 들이쉬면서 "오"라고 입 속으로 말하고 내쉬면서 "음"이라고 되뇌는 것이다. 호흡이 깊어지면서 당신은 "오~음~, 오~음"이라는 되뇌임을 반복하게 될 것이다.

호흡이 가빠진다는 생각이 들 때면 언제든지 배호흡을 실행할 수 있다. 이런 식으로 호흡하고 있는 자신을 발견하게 될 때는 의식적으로 호흡을 배호흡으로 전환해서 천천히 깊은 호흡을 시도하도록 한다. 당신이 지니고 있던 가슴의 긴장이 모두 사라질 것이다.

2)에너지를 충전시키는 호흡
마음을 진정시키고 긴장을 배출하기 위해 배호흡을 하는 것과 마찬가지로 에너지 강화를 위해 새로운 방식의 호흡을 시도할 수도 있다. 요가의 전통에는 풀무호흡(우리나라 요가계에서는 바스트리카로 알려져 있다—역자 주)이라는 호흡법이 있는데 활기를 북돋우는 강력한 에너지 고양법이다. 이 방법은 일반적으로 대단히 안전한 요가 훈련법으로 알려져 있다. 하지만 심장 질환이나 폐 질환이 있는 사람이라면 특별한 주의가 필요하다.

이런 훈련을 하는 동안은 항상 자신의 몸이 전해 주는 신호에 주의를 기울여야 한다. 기분이 나빠진다든지 몸의 일부에서 불편을 느낀다든지 하면 즉각 호흡을 중단하고 몇 분 동안 휴식을 취하도록 하자. 그런 다음 천천히 강도를 늦추어 다시 시작해 보자.

먼저 등이 있는 의자에 편안한 자세로 깊숙이 앉자. 어깨에서 긴장을 빼고 천천히 깊은 배호흡을 실행한다. 몇 번 호흡을 해서 마음이 안정되면 완전히 숨을 내쉬고 다음부터 강제로 1초에 한 번씩 강력한 들숨과 날숨을 쉰다. 이때 코를 통해 호흡하고 호흡의 속도를 고르게 하는 것이 중요하다. 이런 호흡을 10회 내지 20회 반복한다. 그런 다음 휴식을 취하면서 자신의 몸에서 어떤 기분이 느껴지는지 관찰한다. 약 15초 내지 30초 정도를 쉰 후 똑같은 호흡을 다시 10번 내지 20번 반복한다. 이렇게 호흡하고 쉬는 과정을 한 번에 3, 4회 이상 시행해서는 안 된다.

호흡 훈련을 하는 중에 머리, 손가락, 입 주위가 아프다든지 하면 깊은 호흡하는 것을 중단하고 일상의 호흡 방식으로 복귀한다. 몸에서 이상한 기분이 완전히 사라진 다음에 이번에는 강력한 호흡을 여섯 번 내지 여덟 번만 반복한다. 이 호흡은 오직 횡경막을 이용해서 들숨과 날숨을 쉬기 때문에 그동안 머리, 목, 어깨 등은 휴식을 취하게 된다.

풀무호흡법을 실천하고 난 후에는 보통 몸에 에너지가 충전되었다는 느낌을 받는다. 이 호흡법은 특히 아침 나절에 기운을 제대로 취할 수 없을 때 유용하다. 저녁 식사 이후에 이 호흡법을 실행하면 잠자기 어려울 수도 있으므로 주의해야 한다.

3)활력을 돋우는 호흡

조용히 눈을 감고 자신의 신체 어느 부분에서 긴장이 느껴지는지 관찰하자. 천천히 심호흡을 하면서 자신의 몸에 숨겨져 있는 압박과 긴장, 적대감을 내쉬는 숨에 실어 모두 배출해 버리자. 이런 호흡을 10회 정도 시행한 후 다시 자신의 몸을 마음의 눈으로 면밀히 관찰하면서 아직도 불편한 부분이나 취약한 부분이 있는지 점검한다. 대체로 그런 부분은 공허한 기분이 느껴지는 부위일 경우가 많다. 많은 사람들이 자신의 심장이나 소화 기관에서 그런 기분을 느낀다고 대답하는 경우가 많다.

　내장 부분에서 불편함을 느낀다고 생각된다면 다음과 같은 호흡 방법이 유용할 것이다. 깊은숨을 쉬는데 숨을 내쉴 때마다 숨이 끊어질 때까지 옆에서 들을 수 있을 정도로 "오오오~" 또는 "어어어~" 하는 소리를 낸다. 이런 소리를 낼 때 의식적으로 소리의 진동을 자신의 허약한 신체 부위에 전달한다고 생각한다.

　자신의 심장이 민감해 잘 긴장된다면 그 소리로 가슴 부위를 진동시킬 수 있다고 생각한다. 명치에 불편함을 느낀다면 그 소리가 자신의 배 전체를 진동시키도록 한다. 그렇게 함으로써 그 소리의 진동이 몸 구석구석까지 전달될 때 몸속 독성이 모두 호흡으로 배출되고 에너지 유통이 자유로워지게 된다.

　바이탈 에너지가 회복된다고 충분히 느낄 수 있을 때까지 몇 차례씩 이 방법을 반복한다. 이 호흡 방법은 명상을 시작하기 전에 몇 분씩 실시해도 좋고, 걸을 때나 정원을 돌볼 때 혹은 엘리베이터를 기다리고 있을 때 해도 좋다. 이 훈련을 처음 시작할 때 마치 자신이 바보가 된 것처럼 느껴질지도 모른다. 하지만 이 호흡을 규칙적으로 몇 번 하다 보면 자신에게서 활력이 살아나고 있음을 확신할 수 있을 것이다. 또 호흡 훈련 중에, 혹은 일상생활을 하는 중에 자신의 호흡 수가 크게 개선되었다는 것을 알게 될 것이다.

바이탈 에너지 회복을 위한 지침

바이탈 에너지 증진을 위한 호흡법

1) 앞의 세 가지 호흡법들을 연습하고 그 방법들이 자신의 심신에 어떤 좋은 효과를 가져오는지 관찰하자. 마음을 진정시켜야겠다는 생각이 들 때는 배호흡을 실시한다. 자신이 무기력하다고 느껴질 때, 그래서 재빨리 에너지가 필요할 때는 풀무호흡법을 실행한다. 몸의 어느 부분이 아프다고 느껴질 때는 소리를 내는 호흡법을 실천해 보자.

2) 이런 호흡법으로 바람직하지 않은 생활습관들을 개선하자. 우울증 치료제나 수면제, 또는 두통약을 복용하고 있다면 배호흡을 자주 실천하고 그런 약들의 사용을 자제하도록 한다. 커피를 진하게 마시는 습관이 있는 사람들은 그 대신 풀무호흡법을 자주 해보자. 기진맥진한 몸을 달래기 위해 한두 잔씩 술을 마시는 습관이 있는 사람들은 지금부터 소리를 내는 호흡법을 실행하도록 한다. 새로운 호흡법이 자신을 치유하는 자연적인 건강법이라는 점을 기억하자.

온몸을 쭉 뻗어보자

당신이 지금 어디에 있든 하던 동작을 딱 멈추고 자신의 자세가 어떤지 관찰해 보자. 자세에서 불편함이 느껴지는가? 지금과 같은 자세로 앞으로 15분 동안을 유지할 수 있다고 생각하는가? 한 시간은 가능할까?

이제, 서 있는 자세든 앉아 있는 자세든 상관없이 두 손을 마주잡고 머리 위로 쭉 뻗은 채 가만히 있어보자. 어떤 느낌이 전해지는가? 몸에서 긴장이 감소되고 새로운 에너지가 충전되고 있음을 느낄 수 있는가? 근육과 힘줄과 관절을 늘려주는 그 간단한 행동은 놀랍게도 몸의 긴장과 이완 사이에서 균형을 되찾게 해줄 뿐 아니라 바이탈 에너지를 고양시켜 준다.

우리 몸의 조직들은 나이가 들면서 유연성을 잃게 되는 수가 많다. 이는 자연스러운 현상이다. 아유르베다의 관점에 따르면 우리가 지구라는 행성에서 오래 머물면 머물수록 풍 기운이 고양되기 때문에 몸 전체의 조직들이 수분을 잃게 되고, 그 결과 몸이 굳어지게 된다고 한다. 이런 신체의 경화 경향을 극복하기 위해서 우리는 규칙적으로 몸을 쭉쭉 펴서 관절과 근육을 움직여 주어야만 한다.

운동선수라면 과격한 운동을 하기 전에 준비 운동을 충분히 하는 것이 부상을 예방하는 길이라는 사실을 잘 알고 있다. 이와 마찬가지로 매일 아침 온몸을 한 번씩 뻗어주는 일은 장기적으로 신체의 유연성을 유지하고 만성적인 통증을 피할 수 있도록 해준다. 지금도 얼마나 많은 사람들이 그런 퇴행성 증상들에 시달리고 있는가!

의식적인 몸뻗기, 요가

서양에서는 요가라는 고대의 건강 증진법이 기묘한 자세 때문에 사람들의 관심을 모았다. 요가라는 단어는 '멍에를 짊어진 황소'라는 표현에서의 '멍에(yoke)'와 똑같은 어원에서 출발했는데, 궁극적으로 요가의 목적은 몸과 마음과 영혼을 일체화시키는 데 있다. 요가에서 빼놓을 수 없는 것은 이상야릇한 자세로 수행하는 모습이다.

이는 의식적으로 신체의 느낌을 받아들이면서 수행할 때 가장 커다란 효과를 얻을 수 있기 때문이다. 즉 이상야릇한 자세를 취하면서 자신의 몸이 어떤 느낌을 전해 주는가 하는 데 더욱 많은 관심을 기울여야 한다.

요가는 절대로 남들과 경쟁하는 스포츠가 아니다. 그보다는 몸을 움직이는 과정에서 자신의 의식을 계발하는 정신 훈련의 기회를 제공해 주는 자가 수련법이다. 요가 자세를 실행할 때는 항상 자의식을 일깨워야 한다. 그러면 모든 일상생활에서 항상 자의식과 함께 할 수 있을 것이다.

이제부터 집에서 쉽게 실천할 수 있는 기본적인 요가 동작을 해보자. 각 자세를 취하는 동안 온몸에 정신을 집중하고 항상 유연하게 자신의 호흡을 유지하도록 하자. 다음은 집에서 할 수 있는 요가 동작 순서이다.

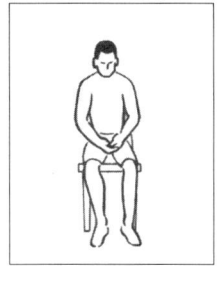

1) 호흡관리 : 눈을 감고 의자에는 등을 대지 말고 약간 앞으로 나앉는다. 그리고 등을 쭉 편 자세를 한다. 어깨에서 힘을 빼고 두 손을 가볍게 모아 허벅지 위에 올려놓는다. 이제 천천히 심호흡을 하면서 가슴 가득 공기를 집어넣는다고 생각한다.

숨을 들이쉴 때마다 머리를 공중으로 들어올린다고 상상하면서 척추를 바로 세운다. 가슴통과 등 아랫부분이 이완되는 것을 느껴본다. 척추를 최대한 펼친 상태에서 허파에 공기를 가득 채운 후에는 잠시 기다렸다가 천천히 숨을 내쉬면서 몸이 다시 수축되도록 한다. 이 과정을 서너 차례 반복한다.

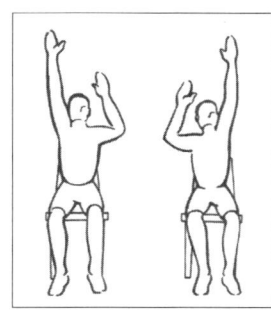

2) 머리 위로 팔 뻗치기 : 두 손을 머리 위로 들어올려 평행하게 가지런히 모은다. 오른팔을 들어 천천히 머리 위로 뻗는다. 이때 어깨도 최대한 내뻗는다고 생각한다. 팔을 뻗을 때는 몸의 측선 부위가 완전히 늘어났다는 느낌을 갖도록 한다.

오른팔을 천천히 내린 후 왼팔을 오른팔과 똑같은 방법으로 내뻗는다. 고르고 편안하게 호흡하면서 두 팔을 교대로 사용한다. 이 동작을 서너 차례 반복한다.

3) 몸 앞으로 굽히기 : 두 손을 머리 위로 높이 든 후 천천히 몸을 앞으로 숙이고 몸을 완전히 굽힌 후에는 두 손을 바닥의 발 가까이에 모은다. 머리는 가능하면 무릎까지 닿는 것이 좋지만 무리해서는 안 된다.

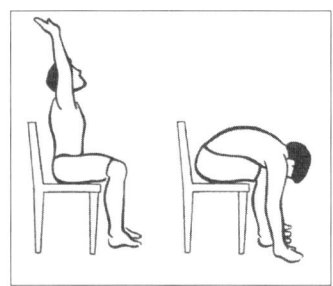

배가 허벅지에 닿을 수 있을 만큼 몸을 굽힌 후(비만한 사람은 할 수 있는 만큼만 한다) 천천히 깊고 고르게 호흡하면서 들이마신 공기가 자신의 내장기관들을 마사지한다고 상상한다. 몇 차례 호흡을 한 후에는 서서히 몸을 들어 처음의 자세로 돌아온다. 이때 맨 아래 척추에서 시작해 목뼈에 이르기까지 척추의 뼈마디 하나하나를 편다는 마음으로 허리의 아랫부분부터 점차 몸을 일으킨다.

4) 옆으로 몸 뒤틀기 : 오른쪽 다리를 들어 왼쪽 허벅지 위에 포갠다. 왼손은 오른쪽 다리 위에 올려놓는다. 몸 전체를 오른쪽으로 틀면서 오른손이 의자 등받이의 가장 왼쪽 부분에까지 이를 수 있도록 뻗는다.

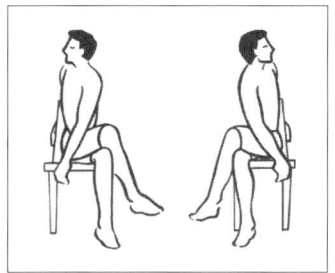

왼손도 자연스럽게 오른손을 따라 같은 방향으로 움직인다. 머리는 척추와 일직선이 되게 유지하고 호흡을 계속한다. 서너 차례 호흡을 한 후에는 처음 자세로 되돌아온다.

왼발을 오른 허벅지 위에 놓고 앞과 같은 자세를 취한다. 오른손은 왼쪽 허벅지 위에, 왼손은 뒤로 뻗어 의자 등받이 가장 오른쪽 부분을 거머쥐면서 몸 전체를 뒤튼다. 이런 자세에서 서너 차례 호흡을 한 후 원래의 자리에 복귀한다.

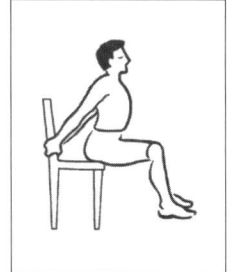
5)앞쪽으로 등 굽히기 : 양 손을 등 뒤로 보내 허리쯤에서 각각 의자의 모서리를 붙잡는다. 천천히 깊은 숨을 들이키면서 가슴을 펴서 천장으로 올려보낸다는 생각으로 목에까지 숨이 들어차도록 한껏 들이마신다.

엉덩이는 의자 모서리에 걸쳐져야 한다. 이때 몸이 의자에서 떨어져서는 안 된다. 또 등을 자연스레 뻗는데 맨 아랫부분에서 시작해서 목뼈에 이르기까지 하나하나씩을 골고루 펴준다는 생각을 하면서 동작을 해야 한다.

몸을 완전히 뻗은 자세에서 호흡을 두 번 반복한다. 천천히 숨을 내쉬면서 원래 자세로 복귀한다. 이 동작을 서너 차례 반복한다.

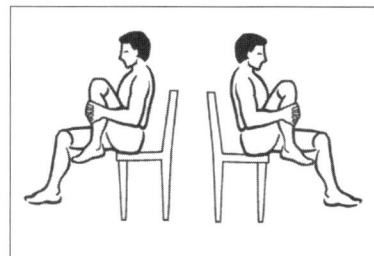
6)무릎 끌어모으기 : 엉덩이가 의자 모서리에 걸쳐지도록 앉는다. 오른쪽 다리를 들어 양 손으로 오른쪽 다리 무릎 아랫부분을 감싸안는다. 그리고 나서 숨을 깊이 들이쉬면서 무릎이 최대한 가슴 가까이에 올 수 있도록 끌어모은다. 엉덩이 부분까지 몸이 신장된다는 느낌이 들도록 두 무릎을 천천히 모아준다.

길게 숨을 내쉰 후에 다시 숨을 들이쉬면서 몸의 긴장을 풀고 천천히 팔다리에서 힘을 뺀다. 잠시 어깨 부분이 완전히 이완되기를 기다린다. 같은 다리에 대해 똑같은 동작을 서너 차례 반복한 후 왼쪽 다리를 들어 같은 동작을 되풀이한다.

7)정좌하기 : 등을 의자 등받이에 대고 앉는다. 조용히 눈을 감고 마음의

눈으로 자신의 몸에서 어떤 느낌이 전해지는지 자세히 관찰해 본다. 호흡을 편안하게 하면서 에너지가 자신의 몸 구석구석으로 전달되고 있다는 느낌을 가져본다. 몸 전체가 천천히 이완되면서 전해지는 편안한 느낌을 약 5분 동안 즐긴다.

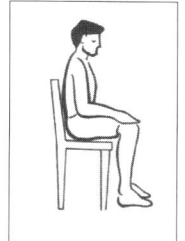

베다철학의 중요한 경전 중에 하나인 바가바드기타에는 생의 지복에 이르는 비결이 설명되어 있다. 여기에 나오는 산스크리트어로 "요가스타 쿠루 카마니"라는 구절은 "몸과 마음과 영혼이 일체화된 상태에서 행동을 취하라"라는 말로 해석된다.

몸을 바쁘게 움직이는 상황에서도 우리는 자신의 의식을 안정된 상태로 유지할 수 있다. 마찬가지로 주변 상황이 혼란스럽게 요동을 치더라도 우리는 그 한가운데서 내적인 고요함을 간직할 수 있는 법이다.

바이탈 에너지 회복을 위한 지침

심신을 역동적으로 이완시키자

1) 몸을 충분히 의식한다는 마음으로 하루에 몇 번씩 앞에 나온 요가 자세대로 연습하자. 호흡은 몸과 마음의 연결을 증진시키는 도구라는 사실을 명심해야 한다. 요가 자세를 취하는 중에는 자세를 완벽하게 가진다고 생각하기보다는 연습 중에 몸에서 느껴지는 기분에 주의를 기울인다.

2) 몸을 쭉 뻗을 때 몸 전체에 흐르는 에너지에 정신을 집중한다. 사무실 책상에서, 비행기 안에서, 버스나 전철 안에서, 텔레비전을 시청하면서 하루에 서너 차례씩 요가 훈련을 반복한다. 자신의 몸 상태에 항상 주의를 기울이고 에너지가 자유롭게 유통하는지 감각으로 인식한다.

헬스클럽에 다닐 필요가 없다

우리 몸은 사실상 움직이기에 알맞도록 디자인되어 있다. 인류가 이 행성에서 처음 나타난 이후 여태껏 수십만 년 동안 인간은 활발한 육체적 활동을 하면서 살아왔다. 지구상의 사람들이 하루 중 대부분의 시간을 앉아서 지내게 된 것도 불과 50년밖에 안 되는 일이다. 나는 사람들로부터 종종 "아유르베다에서는 운동에 대해 어떻게 가르치고 있나요?"라는 질문을 받는다. 하지만 5천 년 전 아유르베다 현자들이 과연 아침마다 자동차를 타며, 15분을 달려 헬스클럽에 도착하고, 러닝머신 위에서 30분 동안 땀을 흘리고, 다시 15분을 달려 집으로 돌아와 샤워를 한 후 직장으로 출근하는 현대인의 모습을 상상이나 할 수 있었을까 하는 생각이 든다.

하지만 우리의 생활은 그 전의 생활과는 확연히 달라졌다. 그러므로 몸을 최대한 오랫동안, 최고의 상태로 유지할 수 있도록 정기적으로 움직여주는 것이 반드시 필요하다. 여기서 중요한 점은 굳이 헬스클럽에 나가 러닝머신에 매달려 운동할 필요는 없다는 것이다. 자신이 좋아하는 운동, 즉 걷기, 자전거 타기, 하이킹, 등산, 계단 뛰어오르기 등을 찾아 규칙적으로 하는 것이 좋다.

인생에서 운동은 필수 조건

적당한 운동을 할 때 얻을 수 있는 가장 큰 이점은 유연성 증진, 체력 강화, 지구력 증가 등이다. 정기적인 육체적 훈련은 체력뿐 아니라 정신력 증진에도 도움이 된다. 규칙적으로 운동을 하면 혈압이 낮아지고 혈중 콜레스테롤 수치도 떨어진다. 정기적으로 운동을 하는 사람들은 그렇지 않은 사람들에 비해 흡연 같은 유해한 습관을 떨쳐버리기가 쉽고, 다이어트가 필요할 때 적응능력 또한 뛰어나다.

운동은 몸이 만들어내는 천연적인 진통제라 할 수 있는 엔도르핀 분비를 자극하고 우울증에 시달리는 사람들이 기분 전환을 할 수 있게 해준다. 나이나 신체적 조건에 상관없이 적당한 운동을 하는 것은 건강 증진을 위해서 반드시 필요한 일이다.

어떤 운동을 얼마나 많이, 얼마나 자주 해야 할까? 운동에 대해서 알고 있어야 할 점은 운동도 천성에 맞아야 한다는 것이다. 어떤 사람에게는 적합한 운동이 다른 사람에게는 오히려 해가 될 수도 있다. 심신 유형, 일반적인 건강 상태, 심장 지구력 상태, 나이, 운동 강도 등이 자신에게 알맞은 운동을 선택하려 할 때 반드시 고려해야 할 사항들이다. 운동은 반드시 즐거워야 하고 또 그런 즐거움을 느끼기 위해서는 그 운동이 반드시 제반 조건에 들어맞아야 한다.

자기에게 맞는 운동을 선택하라

지의 기운은 다른 기운들보다 천천히 움직인다. 따라서 지의 기운이 강한 사람이라면 스스로 운동을 하고자 하는 마음을 가지기가 쉽지 않을 것이다.

최근의 연구에 따르면 몸무게가 많이 나가는 사람들은 심지어 휴식을 취하고 있는 동안에도 다른 사람들에 비해 에너지 소비량이 적다고 한다. 만약 2, 3킬로그램 정도 몸무게를 줄이고 싶다면 정기적인 운동이 에너지 소비를 증진시키는 가장 좋은 방법이 될 것이다. 오랫동안 운동을 제대로 하지 않았다면 먼저 빠른 걷기 운동부터 시작해 보자. 생기가 고양되는 것을 확연히 느끼고 싶다면 운동을 하면서 어느 정도는 땀을 흘리는 것이 바람직하다.

따라서 지 유형의 사람들이 운동을 할 때는 옷을 조금 두껍게 껴입으라고 권하고 싶다. 먼저 면으로 된 땀받이 셔츠를 입고 그 위에 나일론으로 된 방수 운동복을 걸친다. 날씨가 서늘하다면 모자를 쓴다. 이 정도

옷차림을 하고 재빨리 걷는다면 땀을 흘리게 될 것이 분명하다. 처음에는 30분 동안 빠르게 걸어보자. 익숙해지면 걷는 시간을 늘린다. 이렇게 해서 어느 정도 빨리 걷기에 익숙해지면 조깅이나 하이킹, 등산, 자전거 타기 등의 가벼운 운동으로 옮겨가면서 운동 강도를 높이라. 신체 조건이 허락한다면 농구나 축구처럼 땀을 많이 흘릴 수 있는 운동을 하는 것도 바람직하다.

화 유형의 사람들은 경쟁심을 배출할 수 있는 통로로써 운동이 필요하다. 하지만 이 유형의 사람들은 운동을 하면서도 스트레스가 가중될 수 있으니 조심해야 한다. 당신이 화 유형의 사람이라면 수영이 가장 이상적인 운동이라고 할 수 있다. 운동 중에 쉽게 열이 발산될 수 있기 때문이다. 장거리 자전거 타기, 하이킹, 롤러 블레이드 타기 등도 화 유형의 사람들이 하기에 좋은 운동들이다. 나는 화 유형의 사람들에게 가능하면 야외에 나가서 할 수 있는 운동을 권하고 싶다. 그들이 자신의 주의를 자연 경치에 돌림으로써 적어도 잠시 동안이나마 열기로 가득 찬 마음을 식힐 수 있게 하기 위해서이다.

풍 유형의 사람들이 규칙적인 운동을 하게 하는 것은 어려운 일이다. 그들은 몸무게 때문에 고민하는 법이 없으므로 운동에 대한 욕구가 그리 큰 편이 아니며 설령 운동을 시작했다 하더라도 흥미를 가졌던 한두 주가 지나면 이내 관심을 잃고 마침내 운동을 중단해 버리는 경우가 많다.

그러나 풍의 기운이 왕성한 사람들이 규칙적으로 가벼운 운동을 하게 되면 자신에게 내재되어 있는 심신의 동요를 진정시키고 고양된 에너지를 바람직한 방향으로 집중시키는 데 매우 유용하다. 풍 유형의 사람들에게는 균형감각을 키워주고 심신을 진정시킬 수 있는 운동이 좋다. 그들은 다른 유형의 사람들보다 몸이 가벼워서 걷기, 요가, 자전거 타기, 댄싱 등에 적합한데 이런 운동의 일차적인 목적은 신체의 민첩성과 조화를 키우고 체력을 강화하는 데 있다.

처음에 풍 기운이 주가 되는 심신 유형을 가졌다가도 나이가 들고 몸무게가 늘어나면서 지 유형의 심신 유형으로 바뀌는 사람들이 더러 있다. 이런 현상은 임신을 했을 때 몸무게가 많이 늘어났다가 출산 이후에도 원래 상태로 몸무게를 되돌리지 못한 여성들에게서 가장 많이 나타난다. 또 중병을 앓았다거나 크나큰 정신적 고통이나 변화를 겪어야 했던 사람들에게서도 종종 나타난다. 아유르베다에서는 이런 상황에 대해 다음과 같이 설명한다.

정신적으로는 아직도 풍의 기운이 왕성한 사람일지라도 육체가 지의 기운을 더 많이 축적하게 되면 육체는 도저히 통제할 수 없는 정신적 동요를 느끼게 되고, 이를 보상하기 위해 물질 대사의 생리적 활동에 지의 기운을 더욱 북돋우게 된다. 만약 당신에게도 이런 현상이 나타난다면 먼저 명상을 통해 마음을 진정시키고, 지 유형의 사람들에게 적합한 운동을 하도록 권하고 싶다.

나는 헬스 기구 사용을 좋아하지는 않지만 마음은 풍의 기운이 점유하고 있고 몸은 지의 기운으로 충만한 사람들에게는 집 안에서 러닝머신, 노젓기 훈련기, 계단 오르기 기구 등을 사용하는 운동도 적합하다. 경쾌한 박자의 음악에 맞춰 하는 리듬 운동도 균형을 찾는 데 도움이 된다.

자신의 심신 유형에 알맞은 운동을 선택하면 건강에도 크나큰 즐거움을 만끽할 수 있다. 자신의 건강에는 유익하다고 확신하면서도 실천하는 데 부담을 느낀다면 그런 운동은 당신이 원하는 만큼의 효과를 가져다주기 힘들 것이다. 또 당신도 오랫동안 그런 운동에 집착하기가 어렵다.

일단 당신의 현재 육체적 조건이 어떤지는 상관없다. 반드시 운동을 해야 한다는 사실만 명심하자.

심장 질환이 있거나 근래에 육체적으로 별달리 활동적이지 못했다면 운동을 시작하기 전에 의사의 지시를 따르는 것이 좋다. 여기서 소개되고 있는 운동들은 특별한 건강상 문제가 없다면 별 무리 없이 따라할 수 있을 것이다.

1) 제1단계 : 전신 뻗기
요가의 일차적인 목적은 몸 전체의 움직임을 더 유연하게, 편안하게 할 수 있게끔 만드는 것이다. 가장 기본적인 요가 동작을 실행하면서 호흡을 동작과 일치시켜 보자. 동작을 할 때는 온몸이 편안해진다는 느낌이 전해져야 한다. 몸에 부담이 오고 부자연스러움이 느껴진다면 그것은 바른 요가 자세가 아니다.

　근래에 병을 앓았거나 만성 질환이 있다면 혹은 몸무게가 지나치게 많이 나간다면 특히 온몸에서 전해지는 느낌에 주의하면서 동작을 해보자. 요가 훈련에서 첫번째 단계는 주의를 집중시키면서 전신을 이완시켜 몸과 마음의 연결을 꾀하는 데 있다.

2) 제2단계 : 의식적으로 움직이기
유연성 있는 자세에서 편안함을 느낀다면 더 활달한 동작을 취해 보자. 순환기능을 증진시키는 데 도움이 될 것이다. 이 단계에서도 자신의 몸에서 전해지는 신호에 집중하자. 처음 이 동작을 할 때는 자세를 취하는 과정이나 연습을 다 끝낸 후에도 맥박을 평상시처럼 유지하는 것이 좋다. 현재 건강한 상태라면 운동의 강도를 점진적으로 높여 한 달 후에는 맥박이 평상시보다 50퍼센트 정도까지 높아지도록 조절하자. 예를 들어 평상시 휴식할 때의 맥박이 분당 80회라면 한 달 후에는 운동 중에 최대 120회까지 맥박이 상승하는 것이 바람직하다.

　다음의 생기를 보강해 주는 요가 동작들은 몸의 유연성을 기르는 데도 탁월한 효과를 나타낸다. 이러한 동작을 열심히 하게 되면 심장 박동을 높은 수준까지 증진시킬 수 있다. 자신이 원하는 맥박을 먼저 정하고 그 맥박에 적합하도록 동작의 강도와 속도를 조절해야 한다. 이 단계에서는 걷기, 가벼운 수영, 자전거 타기 등도 적합한 운동이 될 수 있다.

3) 생기를 증신시키는 동작 따라하기

다음에 소개되는 생기를 증진시키는 동작 열두 가지는 천천히 할 수도 있고 또 빠르게 할 수도 있다. 지 유형의 사람들은 동작을 빨리 하고, 화 유형의 사람들은 보통 정도 속도로, 풍 유형의 사람들은 천천히 하는 것이 좋다. 이 동작들은 몸 전신의 이완과 균형을 위한 것이므로 남녀노소 누구나 무리없이 따라할 수 있다.

① 합장 자세 : 가슴 부위로 두 손을 모아 손바닥을 마주보게 합친다. 호흡을 편안하게 한다.

② 팔 올리기 : 두 팔을 하늘로 높이 들어올린다. 머리는 앞을 바라보고 뻗은 손은 하늘에 닿는 기분으로 쭉 편다.

③ 손 땅에 닿기 : 엉덩이에서 시작해 상반신을 천천히 앞으로 굽힌다. 앞으로 내민 손바닥이 땅을 짚을 수 있게 한다. 이때 무릎을 굽히지 않도록 주의한다.

④ 몸 앞으로 뻗기 : 왼발을 뒤로 보내면서 몸 전체를 낮춘다. 두 손으로 땅바닥을 짚고 머리를 들어 하늘을 바라본다. 왼쪽 무릎이 땅바닥에 닿지 않도록 조심한다. 몸을 일으킨 후 오른발을 뒤로 보내면서 같은 동작을 반복한다.

⑤ 엉덩이 들기 : 두 손바닥으로 땅을 짚은 채 한쪽 발을 뒤로 보내고 다른 발 역시 뒤로 보내면서 엉덩이를 높이 든다. 눈은 자신의 다리를 바라본다. 발뒤꿈치를 천천히 땅에 붙인다. 몸을 펴서 원상태로 복귀한다.

⑥ 바닥 기기 : 무릎과 가슴과 턱이 바닥에 닿도록 몸을 낮춘다. 엉덩이는 약간만 들어올린다. 이 자세를 잠시 동안 유지한다.

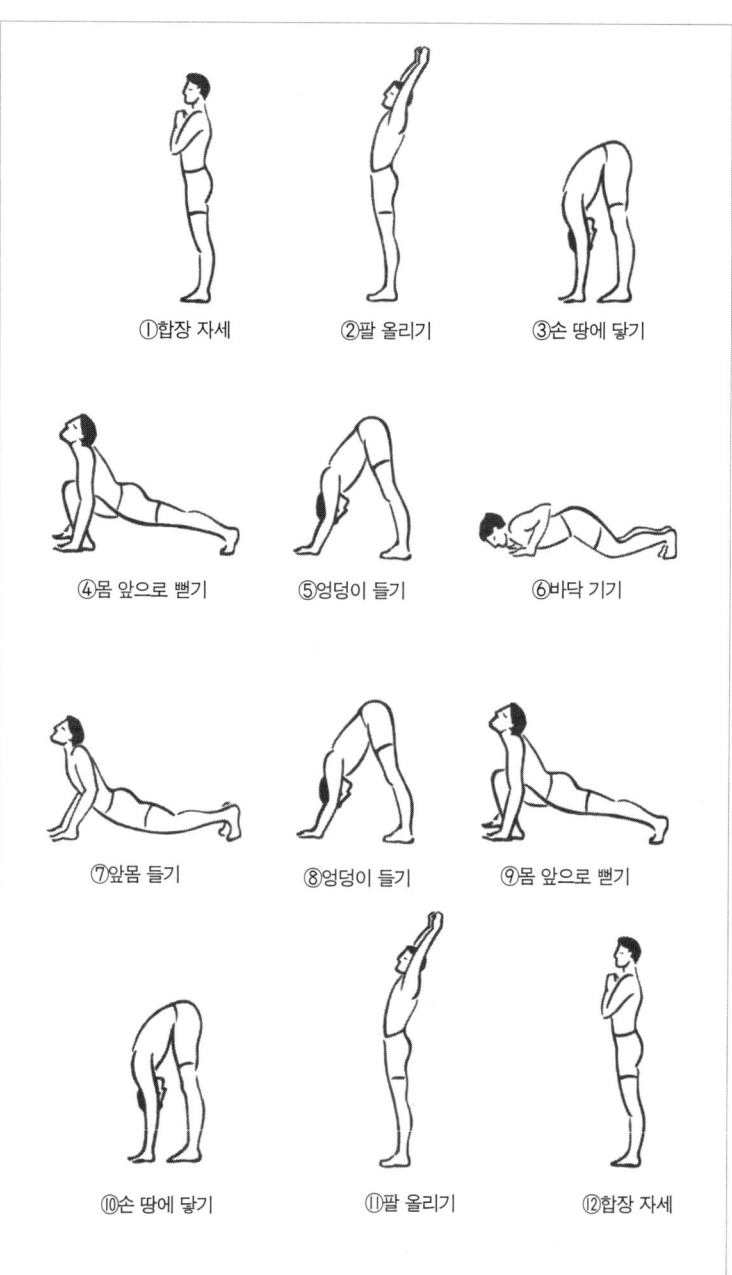

⑦ 앞몸 들기 : 바닥에 엎드려 골반 부위를 낮게 유지한다. 두 손에 힘을 가하지 말고 배의 근육을 이용해 앞몸을 들어올린다는 기분으로 이마, 턱, 가슴을 차례로 들어올린다. 앞몸을 들어올린 채로 잠시 기다렸다가 처음 상태로 돌아온다.
⑧ 엉덩이 들기 : 이제 엉덩이 들기부터 앞에서 했던 동작을 역순으로 반복한다.
⑨ 몸 앞으로 뻗기 : ④번 동작을 반복한다.
⑩ 손 땅에 닿기 : ③번 동작을 반복한다.
⑪ 팔 올리기 : 숨을 들이마시면서 팔을 공중으로 높이 들어올린다.
⑫ 합장 자세 : 두 손바닥을 가슴 앞에서 한데 모은다. 잠시 편안한 호흡을 하면서 휴식을 취한다.

앞의 동작들을 실행할 때는 항상 자신의 몸에 주의를 집중한다. 연습을 한 번 시작했다면 자신의 신체 상태와 목표 수준에 맞추어 ①번부터 ⑫번까지의 과정을 2회 내지 12회 반복한다.

4) 제3단계 : 적합한 운동하기
충분히 몸의 유연성이 키워졌고 1, 2단계에서 한 가벼운 운동으로 몸이 편안해졌다면 이제부터는 나이에 맞도록 운동의 강도를 조절할 필요가 있다. 2단계에서 실행했던 열두 가지 동작들을 속도와 강도를 조절해 가며 실행하자. 이 단계에서는 빨리 걷기, 수영, 자전거 타기, 조깅, 댄싱 등이 몸에 좋을 것이다.
운동을 할 때의 맥박은 평상시 맥박의 최대 80퍼센트 정도까지 올릴 것을 권하고 싶다. 평상시에 맥박이 60퍼센트 내지 90퍼센트 사이에서 유지된다면 이상적이라고 할 수 있다. 그렇다면 목표 맥박 수치를 어떻게 계산하는지 알아보자.

- 220에서 자신의 나이를 뺀다
- 이 숫자에 0.8을 곱한다

예를 한 번 들어보자. 당신의 나이가 마흔다섯 살이라고 하자. 당신이 운동 중에 유지할 수 있는 가장 이상적인 목표 맥박은 다음과 같이 계산된다.

- $220-45=175$
- $175 \times 0.8 = 140$: 분당 맥박

대부분 사람들에게는 목표 맥박에 도달할 수 있도록 고안된 운동 프로그램을 일주일에 세 번씩, 한 번에 20분 내지 30분 정도 지속할 때 최적의 운동 효과를 낼 수 있다. 여기에 덧붙여 다음과 같은 사항들도 알아두자.

① 운동이 절정에 달할 즈음에는 땀이 온몸을 덮을 수 있을 정도가 되도록 운동의 강도를 조절하는 것이 좋다. 그러나 지나치게 땀을 많이 흘리는 것은 몸이 과열되었음을 알려주는 신호이므로 피해야 한다.
② 운동 중에도 가벼운 대화를 나눌 수 있을 정도로 호흡이 자유로워야 한다. 숨이 너무 가빠서 말을 제대로 할 수 없을 지경이라면 운동의 강도를 낮추는 것이 바람직하다.
③ 무엇보다도 자신이 즐기는 운동을 하는 것이 가장 좋다. 그런 운동을 찾아서 즐기도록 하자.
④ 운동을 시작하기 전에 먼저 준비 운동을 하여 몸을 완전히 이완시킨 후에 본 운동으로 들어가자. 본 운동이 끝난 후에는 몸의 열기를 진정시킬 수 있는 정리 운동으로 마무리한다.

약 50분 정도가 소요되는 이상적인 운동 과정이라면 다음과 같이 시간 배정을 하는 것이 바람직하다.

① 명상 10분
② 호흡에 주의를 집중하는 요가 자세 취하기 10분
③ 본 운동(유산소 운동) 20분
④ 요가 자세 5분
⑤ 고요한 휴식 자세 5분

요가 자세는 유연성과 저항력을 제공하고 유산소 운동은 체력과 지구력을 키워준다. 혼자서 운동하기보다는 친구나 가족, 배우자, 직장 동료들과 함께하거나 운동에 음악이 곁들여진다면 건강뿐만 아니라 즐거움 또한 배가될 것이다.

운동에 대한 주의 사항
건강 증진 효과를 극대화시키고 혹시 있을지도 모르는 위험 가능성을 최소화시키기 위해서 다음과 같은 주의 사항들을 반드시 지켜야 한다.

1) 식사를 마친 후 운동을 하기까지 적어도 90분 정도 기다린다.
2) 감기나 유행성 감기, 바이러스 감염 등으로 기분이 좋지 않다면 자신의 몸이 질병에 시달리고 있다는 징조이므로 운동을 하지 않는다.
3) 운동 중 가슴에 답답함을 느끼거나 가슴이 두근거린다면 혹은 머리가 무겁거나 어지러움을 느낀다면 즉각 운동을 중단하고 의사를 찾아간다.
4) 반드시 준비 운동과 정리 운동을 하는 습관을 기른다. 갑작스레 격렬한 활동에 뛰어드는 일은 피해야 한다.

체력을 증진시키기 위해서는 점차 운동 시간을 늘려나가는 것이 좋다. 운동을 하는 동안 호흡 패턴과 맥박 변화에 주의를 기울이고 동시에 내면에서 편안함이 느껴지는지 잘 관찰한다.

오늘 당장 운동을 하지 않아도 되는 핑곗거리는 얼마든지 있다. 하지만 그 일들 중에 건강보다 중요한 것은 아무것도 없다. 이제 잠시 책을 접어두고 산책을 하러 가보자. 빠르게 걷기만 해도 몸과 마음, 영혼이 당신에게 감사를 표할 것이다.

바이탈 에너지 회복을 위한 지침

운동하는 습관을 갖자

1) 오늘 당장 운동을 시작하자. 그리고 휴식을 취할 때의 맥박을 기록해 두자. 심장에 아무 문제가 없다면 무언가 격렬한 운동을 해서 심장이 더 빠르게, 더 강하게 뛰도록 한다.
2) 일주일에 적어도 세 차례씩, 매번 20분 내지 30분이 소요되는 격렬한 운동을 할 수 있도록 생활습관을 바꾸자. 매 운동 전후에는 몸을 충분히 이완시키고 쉴 수 있는 시간을 정하자.
3) 몇 주 동안 운동량을 점차 증가시켜 나중에는 자신의 맥박이 평상시 맥박보다 75퍼센트 내지 80퍼센트 더 빨라지도록 하자. 이러한 운동을 즐기는 가운데 자신의 지구력과 생기가 얼마나 빨리 고양되는지 관찰한다.

지금 나의 체력 상태는?

지금부터 3분 동안 간단한 실험을 해보기로 하자. 이 실험은 현재 당신의 육체적 상태를 평가하고 체력 증진 훈련을 시작하는 것이 얼마나 쉬운 일인지를 보여주기 위해 마련한 것이다.

① 몸을 앞으로 굽히고 팔굽혀펴기를 할 준비를 한다. 다른 사람에게 시계를 보게 하거나 자신의 얼굴 앞에 시계를 두고 시간을 알 수 있도록 한다. 이제 30초 동안 팔굽혀펴기를 실시한다. 몇 회도 채 하지 못하고 팔에 힘이 빠졌다면 몇 초 쉰 후 다시 시도하자. 팔굽혀펴기를 단 1회도 할 수 없다면 무릎을 땅에 붙이고 시도한다. 30초가 경과한 후 자신이 몇 회나 했는지 기억하고, 남은 30초 동안은 휴식을 취한다.

② 양 무릎을 굽히고 두 손은 머리 뒤로 보내어 깍지를 낀 자세로 토끼뜀을 한다. 뜀뛰기 자세는 단지 몸을 공중으로 뛰어오르는 것만으로도 충분하다. 반드시 높이 뛰어오를 필요는 없다. 30초가 경과한 후 잠시 쉬었다가 몸을 일으킨다. 토끼뜀을 몇 회나 했는지 기록한다.

③ 30초 동안 자신이 앉았다 일어서기를 몇 회나 할 수 있는지 측정한다. 무릎이 90도 각도로 굽혀질 때까지 몸을 낮추었다 일어나기를 반복한다. 등은 곧게 펴서 바닥에서 수직이 되게 한다. 무릎 부상을 당한 적이 있다면 아주 조심스럽게 측정해야 한다. 30초가 경과한 후 횟수를 기록한다. 그리고 잠시 휴식을 취한다.

이제 당신은 3분 동안의 지구력 강화 프로그램을 끝마쳤다. 앞으로 어느 정도 이 훈련을 더 수행해야 할지 미리 알아보기 위해서 측정한 것이다. 이제 당신이 얻은 결과를 다음의 표와 비교해 보라.

오늘부터 한 번에 3분씩, 하루에 3회씩 이 훈련을 하도록 하자. 불과 며칠이 안 되어 지구력과 근육이 강해진 것을 확연히 느끼게 될 것이다.

	팔굽혀펴기	토끼뜀뛰기	앉았다 일어서기
미흡한 수준	8회 미만	10회 미만	8회 미만
희망이 있음	8~15회	10~15회	8~15회
양호한 수준	15~20회	15~25회	15~25회
운동선수 수준	20회 이상	25회 이상	25회 이상

다른 운동을 더 하고 싶다면 아령이나 역도를 든다. 근육이 놀랄 만큼 빠른 속도로 커질 것이다. 헬스클럽을 찾거나 값비싼 운동기구를 집 안에 들여놓을 필요가 없다. 그 어떤 이유를 대더라도 하루 3분 간의 맨손 운동을 회피할 수 있는 정당한 변명이 되지 못할 것이다.

바이탈 에너지 회복을 위한 지침

자신의 강건함을 증진시키자

1) 바로 오늘부터 근육 강화 훈련을 시행하자.
2) 헬스클럽에 가입하려 하거나 값비싼 운동기구를 사서 운동을 한다는 것도 바람직한 일이다. 하지만 돈이 없거나 운동기구가 없다는 것을 빌미로 규칙적인 운동을 피해서는 안 된다.
3) 팔굽혀펴기, 토끼뜀뛰기, 앉았다 일어서기를 하는 3분 훈련을 하루에 3회씩, 일주일 동안 실천해 보고 얼마나 쉽게 또 얼마나 빨리 자신의 몸에서 강건함이 증진되었는지를 관찰해 보자.

완전한 건강을 위한 여섯번째 열쇠

열정적으로 즐기며 일하자

나는 물이다. 수도꼭지로
달려나가 흘러넘칠 때까지 주전자를 가득 채운다.

제인 케넌

열정적으로 즐기며 일하자

왜 우리는 지금 이 자리에 서 있는 걸까? 지난 수천 년 동안 이 세상의 많은 개인들과 사회, 종교집단들은 자주 이런 질문들을 하곤 했다. 프로이트는 사랑하고 일하기 위해서, 테레사 수녀는 하느님의 이름으로 봉사하기 위해서, 힌두교인들은 깨달음을 얻기 위해서, 불교도들은 해탈의 경지에 도달하기 위해서, 기독교인들은 그리스도의 사명을 지상에서 구현하기 위해서, 유대교도들은 메시아 시대의 도래를 위해서 우리가 존재하는 것이라고 말한다.

결론적으로 어떤 것을 추구하든지 간에 궁극적인 목표에는 아무런 변화가 없다. 단지 한 가지 사실만이 분명할 뿐이다. 짧은 삶을 살아가는 우리가 하루하루를 살아가는 데 있어 일상적인 삶의 의미와 목적을 발견하는 것은 매우 중요한 일이다.

모든 종교의 일관된 주제는 우리들이 이 세상에 홀연히 떨어진 존재일 뿐 영원히 이 세상과 함께 하는 존재가 아니라는 것이다. 우리는 혼자서 끊임없이 세상과 부대끼며 살아갈 수밖에 없다. 그렇다면 혼자서 의미있게 살 수 있는 방법은 과연 무엇일까. 자신의 인생을 즐거움과 열정으로 가득 채울 수 있는 삶이야말로 보람된 삶이 아닐까. 다시 말해 풍요롭고 의미있는 인생이야말로 곧 생기로 가득한 인생인 것이다. 이제부터 그런 보람된 삶을 살기 위해 필요한 몇 가지 요소들을 살펴보기로 하자.

어떻게 목표를 찾을 수 있을까?

당신은 자라서 무엇이 되고 싶은가? 대부분의 사람들은 어릴 때부터 이런 질문을 받으면서 살아왔다. 당신은 어린 시절부터 지금까지 선생님, 소방관, 영화배우, 수의사, 야구선수 등 갖가지 다양한 꿈을 키워왔을 것이다. 그동안 남녀의 성에 대한 차별을 없애고자 하는 갖가지 노력이 있어왔지만 우리의 가족과 사회는 아직도 개인의 직업 선택에 있어서 강력한 영향력을 발휘하고 있다.

만약 당신이 시골 농부의 가정에서 자랐다면 영화배우가 되고 싶다는 희망을 함부로 말하기가 어려웠을 것이다. 또 도시 가정에서 자라는 어린이가 어부가 되겠다고 말할 때 가족들이 열광적으로 그 희망에 동조하기란 쉬운 일이 아닐 것이다.

어른들의 이러한 반응이 우리가 직업을 선택할 때 어떤 영향을 미치는지에 대해서는 쉽게 단정하기가 어렵다. 하지만 암묵적인 또는 공개적인 압력이 적지 않은 영향력을 가지고 있다는 것만은 분명한 사실이다. 부모님들은 자녀들이 좀더 편안하고, 행복한 삶을 살기를 바란다. 따라서 자녀들이 그런 목적을 달성할 수 있도록 현명한 안내자의 역할을 떠맡는 것은 그들에게 주어진 당연한 임무이자 책임이다.

그러나 다른 한편으로 생각할 때 우리들 각자는 나름대로 원하는 바가 있고 또 자신만의 독특한 개성을 타고 태어난다. 어린이를 어른들이 직접 나서서 일정한 형상으로 빚어주기를 기다리고 있는 진흙덩어리 같은 존재라고 간주해 버려서는 안 될 것이다. 이상적인 부모의 역할이란 자녀의 소질을 있는 그대로 받아들이고 그들이 열정을 가지고 살아갈 수 있도록 도와주는 것이다.

　아유르베다에서는 다르마(dharma)에 대해 아주 작은 의미를 부여하고 있다. 다르마는 종종 나아갈 길로 번역되기도 하는데 그것은 인생에서 각자 통과해야 하는 여정이라는 의미이다. 아유르베다에서는 그 길을 지남으로써 비로소 자신에게 필요한 지혜를 얻게 된다고 가르치고 있다.

　우리가 의식적으로 다르마의 행로에 있을 때 인생은 마술처럼 경이로운 모습을 연출한다. 인생에서 벌어지는 사건은 제각기 고유한 의미를 지닌다. 그처럼 갖가지 사건을 잉태시키는 주변 상황들은 확률의 법칙을 무색하게 만들 정도이다. 예를 들어, 우리가 누군가를 생각하고 있는데 바로 그 순간 그 사람에게서 전화가 걸려온다.

　이와 비슷한 일을 경험할 때마다 우리는 우주 속에 내재하는 위대한 지성의 존재를 인지하게 된다. 그리고 우리 모두가 범우주적인 컴퓨터망의 패스워드를 가지고 있다는 생각을 해보게 된다. 다시 말해 다르마는 우리에게 하는 일에 열정을 가지고 있어야 한다고 말해준다. 열정이 있어야만 자기 자신에 대해서, 그리고 그 일을 함으로써 도움을 받는 모든 사람들에게 만족과 충만감을 제공할 수 있다.

　그렇다면 어떻게 해야 다르마를 발견할 수 있는 것일까? 우리들 대부분은 자신의 일생 동안 무엇을 해야 하는지에 대한 아무런 지침도 지니지 않은 채 태어났다. 또한 현대의 공교육 시스템은 우리들 각자가 가장 적합한 인생의 진로를 발견하는 데 도움을 주기보다는 경제의 수레바퀴를 제대로 돌릴 수 있는 곳에 우리를 위치시키려는 데 더 많은 관심을 두고 있다.

　그러므로 우리는 바로 우리 자신의 내면으로부터, 그 내면에서 전해지는 침묵의 목소리를 들음으로써 다르마에 대한 지혜를 얻을 수밖에 없다. 이제부터 당신이 서 있는 위치가 어디인지, 또 어떤 사람이 되고 싶어하는지를 판단하기 위한 연습을 해보기로 하자.

직업 만족도 점수는?

1)현재 내가 하는 일에 대해 얼마나 만족하고 있는가?

나의 성격은	절대로 그렇지 않다	대체로 그렇지 않다	그럴 수도 그렇지 않을 수도 있다	대체로 그렇다	항상 그렇다
1)월요일 아침 출근이 기다려진다	1	2	3	4	5
2)직장 동료 몇 명은 아주 좋은 친구라 생각한다	1	2	3	4	5
3)직장에서 내 생각을 마음대로 이야기할 수 있다	1	2	3	4	5
4)직장에서 때로 시간 가는 줄도 모르고 일에 빠지곤 한다	1	2	3	4	5
5)직장의 모든 사람들에게 감사한다	1	2	3	4	5
점수의 합					

점수가 9점 이하라면 당신은 일하는 것이 대단히 고역이라고 느끼고 있다. 설령 지금은 그렇지 않다고 하더라도 현재 상태 그대로 그 일을 계속한다면 당신은 머지않아 정신적, 육체적으로 커다란 시련에 직면하게 될 것이다.

점수가 10에서 15점 사이라면 현재의 일에서 최소한의 만족감만을 느끼고 있다. 당신은 대부분의 근무 시간을 무관심하게 흘려보내고 있으며, 업무를 개선하려는 생각을 거의 하지 않고 있다.

점수가 16에서 20점 사이라면 그 일을 하는 것 자체가 당신을 북돋워 준다. 조금만 더 주의를 기울이면 당신이 하는 일이 당신 자신의 다르마로 활짝 꽃필 것이다.

점수가 21에서 25점 사이라면 당신은 자신의 다르마 한가운데에 서 있다. 자신의 인생과 자신이 하는 일 사이에는 거의 경계가 없다. 당신이 더 많은 관심을 가져야 할 부분은 자신의 일과 가족을 돌보는 것 사이에서 적절한 균형을 찾는 것이다.

2)성장하면서 내가 진정으로 무엇을 하고 싶어했을까? 앞의 질문에 대한 점수가 21점 이상이었다면 이 부분을 건너뛰어도 좋다.

· 가장 잘하는 일은 무엇인가?

....
....
....

· 충분히 즐기면서 할 수 있는 일로서 나는 어떤 업무를 꿈꿔왔는가?

....
....
....

· 더 의미있는 일로 전환하기 위해 현재 하고 있는 일 가운데 어떤 일이 필요한가?

....
....
....

자신이 다르마의 행로에 있는지를 어떻게 알 수 있을까? 자신의 다르마와 함께하고 있을 때는 다른 일을 하면 더 좋겠다는 생각 자체가 없어지게 된다. 그리고 현재 상태에 대해서 몰입하게 되며, 시간은 통제력을 상실해 버린다.

당신은 지금 하고 있는 업무를 위해 태어났으며 이 우주가 자신의 재능을 충분히 발휘할 수 있도록 하기 위해서 이런 기회를 주었다고 믿는다. 당신의 에너지는 아무 저항 없이 자유롭게 유통된다. 다르마 속에서 생활한다는 것은 사심 없는 이기심을 허용하는 것이다. 당신은 스스로 생각하기에 자신에게 가장 유익하다고 믿는 일을 하는 것이며, 그와 동시에 그런 당신의 행동에서 영향을 받는 모든 사람들이 그 일의 가치를 인정하게 된다.

바이탈 에너지가 충만한 인생이란 그 속에서 유익함은 최대화하고 독성은 최소화하는 삶을 의미한다. 우리는 우리에게 부여된 시간 중 3분의 1을 회사 일에 바치고 있다. 이 점을 고려해 볼 때 우리의 정신적, 육체적 행복은 근무 시간이 얼마나 행복한가 하는 데 달려 있다고 해도 과언이 아니다. 자신의 직장에 대해 찬찬히 한번 생각해 보자. 기분의 변화가 감지되는가? 기분이 좋아지는가 아니면 나빠지는가? 청각, 시각, 미각 등이 만족스러운 장소에서는 똑같은 일을 하더라도 그렇지 못한 곳에서보다 훨씬 더 기분이 고양되는 법이다.

일단 동료들과 관계를 개선하도록 하자. 다른 사람들과 어떤 관계를 설정하느냐에 따라 천국을 건설할 수도 있고 지옥을 만들어낼 수도 있다. 이제까지 당신이 어떤 관계를 맺어왔는가는 상관없다. 자신을 비춰보는 거울을 통해 주위를 둘러보고자 할 때 새로운 관계의 설정은 언제든지 가능하다.

무언가 다르게 시작해 보자. 먼저 당신의 좀스러운 상관을 점심 식사에 초대해 보자. 그리고 나서 무엇이 그 사람을 그렇게 좁쌀영감으로 만들었는지를 알아보자. 두통거리 직속상관이나 더 높은 상사와 직접 마주앉아서 허심탄회하게 이야기를 나누어보자. 상대방의 직책과 직위를 고려하지 말고 인간 대 인간으로서 관계를 맺도록 노력하자.

자신의 다르마 속에서 생활하는 사람은 적대감을 갖고 있지 않으며,

남들의 인정을 받을 필요도 없다. 또 남들을 통제하려 하지도 않는다. 지금 당신이 하고 있는 일이 원하는 일이든 아니든 상관없다. 현재 자신이 처한 상황을 잘 활용함으로써 다르마와 함께하는 삶을 개척하도록 노력하면 된다.

우선 당신이 진정으로 하고 싶어하는 일이 무엇인지 생각하고 그 방향으로 발걸음을 옮겨보자. 그리고 당신의 육체를 통해 영혼으로부터 전해지는 피드백에 주의를 기울여보자. 다르마 속에서 생활할 때 당신이 얻을 수 있는 부차적인 혜택의 하나는 바로 바이탈 에너지로 충만한 기분이다.

자신에게 맞는 일을 하자

만약 직업 상담소 사람들이 구직자의 심신 유형을 고려할 수 있다면, 그들에게 적합한 직장을 찾아주기가 훨씬 더 수월할 것이다. 직장에서 일거리를 맡길 때는 무의식적으로 그 사람의 심성에 대해 고려하는 것이 보통이다. 몸이 마르고 성격이 예민한 풍(風) 유형의 사람에게 피아노를 운반하라거나, 얌전하고 수줍음을 잘 타는 지(地) 유형의 사람에게 버라이어티 쇼의 사회를 보라고 부탁하는 경우는 좀처럼 드물다. 그렇다면 이제부터 심신 유형에 따라 자신에게 적합한 직업에 어떤 것이 있고, 또 부적합한 직업에는 어떤 것이 있는지 알아보자.

지 유형 사람들의 직업

우리 사회와 조직은 지 유형 사람들을 토대로 만들어졌다. 그들은 사회와 조직을 만들고 유지하는 데 굳건한 받침대가 되어주었기 때문이다. 지 유형의 사람들은 규칙적인 일을 좋아하며, 안정적이고 유익한 업무를 잘 처리하는 경향이 있다. 지의 기운이 왕성한 사람들은 조직 속에 내재된 혼란에 쉽게 동요되지 않는다. 따라서 좋은 관리자가 될 수 있는 가능성이 높다.

조직에서 최선의 관리자는 남들을 이끌 수 있을 만큼의 화 기운과 휘하의 직원들을 고무시킬 수 있을 만큼의 풍 기운, 굳건한 지의 에너지가 조화를 이루고 있는 사람이다. 화의 기운이 너무 많은 관리자는 위세를 부려 직원들에게서 신뢰를 잃게 된다. 풍의 기운이 너무 앞설 때는 관리자가 자신의 개인적 업무를 공적인 업무보다 우선적으로 생각하기 때문에 어려움이 발생하게 된다. 지 유형의 관리자는 사람들로부터 신뢰를 얻을 수 있는 책임감 있는 태도를 항상 유지하고 있기에 안정된 관리자로는 가장 적합한 사람이다.

간호사, 치료사, 사회 사업가, 자원 봉사자 등과 같이 전문적으로 남을 돌보는 일에 종사하는 사람들은 지의 기운이 강한 경우가 대부분이다. 지 유형의 사람들은 선생님이나 운동 코치로 활동하기를 좋아하며 자신들이 하는 일에 대한 성취감이 대단하다.

이에 반해 지 유형의 사람들이 가지는 위험 요소는 단조롭고 규칙적인 일에만 매달리는 습성이 있어 다른 일을 하려 들지 않는다. 따라서 자기 정체에 빠질 가능성이 크다. 지 유형의 사람들이 바이탈 에너지가 충만할 때는 조직의 근간을 이루지만, 자기 정체에 빠지게 되면 의식이 굳어져 관료화되기 십상이다.

만약 당신이 지의 기운이 강한 사람이라면 의식적으로 자신의 일상적인 일을 다양하게 만듦으로써 유연성을 키우도록 노력하는 것이 좋다. 출퇴근할 때 이용하는 교통편이나 늘 지나가는 길을 가끔씩 바꾸어 준다든지, 평상시에 선호하는 옷 말고 다른 스타일의 옷을 입어본다든지, 동료들에게 자주 농담을 걸어 진부하게 느껴졌던 자신의 행동 양식을 바꿔 보도록 하자. 아마도 당신의 변화에 주위 사람들은 커다란 호감을 나타낼 것이다.

화 유형 사람들의 직업

화 기운의 사람들은 세세한 부분에 이르기까지 정확도와 집중력이 요구되는 일에 적합하다. 즉 엔지니어, 컴퓨터 프로그래머, 회계사, 편집자 등의 직업에서 성공 가능성이 높다. 그들은 퇴근 시간이 되면 일에서 손을 놓아야 한다는 마음 자세를 가질 필요가 있다. 이들은 자신의 일에서 모호함을 용서하지 못하며 항상 어떻게 하면 시간을 더 쪼개어 사용할 수 있을까 하는 데 관심을 갖는다. 심신 시스템에 열기가 가득한 이들은 철저하게 점검되지 못한 일은 도무지 인정하려 들지 않는다. 따라서 작은 실수도 그들에게 짜증을 불러일으키고 업무 마감 시간은 그들의 조바심을 부채질한다.

화 유형의 사람들은 자신의 열기를 진정시킬 수 있을 때만 좋은 관리자가 될 수 있다. 하지만 심적 부담이 가중될 때 부하 직원들을 위협하고 혹사시킬 수도 있다. 당신이 화의 기운이 압도하는 사람이라면 자신에게 적당한 목표를 설정해서 일과 여가 사이에서 균형을 취할 수 있을 때 최상의 행복감을 느끼게 될 것이다.

화 기운의 사람들이 자신의 속마음과 나누는 대화를 한마디로 표현한다면 '조금 더'라는 말이 될 것이다. 이것이 스스로를 태우기 위해 끊임없이 땔감을 필요로 하는 화 기운의 생리적 속성이다. 그런 변환의 과정이 균형을 취하고 있는 한 필요한 에너지는 계속 공급될 것이며 그 불꽃 또한 청정하다.

화 기운의 사람들은 자신의 욕망이 스스로의 자원을 낭비하고, 그 결과 생기가 고갈되어 버리지 않도록 각별한 주의를 기울여야 한다. 그리고 자신의 몸에서 열기가 고조되는 것을 느낄 때는 반드시 그 열기를 식힐 수 있어야 한다. 자신이 남들에게 충분히 인정받지 못한다고 느낄 때, 남들에게 원하는 만큼의 도움을 얻을 수 없다고 생각될 때, 혹은 자신을 남과 빈번히 비교하게 될 때가 바로 자신을 진정시켜야 할 때이다.

그럴 때는 깊은 심호흡을 하고 며칠 동안 휴가를 내어 심신의 균형을 되찾도록 하자. 자신에게 전해지는 화 기운의 불균형 경보신호에 주의를 기울이자. 이를 통해 자신이 소진되어 버리는 것을 예방할 수 있을 것이다.

풍 유형 사람들의 직업

풍 기운이 가장 큰 몫을 차지하는 사람이라면 유연성이 허용되는 일이 잘 어울린다. 이 유형의 사람들은 절대 규칙적인 속성을 가진 업무에는 적합하지 않다. 지 유형 동료들이 컴퓨터 조립 라인에서 맡은 바 책임을 다하고, 화 유형 동료들이 책상에 앉아 유쾌한 마음으로 금전 거래 장부를 정리하고 있을 때, 풍 유형의 당신은 반복적인 일 혹은 정밀한 검토가 요구되는 일에는 이내 싫증을 내어버린다.

영업직, 마케팅, 홍보 업무 등 다른 사람들과 빈번한 교류가 있는 일들이 풍 기운을 가진 사람들에게 이상적이다. 대체로 이런 일을 할 때는 상당한 수준의 자율성이 부여되며 교육받은 기술보다는 천성으로 타고난 개성이 더욱 중요시된다. 연설, 연예와 오락, 정치 활동 분야에서의 일은 풍 유형의 사람들에게 에너지와 창의력을 마음껏 표현할 수 있는 기회를 제공해 주기 쉽다.

변화를 불러일으킬 수 있는 가능성이 높다면 선생님직도 풍 유형의 사람들에게 적합할 수 있다. 초등학교 시절을 회상해 보라. 당신이 좋아했던 선생님 가운데 상당수가 풍 유형의 사람들로 쾌활함과 열정이 넘쳐났다는 사실을 이내 깨닫게 될 것이다.

그러나 어떤 나라든지 학교란 독창성에 그렇게 너그러운 조직이 아니다. 따라서 풍 기운이 왕성한 선생님들은 자신의 창의력과 에너지를 더 선호하는 직장으로 자리를 옮기는 것이 보통이다. 결국 학교에 오래도록 남는 선생님들은 대체로 행동에 일관성을 보이는 지 유형이나 숙련되고 전문적인 일을 좋아하는 화 유형을 나타내기 쉽다.

풍 기운을 가슴 가득히 품고 항해하는 사람들은 자신들의 항해에서 어떤 이벤트도 발견할 수 없을 때 그 사실을 참아내지 못한다. 그들은 새로운 것, 진기한 것을 추구하며 번영을 위한 도전 정신이 강하다. 풍 유형의 사람들은 새로운 프로젝트에 쉽게 빠지는 경향이 있고 이럴 때 식사나 충분한 휴식 등 기본적인 생활 수칙을 제대로 챙기지 못해 마침내 균형감각을 잃어버릴 수도 있다.

심신의 기운이 어떻든지 간에 가장 중요한 것은 자신이 열정을 가지고 창의력을 발휘할 수 있는 직업을 구하는 일이다. 스스로 즐거워하고 만족할 수 있는 활동을 하는 데 에너지를 소비한다면 몸에 있는 모든 세포 속에 바이탈 에너지가 충만하게 될 것이다. 또 자기 자신은 물론 다른 사람들에게도 봉사한다는 생각으로 다르마에 충실한 길을 걸을 때 바이탈 에너지의 샘이 영원히 마르지 않을 것이다.

바이탈 에너지 회복을 위한 지침

인생의 목표를 정하라

1) 자신의 몸과 마음과 영혼에 유익한 일에 종사하도록 하자. 그리고 자기가 근무하는 환경을 독성을 내포하는 유해한 환경으로 내버려두지 말자.
2) 당신이 자신의 일에서 발휘할 수 있는 독특한 재능과 역량을 지니고 있다는 점을 잊지 말자. 만약 획기적인 변화를 불러일으킬 수 있는 시기가 아직 도래하지 않았다면 자신의 다르마를 충족시킬 수 있는 방향으로 한 걸음 전진해 나가자.
3) 자신에게 다음과 같은 질문을 던져보자. 내가 봉사하는 대상은 누구인가? 어떻게 내 자신과 다른 사람들을 도울 수 있을까? 나는 이 세상에 무엇을 남기기 위해서 존재하는 것인가? 내면에서 들려오는 대답에 귀를 기울이고 가슴으로부터 전해지는 명령에 따르자.

얼마나 돈을 벌어야 만족할 수 있을까?

돈에 대해 관심을 갖지 않는 사람은 없다. 최근 나는 사람들이 느끼는 행복이라는 주제로 다음과 같은 설문조사를 한 적이 있다.

"하루에 몇 번이나 돈에 대해 생각하는가?"라는 질문에 대한 대답은 "가끔 한 번씩"이라는 것에서부터 "매 순간마다"라는 것에 이르기까지 천차만별이었다. 굳이 평균적인 대답을 찾자면 적어도 하루에 열 번 정도는 돈에 대해서 생각한다는 것이다.

사람들은 돈에 관해 논의하는 것조차 불편하게 생각한다. 우리 마음 깊은 곳에서는, 그 사람이 가진 재산과 한 인간으로서 그 사람의 가치가 직접적으로는 아무 연관이 없다는 것을 잘 알고 있다. 하지만 우리는 돈을 잣대로 삼는 사회에 살고 있다. 돈이 많고 적음에 따라 평가받는 사회에서 우리는 조금이라도 더 많은 돈을 벌기 위해 무단히도 애쓰며 살고 있다.

물론 돈에 대해 괘념치 않는 사람도 있다. 그들은 자신이 하는 일에 대해 남의 눈치를 살피지 않는다. 그들은 자신이 즐기고 싶은 일을 하면서 마음껏 창의력을 발휘할 뿐만 아니라 성취감도 느끼며 살고 있다. 그 결과 그들은 자신의 독특한 재능을 충분히 표현하게 되고 돈도 벌게 된다. 이런 성향은 전 세계적으로 창조적인 일을 하는 사람들에게 나타나는 공통적인 스타일이다. 그들은 미래를 걱정하면서 자신의 귀중한 에너지를 낭비하는 법이 좀처럼 없다.

어쩌면 당신도 이런 예외적인 사람들이 누리는 자유스러움에 감탄을 금치 못할 것이다. 하지만 자동차 할부금, 주택 융자금, 신용카드 납입금, 자녀의 학비 등을 생각한다면 결코 자유로움만이 전부가 아님을 알 수 있다. 지상의 모든 것들이 다 서로 반대되는 관점을 가질 수 있다는 명제가 진실이듯 바이탈 에너지로 충만한 인생을 사는 비결은 그런 양극단 가운데서 합리적인 균형을 찾는 데 있다.

이제 자신과 돈의 관계를 더 세련되게 하기 위해 다음과 같은 질문을 스스로에게 던져보자.

- 현재 돈 때문에 얼마나 많은 스트레스를 받고 있는가?
- 지금 받고 있는 스트레스 중 돈과 관련된 스트레스는 어느 정도 될까? 그리고 그 스트레스의 정도를 내가 지금보다 더 적은 돈을 가지고 있다고 할 때 예상되는 스트레스의 정도와 비교한다면 어느 쪽이 더 클까?
- 인생에서 꼭 필요한 것만 구입한다고 하면 돈은 어느 정도 필요할까?
- 어떻게 살면 돈을 더 벌지 않아도 될까?
- 돈 버는 일에 아옹다옹하지 않는다면 남는 시간에 어떤 활동을 해야 삶을 충실하게 할 수 있을까?

사람들은 도대체 얼마나 많은 돈이 있어야 충분하다고 생각하게 될까? 내 환자들 가운데 어떤 사람들은 연간 수입이 천만 달러가 넘는데도 항상 부족하다며 불평을 한다. 언제나 자신보다 더 많이 버는 다른 사람들과 자신을 비교하기 때문이다. 주식시장에서는 주가가 오르고 내리는 순간마다 사람들의 환호와 한숨이 교차하고 있다. 반면에 가진 것은 별로 없어도 한결같이 풍요롭고 만족스러운 삶을 사는 사람들도 얼마든지 있다.

현실이란 언제나 자신이 인지하고 해석하는 가운데 선택하는 행위이다. 그리고 우리들 모두는 자신을 행복하게 만들거나 불행에 빠지게 하는 것 중에서 현실적인 선택을 할 수 있는 결정권을 지니고 있다. 당신의 내면에서 울려나오는 만족과 불만족, 편안함과 불편함의 목소리에 귀를 기울이자. 그리고 자신과 주위 사람들에게 불편함을 주지 않는 한도 내에서 돈을 버는 것으로 만족하자.

심신 유형과 돈의 관계

돈에 대한 사람들의 관념은 심신 유형에 의해서도 영향을 받는다. 지 기운이 강한 사람들은 돈에 대해 대지처럼 상반되는 속성을 나타낸다. 그들은 쾌락과 만족을 위해 돈을 쓰는 것을 좋아한다. 즉 좋은 음식, 고급 마사지, 비싼 향수 등에 돈을 쓰는데 별 거리낌이 없다. 또 다른 한편으로 겨울잠을 자는 곰처럼 돈을 저장하고 싶은 욕망을 나타낸다. 지 기운이 충만한 사람은 돈을 써버리거나 또는 심지어 투자하는 것조차 꺼린다. 지 기운이 극단적으로 강한 사람들은 언젠가는 전 세계 경제가 무너질 것이라는 최악의 시나리오를 선호하고 오직 침대 밑에 감추어둔 현금만이 안전할 것이라고 믿는다.

당신이 지의 기운이 강한 사람이라면 항상 순환의 원리를 염두에 두는 것이 좋다. 여태껏 돈을 모아두기만 했다면 돈처럼 뭉쳐둔 자신의 에너지를 유통시키도록 하자. 그렇게 했을 때 자신의 내부에서 균형과 생기가 피어나는 것을 느낄 수 있을 것이다.

화의 기운이 지배하는 사람에게는 관리가 중요한 문제로 대두될 것이다. 화 기운이 강한 사람은 바이탈 에너지를 소비하는 것과 돈을 버는 일을 거의 동일시할 것이다. 또 자신의 돈을 배우자나 투자 자문가 혹은 동료 직원에게 맡겨서 그들이 관리하도록 하는 데 크게 불안해 할 것이다.

그들이 많은 돈을 쓰고자 한다면 그 돈은 새 차라든지 좋은 집, 가옥 수리, 새 보석 등 주로 자신의 신분 상승을 위해 사용될 것이다. 그들은 돈을 쓰기 전에 으레 그 돈의 액수에 어울리지 않을 정도로 상당한 시간 동안 생각하는 습관이 있다. 즉 그 돈을 더 알뜰하게 사용할 수 있는 방법을 검토할 것이다.

화 기운의 사람들이 돈의 지배를 받지 않기 위해서는 수입의 일정 부분을 순전히 여흥과 오락을 위해 쓴다는 마음가짐을 가져야 한다. 이 말은 다소 자신에게 과하다 싶을 정도의 돈을 지출해도 괜찮다는 생각을 가져도 별 무리가 없다는 뜻이다. 또 화의 기운이 넘치는 사람들은 돈에 대해 관대해짐으로써 자신이 그 혜택을 입을 수 있다는 점을 배워야 한다. 화 유형의 사람들이 자신의 바이탈 에너지를 고양시키기 위해서 할 수 있는 일 가운데 하나는 익명으로 가난한 사람들이나 기관에 돈이나 물질을 기부하는 것이다. 그렇게 함으로써 당신은 직접적인 보상을 기대하지 않고 남에게 자선을 베풀 때만 누릴 수 있는 희열을 느끼게 될 것이다.

풍 기운이 강한 사람들은 미래를 위한 저축에는 별 관심이 없다. 그들은 그저 돈이 생길 때마다 이내 써버리는 경향이 많다. 따라서 풍 기운의 사람은 자신의 충동적인 성격을 인정하고 의식적으로 재정 문제에 대해 신중을 기해야 한다. 투기적인 사업에 투자하지 말라는 충고를 명심하자. 수입의 일정 부분은 신탁이나 정기 금융 상품 등에 할당하는 것이 바람직하다.

자족감을 즐기자

자족감이라는 것은 어떤 물질적 소유나 사회적 지위 등과는 상관없이 행복을 얻을 수 있다는 의식 상태를 의미한다. 자기 내부의 에너지와 창의력의 저장고에 접근이 가능해지면 스스로 엄청난 정신적 만족을 얻게 된다. 즉 자족감이 충만하게 되는 것이다.

어떻게 해서 이런 상태에 도달할 수 있을까? 이는 우리의 심신을 통해 자연이 표현하고자 하는 풍요로움을 감사하는 마음으로 받아들일 때 가능한 일이다. 이 말은 우리가 내부적으로는 자신을 수양하는 데 게을리하지 않고, 외부적으로는 타고난 천성을 충분히 발휘할 수 있을 때 자족감에 젖어들 수 있다는 것을 의미한다.

스스로 잘할 수 있다고 생각되는 일을 하자. 활력을 더해 주고 영양이 될 수 있는 일 속에 자신을 몰입시킬 수 있도록 하라. 하늘이 부여한 고유한 일을 하게 될 때 시간은 정지해 버린다. 그리고 물질적, 정신적, 영적 풍요가 당신 주위를 감싸게 된다.

은행에 일정한 돈을 예금하고 있어야만 비로소 편안함을 느낄 수 있고 행복을 찾을 수 있다는 생각을 과감하게 떨쳐버리자. 자신의 부를 창조하라. 하지만 그것을 물질적인 풍요로 착각하지는 말자. 현재 지니고 있는 그대로를 즐기면서 원하는 바를 행하자. 그리고 절대 내부에 존재하는 에너지와 창의력의 창고에서 멀어지지 않도록 노력하자.

바이탈 에너지 회복을 위한 지침

물질에 얽매이지 말자

1) 생활을 단순화시켜서 돈 문제에서 어느 정도 해방될 수 있도록 하자. 그리고 이를 통해 얻어지는 자유를 마음껏 즐기면서 창의력을 발휘하자.
2) 진정으로 원하고 또 꼭 필요로 하는 것이 무엇인지 정직하게 판단해 보자. 무엇을 소유한다는 것은 반드시 그것에 대한 책임도 뒤따른다는 것임을 명심하자. 우리가 물질을 많이 소유하면 할수록 물질이 우리를 소유하게 된다는 사실을 직시하자.
3) 자신이 본질적으로 얼마나 돈에 얽매여 있는지 살펴보자. 그리고 현재의 상황을 즐기는 것과 미래를 위한 준비를 하는 것 사이에서 균형을 취할 수 있도록 노력하자.

우정을 즐기자

지상에 살고 있는 사람들의 수는 예전보다 훨씬 더 많아졌는데도 나는 매일 진료실에서 세상과 격리된 채로 고독하게 살아가는 사람들과 접하곤 한다. 그런 사람들 대부분이 자신은 남들로부터 사랑을 받을 수 없는 존재라고 생각하고 있는 경우가 많다. 이런 자괴감은 결국에는 남들에 대한 비난으로 이어지거나 무차별적인 경멸로 발전하는 것이 보통이다.

그들로부터 "나와 같이 일하는 동료들은 하나같이 다 허섭쓰레기 같은 일에만 신경을 쓰고 있어"라든지 "내 룸메이트는 너무 자만심이 강해서 항상 자기자랑만 해"라는 식의 말을 쉽게 들을 수 있다. 즉 경우에도 그들은 자신과 다른 사람들 사이의 경계 지점에 높이 벽을 쌓아놓고 자신의 몸과 정신과 영혼을 살찌우는 바이탈 에너지의 흐름을 철저히 차단해버린 것이다. 정체된 물이 썩을 수밖에 없듯이 우리 몸에서도 그런 정체가 일어날 때 독성이 축적되는 법이다.

그렇다면 바람직한 우정이란 과연 무엇을 의미하는 것일까? 그 해답은 다양성 속에서 일체감을 찾는 데 있다. 최근 내 진료실을 찾았던 한 여성은 이제까지 자신이 겪었던 여러 연인들과의 잇단 이별에 대해 다음과 같이 설명했다.

"저는 우리가 완전히 다른 사람들이라는 것을 깨달았어요."

이 세상 어딘가에 당신과 똑같은 의견을 가지고, 똑같은 것에 흥미를 보이며, 똑같은 것을 선호하고, 또 똑같은 것을 싫어하는 사람이 있다면 물론 더 바랄 나위가 없을 것이다. 하지만 그런 사람을 찾기까지 수년, 또는 수십 년을 기다려야 한다면 인생을 낭비하는 것이 아니고 무엇이겠는가.

그렇다면 진실한 우정이 있는 최상의 관계는 어떻게 만들어질 수 있을까? 이는 진정한 우정이 자라나도록 충분한 관심을 기울이고 자신이 원하는 바를 상대방에게 줄 수 있을 때 가능한 일이다. 서로에게 도움이 되고 지켜줄 수 있는 우정 어린 관계를 키우기 위해서는 다섯 가지 기본적인 요소가 필요하다.

우리는 그 요소들의 머릿글자만을 따서 'ADORE(받들다)'라는 단어로 정리할 수 있다. 상대를 인정하고(Accept), 관심을 보여주고(Demonstrate), 마음을 열고(Open), 사랑을 받고(Receive), 사랑을 표현하라(Express).

이제 이 다섯 가지 요소들을 하나씩 살펴보기로 하자.

1)자신을 인정하고 남을 인정하자
누군가를 인정한다는 것은 다른 사람들 앞에서 그 사람과 내가 같은 부류의 사람이기를 허용하는 것이다. 대부분의 인간관계는 상호간의 인정이 아닌, 상대방에 대한 필요와 기대를 밑바탕으로 이루어진다. 우리는 상대방이 자신의 행동에 대해 인정해 준다는 의사 표시를 할 때만 안심할 수가 있다. 하지만 그 상대방이 언제나 우리를 인정해 주는 것은 아니다. 그 결과 우리는 자신도 모르게 남들이 우리를 인정해 주는 한도 내에서만 행동하려고 한다.

진정한 우정은 인생을 사는 방법이 한 가지만 있는 것은 아니라는 점을, 그리고 우리들 각자가 서로 다른 존재라는 사실이 서로를 그리워하는 열정의 근간이 된다는 점을 깨닫는 데서 비롯된다. 앞서 살펴본 바와 같이 우리는 제각기 다양한 인간성을 지니고 있고 일상의 삶에서 갖가지 다양한 역할들을 수행하고 있다.

내 자신만 놓고 보더라도 나는 나의 천성 중에 심각한 면과 어리석은 면, 성숙한 면과 어린아이 같은 면, 현명한 면과 어리석은 면을 모두 지니고 있음을 알 수 있다. 이처럼 다양한 인간성을 내 자신이 모두 인정할 수 있을 때 나는 다른 사람들의 복합적인 인간성도 인정할 수 있게 된다.

궁극적으로 우리는 자신을 인정할 수 있는 한도 내에서만 남을 인정할 수 있는 것이다.

머릿속에서 상대방을 비교하고 평가하는 외침이 크게 울릴 때 그 소리가 상대방에 대한 평가인지 아니면 바로 자신에 대한 평가인지를 자문해 보자. 당신의 천성이 지니고 있는 다양한 인간성의 측면들을 이해하도록 노력하자. 그랬을 때 자동적으로 당신의 인생에서 다른 사람들을 인정할 수 있는 포용력이 자라나게 될 것이다.

2) 관심을 보여주자

사람들은 당신이 그들에 대해 관심을 가지고 있다는 것을 어떻게 알 수 있을까? 또 당신은 남들이 당신을 생각하고 있다는 사실을 어떻게 알 수 있을까? 바로 우리의 말과 행동을 통해서이다.

대부분의 사람들은 상대방에게 텔레파시를 통해 의사를 전달하는 방법을 알지 못한다. 따라서 우리가 그들을 염려하고 있다는 것, 그들에게 감사하고 있다는 것, 또 기대하고 있다는 것 등은 말과 행동을 통해 보여 줄 수밖에 없다.

예기치 못한 전화, 친절한 말이 담긴 메모, 꽃 한 묶음, 과자나 사탕 한 봉지 등 사소한 행동이 크고 값비싼 선물에 못지않은 효과를 나타낼 수 있다.

친한 친구들과 가족들에게 물질적으로, 육체적으로 자신의 사랑을 표시해 보자. 동물들도 껴안아주기를 원하고, 아기들은 부모님의 손끝에서 자란다. 어른들도 다른 사람들이 애정 어린 접촉을 해줄 때 기쁨이 고조된다. 목 부위 쓰다듬기, 어깨 마사지, 따스한 포옹 등은 당신의 심신에 더할 수 없는 축복이다. 사랑스런 피부 접촉은 혈압을 낮추어주고, 통증을 완화시키며, 면역성을 증진시킨다. 사랑하는 사람들과 가능한 한 더 많이 접촉하고 포옹함으로써 친밀해지고 싶다는 의도를 그들에게 알려주자.

3) 마음을 열자

우리가 주위 환경으로부터 영양을 공급받을 수 있는 유일한 길은 그것이 체내로 들어올 수 있도록 통로를 열어주는 것이다. 다른 사람들과 인간관계를 맺을 때 개방성과 안전성 사이에서 절묘하게 균형을 잡는 것은 우리가 도전해야 할 커다란 과제라 할 수 있다.

　당신은 자신의 방어 시스템을 최대한 가동시켜 남들이 자신의 취약한 부분을 함부로 뚫고 들어오지 못하도록 할 수도 있다. 그랬을 때 남들로부터 피해를 입는 일은 없을 것이다. 하지만 그와 동시에 남들이 당신을 사랑하도록 하는 기회도 영원히 잃어버리게 될 것이다.

　그 반대 측면에서 바라본다면, 당신은 아무런 제한도 두지 않고 마구잡이로 자신을 공개함으로써 자신의 연약한 부분이 손상당하도록 방치할 수도 있다. 이처럼 가장 중요한 문제는 바로 적당한 균형을 유지하는 일이다.

　위험이라는 것은 삶의 한 부분이다. 새로운 것에 대한 도전이 없다면 자신에게 익숙한 것 외에 다른 현실을 경험할 수 없게 된다. 바이탈 에너지와 사랑과 창의력, 열정으로 충만한 사람이라면 자신이 지금 하고 있는 일을 그대로 계속하자. 그러나 육체적, 정신적, 영적인 수준에서 무엇인가를 더 원하고 있다면 가슴을 열고 불확실성을 받아들이자. 유연성을 가지고 있다면 어떤 상황에서라도 인생에서 극단적인 파괴에 이르지 않도록 잘 대처해 나갈 수 있을 것이다.

　우리는 남들에게 피해를 당한 경험 때문에 좀처럼 마음을 열지 못한다. 이처럼 자기 개방에 대한 두려움에서 야기되는 한계를 벗어버리기 위해서는 가슴속 어딘가에 숨어 있는 고통을 배출해 버리도록 하자. 자기 존재의 밝고 어두운 측면을 모두 인정하고 받아들일 수 있다면 자신의 에너지를 강탈해 가는 사람들이 아니라, 당신의 존재 전체를 지켜주고 지원해 줄 수 있는 사람들을 맞이하게 될 것이다.

4)사랑을 받아들이자
사실상 무엇인가를 준다는 것과 받아들인다는 것에는 별 차이가 없다. 무언가를 상대방에게 주는데 그가 아주 기쁜 마음으로 감사의 뜻을 표현했다면 누구에게 더 많은 혜택이 돌아간 것일까? 무엇인가를 주는 행위가 가진 미덕은 주는 사람은 언제나 받고, 또 받는 사람은 언제나 주고 있다는 데 있다.

　나는 진료실에서 자주 자신의 전 인생을 바쳐 남들을 돕는 사람들을 만난다. 그들은 보통 자신을 '주는 사람'으로 여기고 있다. 그들은 남에게 봉사를 아끼지 않다가도 막상 기력이 다했거나 심각한 정신적, 육체적 도전에 직면하게 되었을 때는 다른 사람들에게 도움을 요청하는 것을 꺼려한다. 남들에게 부담이 되고 싶어하지 않기 때문이다. 또 남에게 받기만 했던 사람이 그 호의를 되돌려준다는 것이 때로 쉽지 않은 일일 수도 있다.

　이제부터 열린 마음으로 다른 사람에게서 사랑과 호의를 받아들이자. 남들의 호의를 받아들인다는 것은 곧 그들에게 보답으로 무엇인가를 해주는 것과 같다고 인식해야 한다. 다른 사람의 호의를 받아들일 수 있는 가장 효과적인 방법 가운데 하나는 상대방이 말할 때 그 말을 주의 깊게 들어주는 것이다. 남이 자신의 생각과 기분을 표현하는 동안 당신이 깊은 관심을 표시한다는 것은 두 사람 모두에게 지대한 혜택을 주는 행동이다. 유아나 유치원에 다니는 어린이의 경우, 부모들이 그들의 말을 열심히 들어주는 데서 건전한 인간성을 형성할 수 있다. 남이 자신의 이야기를 성실히 들어주는 것을 느낌으로써 자신이라는 존재의 중요성을 느낄 수 있기 때문이다.

건전한 관계란 대화를 나누는 양쪽 모두가 진솔하게 의사를 표현하고 또 진지하게 그 말을 들어주는 의식적인 의사소통 과정을 바탕으로 조성된다. 다른 사람이 말하는 도중에 말을 자주 가로막거나 말이 끝나기가 무섭게 낚아챈다면 이는 상대방을 거부하는 것일 뿐 대화를 나누는 것이 아니다.

이제부터 상대방이 말하는 것을 주의 깊게 듣는 연습부터 해보자. 그러고 나서 얼마나 효과적으로 의사소통이 이루어지는지 살펴보자. 누군가가 당신이 말할 때 자주 가로막음으로써 의사 표현을 제대로 할 수 없게 한다면 상대방에게 자신의 말이 끝날 때까지 기다려줄 것을 공손히 요청하자. 그리고 당신 또한 상대방의 말을 가로막거나 끊지 말고 점잖게 대응하자. 이제부터 다른 사람들의 에너지를 받아들일 수 있도록 모든 편견을 벗고 마음을 활짝 열자. 당신의 삶에 풍요로운 바이탈 에너지가 흘러넘치게 될 것이다.

5) 사랑을 표현하자

누군가에게 고마움을 느끼고 있다면 솔직하게 감사의 말을 전하자. 누군가를 사랑한다면 진실을 담아 사랑한다는 말을 해보자. 예를 들어 남편이 지난 수년 동안 집안일을 잘 거들어 주었다면 남편은 자기가 하고 있는 일이 과연 아내도 바라는 일인지 궁금해 할 것이다.

또 아내가 그동안 빠듯한 월급으로 집안일을 잘 꾸려왔다면 그 아내는 남편에게서 따뜻한 말 한마디 듣고 싶어할 것이다. 그럴 때 아내가 남편을, 남편이 아내를 칭찬하는 말에 인색해서는 안 된다. 우리 모두는 남들로부터 자신의 노력을 인정받고 싶어하고 또 그런 일이 상대방에 도움이 되었다는 사실을 알고 싶어한다. 다른 사람이 일을 잘할 때, 옳은 일을 할 때는 망설이지 말고 수고했다는 말을 건네도록 하자.

또 자신의 감정을 자연스레 표현하는 일 역시 중요하다. 필요로 하는 것을 얻을 수 있는 가장 확실한 방법은 자신이 남들에게서 원하는 것이 무엇인지 다른 사람들에게 분명하게 알리는 일이다. 즉 자신의 감정을 제대로 표현하는 방법을 배워 다른 사람이 당신의 요청에 쉽게 응할 수 있도록 만드는 것이다.

인간관계의 질 역시 결국에는 의사전달의 질에 의해 결정된다. 정직하고 열린 마음으로 솔직하고 자연스럽게 자신을 표현하도록 노력하자. 그랬을 때 당신이 맺는 인간관계는 풍부한 바이탈 에너지의 원천이 될 것이다.

6) 유쾌한 우정을 기르자

우리는 자신의 친구를 선택할 수 있고 또 그들도 우리를 친구로 선택할 수 있다. 싫든 좋든 가족관계는 인생의 전 기간 동안 지속되지만 친구 관계는 맺어졌다 끊어지고 또 새로 맺어질 수 있는 관계이다.

"그 사람의 친구를 보면 그 사람 자신을 알 수 있다"라는 말은 결코 틀린 말이 아니다. 바로 친구가 자신의 명확한 거울이 될 수 있다는 말이다. 친구 관계는 그 누구도 아닌 바로 자신의 선택에 의해 이루어지기 때문이다.

우정을 돈독히 함으로써 그 우정이 자신의 바이탈 에너지를 북돋을 수 있도록 하자. 친구와의 사귐을 즐기자. 건전한 친구관계를 보여주는 좋은 시금석은 그들과 함께 있을 때 얼마나 자주 웃을 수 있는가 하는 것이다. 비록 친구들을 심각하게 대할 수는 있을지라도 그들과의 우정까지 심각하게 만들지는 말자.

우리 자신, 우리 영혼의 본질은 유쾌함을 즐기는 것이다. 우정의 본질은 우리가 우리 자신이 되는 것이다. 그러므로 우정의 본질도 유쾌함을 서로 나누는 데 있다. 친구들에게 가슴을 열고 자신 속에 내재하는 바이탈 에너지의 탁한 기운을 외부로 방출하자.

> **바이탈 에너지 회복을 위한 지침**
>
> ## 우정을 활력 있게 가꾸자
>
> 1) 상호 신뢰와 존경을 바탕으로 한 우정을 쌓도록 노력하자. 바람직한 친구 관계를 유지하는 데 있어 중요한 요소에는 어떤 것들이 있는지 목록으로 정리해 보자. 그리고 그 요소 하나하나에 대해 노력할 수 있는 부분에는 어떤 것이 있는지 정직하게 평가해 보자. 자신이 친구에게 원하는 우정이 무엇인지, 또 자신이 잘해 줄 수 있는 부분은 무엇인지를 생각해 보자.
> 2) 자신의 친구관계를 검토해 보자. 당신이 상대를 더 많이 인정하고, 더 많은 관심을 보이고, 존경과 사랑의 마음을 더 잘 표현함으로써 우정을 돈독히 할 수 있는 방법에 어떤 것이 있는지 잘 살펴보자. 친구와의 우정을 자신을 들여다볼 수 있는 거울로 간주하자. 참된 우정은 자신의 내부 에너지와 바이탈 에너지 저장고에 쉽게 접근할 수 있도록 해줄 것이다.

자연을 만끽하자

대부분의 사람들은 야외에 나가는 것을 좋아한다. 자연환경을 탐구하는 일은 기분을 들뜨게 하고 원기를 회복시켜 항상 자유와 새로움을 안겨준다. 그런 사실을 잘 알고 있으면서도 엄청난 스트레스에 지쳐 휴가 여행을 결심하기 전까지는 자연이 우리에게 제공할 수 있는 그 엄청난 혜택을 잊고 지내는 경우가 많다. 너무 즐기는 데만 열중하지 않는다면 그 휴가는 바이탈 에너지를 충만시켜 주는 데 더없이 좋은 기회가 될 것이다.

어쩌다 한 번씩 휴가를 떠나는 것보다 더욱 바람직한 방법은 규칙적으로 자연과 벗삼을 수 있도록 아예 자신의 계획표를 수정하는 일이다. 앞에서 이미 아유르베다에서는 이 세상이 공간, 공기, 불, 물, 땅의 다섯 가지 요소로 구성되어 있다고 말한 바 있다. 우리의 주의를 이런 자연의 힘들에 집중함으로써 그들과의 연계를 더욱 두텁게 할 필요가 있다. 그렇다면 이제 어떻게 그런 연계를 이룰 수 있는지 살펴보기로 하자.

1) 공간 에너지
물질세계의 삼라만상은 모두 공간으로 환원할 수 있다. 양자역학의 관점에서 본다면 심지어 우리가 고체라고 부르는 물질까지도 내부의 대부분이 빈 공간으로 되어 있다. 우리가 자신의 주의력을 그런 공간에 집중할 수 있을 때 우리는 자신의 인식 속에서 더욱 풍부한 경쾌함과 개방됨을 경험할 수 있다.

주변 환경 속에서 빈 공간의 힘을 받아들일 수 있는 가장 직접적인 방법은 수시로 하늘을 쳐다보는 것이다. 주위의 잔디밭이나 공원 벤치 위에 누워보자. 그리고 하늘을 바라보자. 구름이 모였다가는 흩어지고 또 왔다가는 가버리고 하는 광경을 느긋하게 바라보면서 마음의 창을 활짝 열어보자. 밤에 외출할 일이 있을 때는 하늘을 쳐다보면서 달과 별을 찾아보는 습관을 들이자. 그리고 우주의 무한함 속에서 자신이 현재 하고 있는 일의 의미를 음미해 보도록 하자. 몇몇 별자리의 이름과 위치를 알아두면 쉽게 하늘과 익숙해질 수 있다.

하늘을 우러러보며 우리와 자연의 일체감을 다지면 일상적인 삶속 어디에서도 구속되지 않는 내면의 무한함을 경험할 수 있다. 주위의 사소한 일에서 번거로움을 느끼고 짜증이 날 때마다 우주의 광대함에 자신을 맡겨보자. 자신의 삶을 새로운 측면에서 바라보게 될 것이다.

2) 공기 에너지
아유르베다에서 공기라는 것은 공간의 운동을 의미한다. 삶에 있어서 매우 미묘하면서도 요긴한 존재인 공기는 물질의 가장 정화된 형태로 간주

될 수 있다. 우리가 생명체로서 공기와 접촉하는 가장 원초적인 경험은 호흡을 하는 것이다.

호흡은 우리의 몸과 마음, 그리고 영혼을 환경과 연결시켜 주는 역할을 한다. 우리가 들이마시는 산소 분자는 녹색식물이 태양광을 이용해 당분을 만드는 과정에서 그 부산물로 생산된다. 허파를 통해 우리 몸속에 들어오는 산소는 몸의 모든 세포들 속으로 스며들어 당분을 에너지로 변환시키는 물질대사를 수행하는 데 이용되고 이를 통해 그 순환 사이클이 완성된다.

이렇게 생산되는 에너지 덕분에 우리는 움직이고 소화하고 배출하는 등 기본적인 생명 기능들을 수행할 수 있는 것이다. 우리 마음은 음식과 산소라는 연료에 힘입어 국소적 존재인 우리들과 우주라는 광대무변한 존재를 서로 결부시킬 수 있는 사고력을 창조해 낸다. 따라서 호흡은 우리 몸의 세포들을 식물세포들에게, 우리의 마음을 우주신의 마음에 연결시켜 주는 매개체라고 할 수 있다.

우리가 공기 중에 내재하는 생기에 접근할 수 있는 가장 간단한 방법은 의식적으로 식물이 발산하는 신선한 공기를 한껏 들이마시는 것이다. 지금 당장 가까운 식물원이나 공원을 찾자. 신선한 식물체의 향기를 느끼며 그들에 둘러싸여 있을 때 의식적으로 크게 심호흡을 해서 한껏 생명의 원기를 들이마시자. 그 공기가 폐 속으로 들어와 심장으로 전달되고, 심장에서 다시 조직과 근육으로 이동하고, 또 전체 세포들 속으로 스며들어 그곳에서 우리가 의식하지 못하는 수많은 생명 작용들이 움직이는 데 연료로 사용된다는 것을 마음속으로 상상해 보자.

계산에 의하면 우리가 한 번 호흡을 하고 숨을 들이마실 때 그 숨 속에는 지상의 모든 생물들의 호흡에서 배출되는 분자들이 적어도 하나씩은 포함된다고 한다. 당신이 호흡하는 공기의 질에 대해 특별한 주의를 기울이자. 그리고 그 호흡이 자신을 이 세상 모든 생명들과 연결시킬 수 있게 하자.

3) 불 에너지
불이라는 요소는 빛의 표현이다. 아인슈타인은 모든 물질이 진동의 형태로 환원될 수 있다고 설파한 바 있다. 빛의 파장에 포함되는 에너지는 그 에너지가 닿는 어떤 것에나 영향을 미쳐 변환과 물질대사를 촉진시킨다.

우리는 자신의 시각과 촉각을 통해 불의 요소와 접촉할 수 있다. 생활 속에서 의식적으로 불에 접촉할 수 있는 가장 직접적인 방법은 바로 태양과 접하는 것이다. 태양은 고대 이집트와 바빌로니아에서 숭배를 받았듯 궁극적으로 지상의 모든 생물들의 근원이다. 매일 단 몇 분만이라도 햇빛과 태양열이 당신의 몸을 어루만질 수 있도록 하자. 햇볕을 쬐면 우리 몸속에서 비타민 D가 만들어져 뼈가 튼튼해질 뿐 아니라 우리가 알지 못하는 우주의 무한한 능력에 접할 수 있는 길을 열어준다.

내일부터는 아침 일찍 일어나 솟아오르는 태양을 맞이하자. 또 해가 지는 광경을 바라보기에 좋은 장소를 찾아보자. 생일, 결혼 기념일, 춘분, 추분 등 특별한 의미가 있는 날에는 하루를 태양과 함께 시작하고 태양과 함께 마감하는 의식을 갖자. 태양의 본원적인 능력, 그것을 인정하고 받아들이자.

4) 물 에너지
물이라는 요소는 연결성과 흐름을 대표한다. 물은 진정시키고, 영양을 보충하고, 정화하고, 결합시키는 능력을 지닌다. 수십억 년 전 대양에서 처음으로 생명체가 탄생했다는 사실에서도 알 수 있듯이 물은 생명의 근원이다. 우리의 조상이 되는 생물들은 바다에서 태어나 육지로 이주했다. 하지만 자신의 몸속에 원시적인 순환성 액체를 지니고 항상 대양과 함께하고자 했기에 지금 그것이 피가 되어 우리 몸을 순환하고 있다.

우리는 자연의 물 곁에서, 또는 그 물과 함께 지냄으로써 물과 직접 접촉하는 것을 즐길 수 있다. 인류 역사가 시작된 이래 강과 바다, 호수, 온천 등의 신비스런 치유능력은 항상 신화의 주요 주제가 되어왔다. 이제부터 가까운 하천과 강, 연못과 호수, 온천, 바다 등을 주기적으로 찾아 물을 친한 친구로 만들자. 자연의 물로 심신을 안정시키고 피곤한 영혼을 달래자. 그 물에서 수영을 즐기고, 다이빙을 하고, 배를 띄워보자. 또는 물가를 거닐며 그 속의 모든 생물체들을 보살피고자 도도히 밀려가고 밀려오는 물의 기적을 감상해 보자.

5) 땅 에너지

땅이라는 요소는 공간이 아주 빽빽하게 응축된 형태를 의미한다. 원자들이 우리 눈으로 볼 수 없는 결합력으로 서로 뭉쳐 있어 그 안정성을 감지할 수 있을 때 우리는 그것을 물질이라고 부른다. 대지는 우리를 그 품에 안고 우리에게 항상 쉴 곳과 일용할 양식을 마련해 주고 있다.

우리는 어떻게 대지에 접근할 수 있을까? 이는 직접적인 접촉을 통해 가능하다. 신발과 양말을 벗어버리자. 그리고 맨발로 모래밭과 잔디밭을 거닐어보자. 발가락으로 대지를 간지럽혀 보자. 손으로 모래장난을 하자. 잔디밭에 누워 조용히 눈을 감고 거대한 공 모양의 우주선을 탄 채 우주 공간에 내던져졌다고 상상해 보자.

또는 옛날 우리 조상들이 그랬던 것처럼 대지가 하나의 거대한 거북이라고 생각하고 그 등 위에 올라탔다고 상상해 보자. 일상생활 속에서 대지의 권능을 느껴보자. 그리고 항상 대지가 부여하는 풍성한 혜택에 감사하는 마음을 갖자. 대지를 우리의 모성으로 공경하자. 그랬을 때 대지는 늘 우리를 보살펴줄 것이다.

6) 대자연을 즐기자

주위 환경으로부터 바이탈 에너지를 받아들이기 위해서는 자신의 감각을 활용할 필요가 있다. 자연의 원초적인 영원한 노랫소리에 귀를 기울여보자. 바람과 물, 대지의 싱그러운 감촉을 피부를 통해 느껴보자. 눈으로 빛의 진동을 감지하고 즐겨보자. 인생의 향기를 깊이 들이마시자. 휴가를 내어 정기적으로 야외에서 즐길 수 있는 시간을 갖자.

가족 또는 친구들과 시골로 여행을 떠나보자. 자전거 타기나 등산도 좋다. 정원을 가꾸자. 그것이 어렵다면 다만 몇 개라도 화분을 키워 자신의 손끝으로 땅의 풋풋함을 느껴보자. 문화센터에 나가 도자기 공예반에 가입하는 것도 좋다. 강변에서 보트 놀이를 즐겨보자. 잔디밭이나 해변에서는 기꺼이 맨발로 걸어보자. 야외 놀이를 즐기자. 자연의 쾌적함이 심신을 씻어내릴 수 있도록 많은 시간을 자연과 함께 보내자.

바이탈 에너지 회복을 위한 지침

자연을 만끽하면서 생기를 회복하자

1) 감각을 충분히 활용해 자연과의 교감을 강화하자. 공간, 공기, 불, 물, 땅의 다섯 가지 요소들의 존재를 온몸으로 느끼도록 노력하자.
2) 밤하늘의 별들을 바라보고, 공원에서 산책을 하고, 얼굴에 햇빛의 따사로움을 느껴보자. 해변에 밀려오는 파도와 함께 놀고 잔디밭에서 맨발로 거닐어보자. 자연의 생기가 걱정거리를 모두 씻어버릴 수 있도록 모든 것을 자연에 맡기자.

자신이 가진 것에 만족하자

지금부터 잠시 시간을 내어 인생에서 감사하게 여기는 있는 것들을 적어보자. 우선은 자동 현금 지급기, 세탁기, 자동차, 리모컨 등 사소한 것에서부터 시작하는 것이 좋다. 그리고 깨끗한 옷, 좋은 음식, 아늑하고 따뜻한 침실 등 점차 자신의 인생에서 긴요하고 귀중한 것들을 적어나가기로 하자. 다음으로 인생에서 마주쳤던 기분좋고 다행스런 일들을 적어보자. 마지막으로 과거에 사랑했던 사람들과 지금 사랑하고 있는 사람들의 이름을 적어보자. 그리고 인생에서 얻을 수 있었던 귀중한 선물에는 어떤 것들이 있는지도 함께 적어보자.

1) 일상에서 가벼운 고마움을 주는 것들

....
....
....

2) 인생에서 많은 도움을 주는 것들

....
....
....

3) 인생에서 마주쳤던 즐겁고 보람된 일들

....
....
....

4)과거에 사랑했던 사람들과 현재 사랑하고 있는 사람들

....
....
....

5)내가 이제까지 받았던 선물들

....
....
....

 사실상 우리의 인생은 하루하루가 축복의 날이다. 말기 암환자처럼 심각한 병에 시달리고 있는 사람들에게 한번 물어보라. 그들은 새벽녘 새들이 지저귀는 소리, 갓난아기에게서 풍기는 젖냄새, 저녁놀의 아름다움 등 건강할 때는 전혀 깨닫지 못했던 사소한 것들이 인생에서 얼마나 귀중한 의미를 지니고 있는지를 당신에게 세세히 일러줄 것이다. 당신이 언제까지 그 소중함을 만끽할 수 있을지 생각해 본다면 일상의 모든 것들이 새삼 절실하게 가슴에 와닿을 것이다.

 그렇다면 어떻게 해야 당신에게 제공되는 축복들에 대해 감사하는 마음을 가질 수 있는 것일까? 아유르베다의 가르침에 따르면 우리가 주의를 기울이게 되면 그것이 무엇이든지 간에 점점 더 크게 성장한다고 했다.

 어떤 나쁜 일에 대해 또는 어떤 일이 나빠지는 것에 대해 계속 관심을 기울인다면 우리 자신도 결국은 그 일로 비탄에 빠지게 될 것이다. 어떤 일이 잘될 수 있도록 진심으로 관심을 기울인다면 우리가 바로 그 일의 수혜자가 될 것이다.

 사물의 부정적인 측면보다는 긍정적인 측면에 더 많은 관심을 갖자.

어젯밤에는 네 살배기 아들놈이 이불에 오줌을 싸지 않았다. 오늘따라 교통량이 많지 않아 직장에 지각하지 않았다. 라디오에서 좋아하는 유행가가 흘러나왔다. 생각지도 않았던 대학 친구로부터 전화가 걸려왔다. 하루 종일 상사로부터 한 번도 질책을 받지 않았다. 퇴근한 후 문이 닫히기 몇 분 전에 가까스로 상점에 들릴 수 있었다. 집에 돌아왔을 때 아내의 기분이 매우 좋아 보였다. 큰아이가 산수 점수가 좋아졌다고 자랑했다. 동네 축구팀이 결승전에서 승리를 거두었다. 사두었던 주식 가격이 올랐다.

이처럼 예상치 못했던 일들이 잘되어갈 때는 이에 대해 축하를 하자. 또 일들이 나쁜 방향으로 흘러가지 않는 것만으로도 감사하는 마음을 갖자.

인생에는 항상 뜻밖의 기복이 있는 법이다. 수년 전 친구 한 명은 다른 도시를 방문하던 중 갑자기 심장 수술을 받아야만 하는 비상 사태를 맞은 적이 있다. 그는 일생 동안 채식만 했고, 담배 한 번 피워본 적이 없는, 자신의 삶을 구도의 길에 바친 사람이었다. 나는 그에게 그처럼 갑자기 생명의 위협을 받는 상황에 직면했을 때 어떻게 침착하게 대처할 수 있었는지 물었다. 놀랍게도 그는 자신이 중환자실의 생활을 즐기고 있다고 대답했다.

그는 명상과 독서를 즐겼으며 의사, 간호사, 의대생들과 인생의 의미에 대해 대화하는 것을 즐겼던 것이다. 그는 예를 들어가며 자신의 경험을 설명했다. 사람들은 놀이공원에서 청룡열차를 탈 때 열차가 그들을 잠시 동안 공포의 도가니 속에 몰아넣는 것일 뿐 결국은 처음의 출발점으로 되돌려놓을 것이라는 사실을 잘 알고 있다. 오직 구도의 길만을 걸었던 내 친구는 그와 마찬가지로 자신이 악천후의 날씨 속을 항해하고 있지만 머지않아 폭풍우가 걷힐 것을 잘 알기에 그처럼 험한 파도타기를 즐길 수 있었던 것이다.

우리 자신도 때로 울퉁불퉁한 비포장 도로를 달려야 할 경우가 있다는 점을 받아들이자. 이윽고 평평한 길이 나타났을 때 진정으로 그에 대해 감사할 수 있게 되면 비로소 우리는 생기로 충만한 인생의 대로를 마음 놓고 달릴 수 있게 될 것이다. 일상적인 경험을 축복할 만한 특별한 경험으로 만들기 위해서라면 그 어떤 변명도 허용될 수 있다. 매사에 감사하고 매사에 축복할 수 있는 태도를 가지자. 그러면 당신의 인생에는 점점 더 신비감이 더해 가고 충만한 바이탈 에너지가 넘치게 될 것이다.

기억할 날들을 축복하자
인생에서 기념할 만한 날들을 꼭 기억하고 그날을 축복하자.

- 자신의 생일
- 배우자의 생일
- 어머니의 생일
- 아버지의 생일
- 자녀들의 생일
- 친구들의 생일
- 새 집으로 이사한 날
- 결혼한 날
- 직장에 처음 출근한 날
- 마음에 들지 않았던 직장을 그만둔 날
- 명상을 처음 시작한 날

당신의 인생에서 자신에게 중요한 의미가 있었던 사건이 일어났던 날을 기록해서 표로 작성하자. 당신에게 기쁨을 선사했던 날과 당신을 비탄에 잠기게 했던 날을 그 표에 포함시키자. 개인적인 일정표를 만들어 인생의 중요한 사건들을 기념하고 감사하는 마음을 갖자. 자신의 인생에서 중요한 날에는 기념 식수를 하거나, 자선단체나 사회단체에 기부금을 내거나, 순례여행에 나서보자.

애도해야 할 날을 맞았다면 촛불을 켜거나, 시를 써보거나, 기르던 동물을 자연으로 돌려보내자. 과거에 중요한 일이 있었다면 그 사건의 의미를 회상할 수 있도록 기념일을 정하고 그날 하루는 대자연의 윤회 법칙을 기억하도록 애쓰자.

사실상 거의 모든 일들이 다 기념할 만한 것이다. 루이스 캐럴의《이상한 나라의 앨리스》를 각색해서 만든 만화영화를 보면 앨리스가 모자쟁이 헤터와 흰토끼 래빗과 함께 파티를 여는 장면이 나온다. 그 파티의 명목은 '생일이 아닌 날'을 기념하는 것이었다. 이 장면은 파티의 명목을 찾는다는 것이 얼마나 쉬운 일인지를 여실히 보여주고 있다.

역사적으로 모든 사회는 기념일을 제정하고 있다. 이는 그 사회 구성원들이 일상적인 일에서 벗어나 여가를 즐기고, 자신들의 현재를 과거와 결부시키고, 또 살아 있다는 것에 대한 기쁨을 찬양하도록 하기 위해서였다.

이와 유사한 개념으로 우리는 자신만이 즐길 수 있는 기념일을 제정하자. 기념일의 순수한 의미를 되새기기 위해 그 기념일에는 자녀들과 함께 게임을 즐겨보자. 자녀들과 함께 여행할 기회가 주어진다면 가능한 한 더 많은 기념일을 만들자. 그러면 아이들은 항상 바이탈 에너지로 충만해져서 기념하는 것이 무엇이든지 간에 기뻐할 것이다.

당신 자신에게도 이 아이처럼 행동할 수 있는 자유를 부여해 보자. 그러면 당신의 인생에도 고이지 않는 샘물처럼 언제나 바이탈 에너지가 솟아날 것이다. 가끔씩은 세상사에 대해, 그리고 그런 세상사를 우리 자신이 얼마나 심각하게 대하고 있는지 돌아보면서 스스로 웃을 수 있는 여유를 갖자.

자신의 인생을 즐기자

우리가 지상을 떠날 날도 그리 멀지 않았다. 이 점을 인정한다면 우리 앞에는 두 가지 선택만이 놓여 있다는 것을 깨달을 수 있을 것이다. 하나는 인생의 덧없음을 비통해 하며 남은 여생을 보내는 것과 또 하나는 자신에게 부여된 남은 기간 동안 항상 열정과 흥분이 함께하는 삶을 사는 것이다. 당신은 둘 중 어떤 삶을 선택하고 싶은가.

우리 모두 후자의 편에 서서 참된 삶을 살도록 노력해 보자. 자신이 인간 존재로 태어났음을 찬양하자. 그리고 일상의 삶속에서 벌어지는 신비로운 기적들을 마음껏 추구해 보자. 우주를 창조한 신이 우리에게 인생의 목적을 부여하지는 않았다고 하더라도 우리는 각자의 인생에서 충분히 의미를 창조할 수 있지 않을까?

이 세상의 모든 소리와 감촉, 시각, 맛, 냄새 등을 충분히 만끽할 수 있도록 항상 생활 속에서 여유를 갖자. 만약 어떻게 해야 즐거운 마음을 지니면서 살 수 있는지를 모른다면 갓난아기, 어린 고양이, 강아지처럼 세상의 모든 어린 존재들에게서 즐거워지는 법을 배우자. 진정으로 자신의 삶에 생기를 더하고 싶다면 자신의 가슴을 신뢰하고 그 깊숙한 곳에 자리잡은 내면의 욕망을 충족시키기 위해 열정과 관심을 쏟아보자.

바이탈 에너지로 가득한 일과 휴식

바이탈 에너지의 근원이 시공간적으로 어느 한쪽에 치우쳐 있는 것은 아닐 것이다. 그보다는 당신의 개인적 에너지나 정보 네트워크가 범우주적인 에너지 발생기에 연결될 수 있게 해주는 자의식 상태가 곧 바이탈 에너지의 근원이라고 말할 수 있을 것이다. 이런 상태에서 당신의 모든 행동은 자신의 영혼을 고양시킬 수 있다. 즐거운 상태에 빠져 과거나 미래에 대한 아무런 생각 없이 현재라는 시간에 몰입했던 기억이 누구에게나 한두 번 정도는 있었을 것이다. 그 옆에 당신을 항상 돌봐주었던 부모님이 계셨기에 당신은 자신의 즐거움을 마음껏 즐길 수 있었을 것이다.

자유와 책임은 동전의 양면과 같은 것이다. 어느덧 성인이 된 당신은 책임이라는 재단에 자유를 희생시키게 되었다. 신념을 조금만 바꿀 수 있다면 우리의 인생은 훨씬 더 행복해질 수 있을 것이다. 기원전 24세기경 이집트의 한 현인은 다음과 같은 말을 남겼다.

"언제나 당신의 남은 인생을 즐기며 살라."

바로 오늘부터 당신의 모든 일과 휴식에서 즐거움과 열정, 생기가 넘치도록 하자. 그런 인생으로 가꾸어나가는 것이 바로 당신의 책임인 것이다.

바이탈 에너지 회복을 위한 지침

인생을 즐기자

1) 매일 한 가지씩 감사할 수 있는 대상을 찾아보자.
2) 인생에서 찾아든 우연한 행운, 좋은 소식, 기쁜 일 등 기념할 수 있는 일들을 찾아보자.
3) 인생의 즐거움을 느끼기 위한 날을 만들어 그날을 마음껏 즐기자.
4) 몸과 마음, 영혼을 풍요롭게 할 수 있도록 기념일에는 소박한 의식을 거행하자.

완전한 건강을 위한 일곱번째 열쇠
조화로운 삶을 찬미하자

그저 행복하다는 사실만으로도 좋다. 하지만 더 중요한 문제는
당신이 행복하다는 것을 진정으로 아는 것이다.

헨리 밀러

조화로운 삶을 찬미하자

사람들은 자신들의 필요와 욕구를 충족시킬 수 있는 것을 창조할 수 있는 데서 많은 보람을 느낀다. 마음먹고 맛있는 요리를 준비하거나 새로운 사업을 시작하려 할 때, 또는 걸작을 만들어보고자 할 때 그 일의 성공 여부는 자신의 바이탈 에너지에 도달할 수 있는 통로가 제대로 열릴 수 있는지에 따라 결정된다.

창조력이라는 것은 당신의 관심과 의도에 의해서만 존재하는 그 무엇인가를 현실로 불러들이는 능력을 말한다. 우리 인생에 있어서 무엇이 필요한가 하는 것은 시시각각으로 달라질 수 있는 문제이지만 일부 중요한 욕망들은 지상에서 숨이 붙어 있는 동안 항상 우리와 함께한다.

우리는 물질적인 풍요를 확인할 수 있을 만큼 적당한 재산을 원한다. 설령 우리 모두가 단지 돈만으로는 행복해질 수 없다는 사실에는 동의한다 하더라도 집안의 가장이라면 커다란 저택에서 가족들과 편안히 살면서 값비싼 자동차를 가지고, 자식들 모두를 일류 대학에 보내며, 때때로 해외에서 휴가를 즐길 수 있을 만큼의 부를 꿈꿀 것이다.

아유르베다에서는 인간의 욕망을 물질적인 잣대로 평가하는 데 대해 탓하지 않는다. 다시 말해 아유르베다의 관점에서는 일정 수준 이상의 생활을 영위할 수 없다면 원대한 꿈을 키우고자 하는 우리의 바람이 달성되기 어렵다는 점을 인정하고 있다.

우리는 사랑에 대해 기본적인 욕구를 지니고 있다. 관심과 열정, 신뢰, 인정하고 받아들이기, 소유욕 등은 행복한 생활을 위해, 또 바이탈 에너지를 회복하기 위해 반드시 필요한 요소들이다. 친밀감을 표현하는 수단으로써 성적인 열정은 정상적인 부부 사이나 또는 그에 준하는 사이에서 좀더 높은 의식 수준에 도달하게 해주는 관문이 될 수도 있다.

바로 앞장에서 왜 우리가 의미 있는 일을 해야 하는지에 대해 살펴보았다. 그 일이 가정을 이끌어나가는 것이든, 사업을 하는 것이든, 농장을 운영하는 것이든, 걸작으로 남을 그림을 그리는 것이든, 남들을 돕는 것이든, 또는 책을 저술하는 것이든 간에 사람들은 자신의 고유한 재능을 발휘할 수 있는 일에 종사해야 할 필요가 있다. 다시 말해 우리가 자신의 다르마와 함께하는 삶을 살 수 있다면 기쁨과 평안함, 행복이 충만한 인생을 즐길 수 있을 것이다.

물질적인 안락은 육체의 욕구를 충족시켜 주고, 사랑은 심장의 욕구를 충족시켜 준다. 의미 있는 일은 정신의 욕구를 충족시켜 준다. 영성은 영혼의 요구를 충족시켜 준다. 아유르베다에는 모크샤라는 용어가 나오는데 이는 우리의 내적인 기준점이 자기 자신에게서 우주로 발산되는 상태를 가리키는 데 사용되는 말이다.

우리가 세상의 모든 존재들과 서로 연결되어 있다는 깨달음은 우리가 개별적인 존재라는 일반적인 생각을 압도한다. 우리가 우주의 영원성과 무한성을 이해하게 되면 우리 자신이 시공간적으로 한정되어 있는 존재라는 사고에 변화를 가져올 수 있다. 우리는 우주적인 존재인 동시에 개체적인 존재로서 살고 있는 것이다.

이러한 우리 존재의 특이성을 인식하고 나면 우리가 경험하는 모든 것이 신의 축복 그 자체라고 말할 수 있게 된다. 만약 어떤 존재를 깡그리 무시하는 것도 신의 뜻일 수 있다면 모크샤는 우리가 자신의 경계를 스스로 무시하는 상태라고 말할 수 있다. 사실상 이 정도의 깨달음은 영적인 자유에 부합된다. 우리는 결코 일상의 삶에서 도피하기 위해서 영적인 자유를 추구하는 것이 아니다. 이는 차라리 시간 제약이 있는 우리 자신의 경험 속에서 영구한 깨달음을 얻기 위한 것이다. 영성이라는 것은 우리의 범속한 일상생활에서 발견하는 성스러운 축복이다. 이제부터는 우리가 자신의 일상생활을 어떻게 영성에 연계시킬 수 있는지 살펴보기로 하자.

명상을 통해 영성을 발견하자

구약성서의 〈시편〉에는 "너희는 가만히 있어 내가 하나님됨을 알지어다"라는 구절이 있고, 신약성서의 〈누가복음〉에는 "하나님의 왕국이 그대 안에 있나니"라는 구절이 나온다. 우파니샤드 철학에서는 "명상을 수행하고 그 속에서 자아를 발견하는 사람은 우주의 모든 것을 이해할 수 있다… 모든 지식은 자아에서 비롯된다"라는 가르침이 있다. 불교의 경전에는 "마치 깨진 징처럼 조용히 있으면서 침묵을 지키라. 자유가 가져다주는 적막을 깨달으라"라는 가르침이 있다.

그렇다면 왜 명상이 이처럼 중요한 것일까? 그것은 우리가 지속적으로 자신의 관심을 한 곳으로 집중시킬 수 있는 유일한 방법이 명상이기 때문이다. 다시 말해 감각기관을 통해 접수되는 정보들에 구애받지 않고 한 대상에만 정신을 집중시키는 방법이 바로 명상이라는 것이다.

대부분의 사람들은 일상생활 속에서 자신의 정신을 사로잡는 대상과 자기 자신을 구별하지 못한다. 예를 들어 영화를 본다고 하자. 당신은 이내 그 영화 속의 인물과 자신을 동일시하게 된다. 당신이 책을 읽으면 그 책의 스토리가 되고, 텔레비전을 시청하면 자신이 바로 시청하는 그 프로그램이 된다. 우리가 다른 대상을 감지할 때 자아는 잊어버리게 되는 것이다.

명상을 수행하면 마음의 표면에서 발생하는 심적 동요를 진정시킬 수 있다. 즉 우리의 생각이 과거의 어느 곳에서 미래의 어느 곳으로 훨훨 날아다니는 것이 아니라 현재 순간의 자의식에 우리를 붙잡아두도록 하는 것이다. 앞서 소개한 호흡인식 명상은 그 단순함 때문에 효과가 과소평가될 수도 있다. 그러나 호흡인식 명상이야말로 다른 모든 복잡한 명상법들에서 발견되는 기본적인 요소들을 골고루 포함하고 있는 명상법이다. 그러한 요소들에는 어떤 것이 있는지 살펴보기로 하자.

명상의 첫번째 단계는 수련이 방해받지 않는 적당한 장소를 찾는 것이다. 그런 장소는 앉기에 편안한 의자가 될 수도 있고, 바닥에 베개를 하나 받치고 앉는 장소가 될 수도 있다. 어떤 명상법에서는 아무 것에도 의존하지 않고 항상 자세를 꼿꼿이 할 것을 강조하기도 하는데 원래 명상에서 권하는 바람직한 자세는 몸으로 느끼는 감각을 초월할 수 있게 하는 자세이다.

명상하는 내내 불편한 자세 때문에 느껴지는 육체적 감각을 무시해 버릴 수 없다면 절대로 의식이 그 이상을 초월할 수가 없게 된다. 또 너무 편안해서 쉽게 잠들 수 있는 자세도 피하도록 주의하자. 대부분의 사람들은 등이 낮은 의자에 기대어 몸을 바로 세우는 자세가 바로 명상에 이상적인 자세라고 말한다.

명상의 두번째 단계는 자신의 마음을 조용히 가다듬는 도구로 사용할 수 있는 대상을 발견하는 것이다. 이런 대상은 가시적인 것이 될 수도 있지만 가장 적합한 것은 자기 내면의 소리나 호흡이라고 알려져 있다. 호흡을 그런 대상으로 삼고자 한다면 눈을 지그시 감고 자신이 하는 호흡에 정신을 집중한다. 애써 호흡을 변화시키려 하지 말고 다만 숨이 폐로 들고날고 하는 것을 마음의 눈으로 지켜본다. 호흡이 가빠진다면 그 가

빠지는 것을 관찰하고 호흡이 느려진다면 그것 역시 그대로 관찰한다. 호흡의 심도나 리듬에 변화가 수반되더라도 개의치 말라. 이렇게 단순한 마음을 유지할 때 자신의 마음이 고요해지고 있음을 느끼게 될 것이다.

만트라 명상법에서는 어떤 주문을 외거나 소리를 내는 것이 관심을 집중시키는 도구가 된다. 산스크리트어로 만트라는 '마음의 도구'를 의미하는데 그것은 만트라가 마음의 활동을 다스리는 도구가 되기 때문이다. 만트라 주문은 제대로 잘 활용되기만 한다면 마음의 동요를 진정시키고 우리가 의도한 바를 강화시키며, 우리를 더 높은 의식 수준으로 이끌어낼 수 있다. 전통적으로 베다철학에서 구사하는 만트라는 '오음'인데 이는 우주가 창조될 때 처음 나타나는 소리로 여겨지고 있다.

만트라 명상법을 수행하고자 한다면 혼자서 수행하는 것보다 가까운 명상선원을 찾아가는 것이 좋다. 그곳에서는 개개인에게 알맞은 만트라를 선택해서 활용하는 방법을 가르쳐줄 것이다. 만약 만트라의 대상을 소리에 의존하고자 한다면 가장 손쉬운 소리는 바로 호흡 소리이다. 자신의 호흡을 마음의 눈으로 지켜보는 것과 소리로 감지하는 데는 큰 차이는 아니더라도 어느 정도의 차이가 존재한다.

당신은 콧구멍에서 나는 소리, 목에서 나는 소리, 또는 가슴에서 울리는 소리 등을 통해 자신의 호흡을 감지할 수 있다. 단순히 그런 소리들을 느끼기만 하고 절대로 호흡을 통제하려 해서는 안 된다.

어느덧 자신의 마음이 호흡을 떠나 있음을 깨달았다면 조용히 그 마음을 붙잡아서 다시 호흡으로 되돌려놓자. 기관지를 통해 항상 공기가 들고나는 것을 느낄 수 있게 하자.

자신의 호흡을 지켜보든, 마음속으로 만트라를 되뇌든, 호흡에서 울리는 소리를 듣든 간에 당신은 자신의 정신이 마음속 한 대상에서 다른 대상으로, 자신의 육체적 감각으로, 또는 주위에서 들리는 소리 등으로 수시로 옮겨가는 현상을 발견하게 될 것이다. 이는 명상의 자연스러운

한 부분이므로 여기에 저항할 필요는 없으며 또 저항해서도 안 된다.

이제 막 명상을 시작한 초보자들에게서 많이 듣는 불평은 명상을 하는 동안 너무나 많은 생각들이 마음속을 오고 간다는 것이다. 그것은 그들이 일상생활 내내 많은 생각들을 하고 있지만 평소에 그런 마음의 소리에 귀기울이지 않는다는 것을 의미한다.

명상을 수행하는 동안 우리는 사고와 그 사고를 하고 있는 자신과의 사이에서 미묘하면서도 심원한 구별을 하게 되는 것이다. 이런 명상의 초기 단계를 우리는 '자신 관찰하기'라고 일컫는다. 우리 속에서 진행되는 심적 활동을 애써 조작하거나 저항하지 않고 있는 그대로 관찰하게 되면 어느덧 마음속의 동요는 잠잠하게 진정되기 시작한다. 하지만 이와 반대로 그런 마음의 동요에 저항하게 될 때 우리가 그토록 추구하던 고요와 안정은 홀연히 사라져버린다.

명상의 과정에서 그 다음 단계는 자신의 주의력을 유연하게 명상의 도구로 되돌리는 일이다. 명상을 수행하는 동안 자신도 모르게 정신이 자신의 호흡에서 만트라로 옮겨가고 있었다면 그때는 조용히 원상태로 되돌리도록 노력하자. 이렇게 자신의 의식을 관찰하고 있는 동안 자신의 사고가 미묘한 방향으로 전개되고 있다는 사실을 깨닫게 될 것이다.

때로는 자신의 사고와 아무런 심적 활동도 수행하지 않는 경험적 인식 사이의 틈새로 빠지는 경우도 있을 것이다. 이는 커다란 정신적 충격을 겪었을 때만 나타나는 현상으로 마음이 일시적으로 정지되는 것을 말한다. 명상은 우리들로 하여금 규칙적으로 무심(無心)의 상태에 도달할 수 있게 해주는 기술인 것이다.

당신이 스쿠버 다이빙을 해본 적이 있다면 명상이 그러한 경험과 별로 다르지 않다는 것을 쉽게 알 수 있을 것이다. 전문적인 수중 탐험가가 아닌 보통 사람들은 한순간의 즐거움을 만끽하기 위해 바닷물 속으로 뛰어든다. 그 바다에서 관찰할 수 있는 모든 경치들은 명상을 할 때 우리의 마음속을 오고 가는 생각들과 비슷하다. 명상이란 이처럼 마음속으로 다이빙하는 것이라 할 수 있다. 명상을 통해 자신의 마음속 깊은 곳을 들여다봄으로써 우리는 심오하고 풍요로운 경지에 오르게 될 것이다.

자신의 확장된 의식 영역을 관찰할 수 있다는 것은 여러 가지 면에서 좋은 효과를 나타낼 수 있다. 우선 그런 경험 자체가 대단한 즐거움이 될 것이다. 그리고 자신의 노력만으로 그런 경지에 도달할 수 있다는 사실 자체가 당신을 고양시켜 줄 것이다.

그 다음으로 명상을 통해 마음이 고요해졌을 때 우리의 육체도 깊은 휴식 상태를 맞게 된다. 즉 명상을 수행하면 얻을 수 있는 신체적 이완은 피로와 오랫동안 지속된 스트레스를 동시에 해소시켜 준다. 아유르베다에서는 휴식이 인간성을 피어나게 한다고 가르친다. 이처럼 명상은 완전한 휴식 상태를 경험하게 해주는 것이다.

마지막으로 정기적으로 명상을 수행하면 인생에서 무언가로 인해 동요하게 되었을 때 그 마음을 붙잡아줄 수 있는 조용한 자기 인식, 분열을 억제할 수 있는 전일성, 시간적 경험을 극복할 수 있는 영원성 등을 모두 배양할 수 있다.

규칙적으로 자신의 내면에 존재하는 의식적 에너지의 바다에 뛰어들고 다시 감각적인 일상의 세계로 복귀하는 일을 반복하게 되면 마음이라는 고요한 세계와 현실세계라는 역동적인 세상 사이에서 통합을 도모할 수 있게 된다. 이러한 정신세계와 물질세계의 통합은 영성의 본질이며, 지복의 본질이며, 생기의 본질이기도 하다.

동양 문화권에서는 이런 현상을 요가 상태라고 부르는데 그것은 일체화 또는 해탈을 의미하기도 한다. 왜냐하면 마음의 평정을 잃지 않는 수준에까지 도달하게 되면 우리의 실체는 일상생활을 하면서도 개인에서 우주로 승화될 수 있고 마침내 열반의 경지에 들어설 수 있기 때문이다.

마음속으로 자신을 던질 수 있도록 시간을 내어보자. 심신 유형에 따라 정기적으로 명상을 수행하는 데 장애가 되는 가장 일반적인 요인을 예측할 수 있다. 지의 기운이 강한 사람이라면 명상을 하려고 눈을 감고 있을 때 쉽게 잠에 빠져들 것이다. 극도로 피곤한 상태에 있다면 명상을 하는 도중 잠에 빠지는 것이 피로를 푸는 데 도움이 될 수도 있다. 하지만 명상할 때마다 잠을 자게 된다면 명상을 하기 전에 약간 요가 자세를 취함으로써 미리 자신의 바이탈 에너지를 이끌어내도록 하자.

또 화 기운이 강한 사람이라면 매사에 서둘러야 한다는 강박관념이 명상을 방해할 것이다. 명상이 결코 시간 낭비가 아니라는 사실을 깨닫기까지 어느 정도의 기간이 요구된다. 하지만 일단 그런 깨달음을 얻은 후에는 비교적 용이하게 자신의 내부 에너지와 창의력의 근원에 접근할 수 있다. 화 기운이 강한 사람들은 정기적인 명상을 통해 에너지의 근원에 접근할 수 있게 될 때 훨씬 더 생산성을 높일 수 있다.

풍 기운의 사람들은 자꾸 달아나고자 하는 자신의 마음을 붙잡아두는 일이 중요하다. 풍 유형의 사람들이 명상을 하고자 처음 자리에 앉을 때 그들은 자신이 마주하는 정신적 에너지의 엄청난 규모에 놀라움을 금치 못할 것이다. 명상 수련을 거듭하는 가운데 그들은 자신을 항상 들뜨게 만드는 마음의 동요를 초월할 수 있게 되며, 자신의 내면에 내재하는 고요의 바다에 스스로 뛰어들게 된다. 끊임없는 변화 속에서 자신의 의식을 그대로 유지하고자 한다면 명상을 통해 자신을 단련시키는 일이 무엇보다도 중요하다.

명상을 할 만한 시간적인 여유가 없다고 생각하는 것은 하루 종일 차를 몰아야 하기 때문에 연료를 채울 시간이 없다고 생각하는 것과도 같은 일이다. 명상을 하는 시간은 당신이 추구하는 삶에서 생기와 역동성이 충만하도록 몸과 마음의 감정적 에너지 저장고를 다시 채우는 시간이다. 앞으로 한 달 동안 하루에 두 번씩 명상을 수행하자. 그후, 삶속에 얼마나 생기와 축복의 에너지가 충만하게 되었는지 점검해 보자.

바이탈 에너지 회복을 위한 지침

내면의 고요함을 발견하자

1) 매일 하루에 한두 번씩 시간을 내어 자신을 관찰하자. 의식을 외부세계로부터 내부세계로 이끌어내어 마주하자.
2) 일상적인 관심에서 벗어나 침묵 속에서 자기 자신을 관찰할 수 있는 훈련에 익숙해지도록 하자. 매일 명상을 통해 내면에 존재하는 에너지와 창의력의 저장고에 접근해 보자. 그리고 인생의 모든 측면에서 어떻게 바이탈 에너지가 충전되는지 주의 깊게 살펴보자.

신성한 섹스를 훈련하자

많은 사람들에게 있어서 섹스는 쾌락의 최고 상태를 맛보게 하는 유일한 경험이다. 성은 우리 신체의 생리적 작용과 심리학적 작용들에 깊이 연관되어 있으며, 자연이 우리에게 전수한 창조적인 과정으로서 가장 원초적인 힘의 하나라고 할 수 있다. 성적 에너지가 충만할 때 우리는 활력이 넘치고, 개방적이 되며, 상대방을 신뢰하게 된다. 성적 관계가 사랑과 신뢰에 바탕을 두고 있다면 그때 표출되는 열정은 순수하고 건설적이다. 이처럼 성적 친밀함 속에 내재하는 모든 속성들은 본질적으로 숭고한 것이다.

인류 역사 속에서 이어져온 정신세계의 전통은 일찍이 성적 에너지의 엄청난 잠재력을 감지하고 있었으며, 그 힘을 치유와 의식의 확장, 지고의 쾌락 추구 등의 목적에 돌리고자 노력해 왔다. 인도의《탄트라》, 중국의《소녀경》등에 나오는 훈련법들은 개인적인 완성과 영혼의 진화를 추구하기 위해 연인들 사이의 육체적, 정신적 친밀도를 높이는 데 중점을 두고 있다. 이 훈련법의 밑바탕에는 원초적인 성적 에너지를 충분히 활용할 수 있을 때 개인의 능력과 애정, 자기 확신 등을 크게 고양시킬 수 있다는 인식이 깔려 있다.

성은 바이탈 에너지의 근원이다
《탄트라》에서는 우리 몸에 일곱 개의 에너지 센터가 존재한다고 했다. 이 센터를 산스크리트어로 '차크라'라고 부르는데 고대의 현자들은 이를 생명력이 집중하여 소용돌이치고 있는 신체 부위로 표현했다. 이는 우리 삶의 기본적인 단계들을 대변하고 있는 것이다. 탄트라를 현대적인 의미로 해석하는 연구자들은 이러한 에너지 센터들의 배치가 우리 몸의 신경 네트워크나 호르몬 시스템의 분포와 관련이 있다고 생각한다.

《탄트라》에서는 인생의 모든 측면들이 한 가지 에너지가 표출된 것에 불과하다고 가르친다. 성적 욕망, 발명가적 재능, 사업가적 기질, 예술가적 창의력, 대중에게 봉사하는 마음, 자선과 자비의 마음, 영성 등은 모두 단순히 범우주적인 원초적 생명력이 위장된 형태라는 것이다. 이러한 생명력의 저장고에 접근해서 그 힘을 우리가 추구하는 목적의 방향으로 돌리는 것이 바로 탄트라가 추구하는 이상이라고 하겠다.

우리는 다양한 방법으로 이런 목적을 달성할 수 있는데 명상, 영창(노래하기), 신비적인 의식 추구, 요가, 성애(性愛) 등이 여기에 포함된다. 바이탈 에너지의 네트워크는 범지구적인 것이기 때문에 그것에 접근할 수 있는 암호만 알고 있다면 언제 어디서든 접근이 가능하다. 이제부터는 어떻게 바이탈 에너지의 저장고에 접근할 수 있는지 탄트라의 가르침에 따라 설명해 보기로 하자.

우리의 첫번째 에너지 센터는 척추의 기저에 자리하고 있다. 이곳은 에너지 센터의 뿌리라고 할 수 있는데 생존을 위한 가장 기본적인 것을 관장하는 장소이다. 바이탈 에너지가 이 센터에서 자유롭게 유통될 수 있을 때 모든 기본적 요구들이 다 충족되고 있다는 신뢰감이 감지된다. 만약 이 센터에서 에너지 유통에 곤란을 겪는다면 그것은 자신이 생존을 위협당하는 고통을 겪고 있다는 의미가 된다. 만약 우리가 먹을 것을 구하고 쉴 곳을 찾기 위해 걱정해야 한다면 인류에 봉사하고 해탈의 경지에 도달하기란 매우 어려운 일이다.

두번째 에너지 센터는 생식기 부위에 위치한다. 에너지가 이 센터 부위에 집중될 때 우리는 자신의 열정과 감각에서 조화를 이룰 수 있다. 또 자신의 성에 대해 편안함을 느끼고 건전한 방향으로 성적 에너지를 발휘할 수 있게 된다. 이 에너지 센터는 창의적인 에너지의 근원이기도 하므로 여기에 집중되는 에너지를 어디로 돌리는가에 따라서 생물학적 번식, 사업 확장, 예술적 가치가 있는 걸작 제작 등에 활용하는 것이 가능하다.

세번째 에너지 센터는 명치 부위에 자리하는데, 이곳은 세속적인 힘들이 모이는 곳이다. 이 열화의 센터가 열리면 우리의 가치 있는 의도와 욕구가 이 세상으로 확산된다. 반면 이 부위에서 에너지의 유통이 원활히 이루어지지 않으면 개인적 무기력 상태에 빠지게 된다. 따라서 이곳에 이르는 장애물을 제거하게 되면 인생에서 더 많은 목표를 성취할 수 있다.

네번째 에너지 센터는 심장 부위에 위치한다. 이곳은 사랑과 열정의 속성을 포용하는 곳으로 이곳에서 바이탈 에너지가 무리 없이 유통될 수 있을 때 다른 사람들과의 친밀감이나 사랑의 감정을 크게 증진시킬 수 있다. 심장의 본성은 시공간적인 격리를 극복하는 것이다.

우리가 심장 에너지 센터에 자유로이 접근할 수 있게 되면 다양성의 중심에서 보편성을 인식할 수 있게 된다. 관용과 헌신, 봉사의 정신은 그러한 보편성에서 비롯되는 것이다. 우리 몸에 존재하는 상부 에너지 센터들과 하부 에너지 센터들의 중간 지점에 위치하고 있는 심장 에너지 센터는 삶에서 균형감각을 유지하고 일체감을 형성하는 데 필수적인 역할을 한다.

다섯번째 에너지 센터는 목 부위에 위치하는데, 우리의 표현력을 관장한다. 따라서 이 부위가 봉쇄되면 자신을 표현하는 데 많은 어려움을 겪게 되고 남들이 자신을 제대로 이해할 것이라는 데 대한 확신을 잃게 된다. 이 다섯번째 에너지 센터가 열리고 이곳에서 에너지가 자유롭게 유통되면 다른 사람들과 더 개방적으로, 더 진술하게 의사소통을 할 수 있다.

이 부위에 문제점을 가지고 있는 사람들은 곧잘 목 부분이 답답하다는 물리적인 고통을 호소하곤 한다. 재발성 후두염, 갑상선 이상, 만성적인 목의 통증 등은 종종 이 목 부위 에너지 센터에서 에너지 유통이 막힘으로써 초래되는 질병들이다. 이 센터의 장애물을 제거해 주면 우리는 세상을 향해 자신의 창의력, 힘, 열정 등을 마음껏 표현할 수 있다.

여섯번째 에너지 센터는 이마 부분에 자리하고 있다. 이곳은 통찰력과 직관력의 중심이 되는 곳이다. 이 센터에서 바이탈 에너지가 유통되는 데 아무런 장애가 없으면 사고력이 한층 고양될 뿐 아니라 어떤 일을 생각하는 데 있어 상승 작용과 전일성이 배가된다.

우리는 언제나 외부세계로부터 엄청난 양의 정보들을 수신하고 있다. 때문에 그 정보들을 두뇌 속에서 연차순으로, 인과관계에 따라 정리하는 일은 대단히 어렵다. 그러나 이 여섯번째 에너지 센터가 열리면 다양한 에너지와 정보를 종합해 전일적이고 종합적인 그림으로 완성할 수 있는 능력을 얻게 된다. 역사적으로 위대한 작곡가, 예술가, 과학자들이 이런 능력들로 성공을 이룬 사람들이다.

마지막으로 일곱번째 에너지 센터는 머리 한가운데 위치하며 영혼의 여행을 관장한다. '1천 개의 꽃잎을 지니는 연꽃'이라는 이름으로도 알려져 있는 이 에너지 센터가 완전히 열리면 인간이란 이름으로 가려져 있는 자기 자신을 바라볼 수 있게 된다.

모든 에너지 센터들이 다 열려서 에너지 유통이 원활하게 된다면 우리의 몸과 마음은 생기와 환희, 평화가 넘쳐나는 열반의 경지에 도달하게 될 것이다.

성적 에너지를 고양시키자
성적 에너지라는 것은 생명의 극성에 근원하는 힘을 반영한다. 중국 의학의 전통에서는 그런 극성의 힘을 음양으로 설명하고 탄트라에서는 '샤크티' 그리고 '시바'라고 일컫는다. 중국과 인도의 전통 모두 이 용어들은 여성 에너지(음, 샤크티)와 남성 에너지(양, 시바)를 대표하는데 이 두 힘이 조화를 이룸으로써 이 세계가 유지된다. 우리는 창의력, 생기, 권력, 지고의 쾌락 등을 북돋우기 위해서 그 힘들을 증진시킬 수가 있다. 이 말은 성을 단순히 육체적인 욕망을 만족시키는 도구로 간주하는 대신 신성한 훈련으로 간주할 필요가 있다는 것을 뜻한다.

탄트라에서 보면 뜨겁고 열정적인 여성다움의 샤크티 에너지가 척추의 가장 아랫부분에 위치한다. 또 얼음같이 차고 엄격한 시바 에너지는 정수리 부근에 위치한다. 우리 내면의 깊은 곳에서 용해된 지(地) 에너지가 솟구치기 시작하다가 점점 더 위쪽으로 이동하게 되면 이윽고 늘 고립되어 순수한 채로 남아 있던 얼음 모자가 녹아내리기 시작한다.

이렇게 여성적인 감성의 정수와 남성적인 엄격함의 정수가 한데 어울리게 되면 그 속에서 지혜와 쾌락이 발산된다. 우리 각자의 성이 남성이든 여성이든 상관없이 사실상 우리 몸에는 그 두 가지 힘이 모두 존재하며 그 힘들은 항상 일깨워지기를 기다리고 있다.

우리가 어떻게 섹스를 통해 그런 이미지를 구현할 수 있는 것일까? 그 힘들을 동원할 수 있는 것은 바로 우리 자신의 관심과 의도에 달려 있다. 섹스를 두 개의 에너지 네트워크가 한데 합쳐짐으로써 한층 고차원적이고 순수한 에너지의 진동을 창조할 수 있다는 관점에서 바라보자. 섹스 행위에서는 당신의 관심을 오르가슴에 도달하는 것에서부터 서로 사랑을 나누는 행위 그 자체로, 다시 말해 목적에서 과정으로 돌리도록 하자.

　소리와 감촉, 시각과 맛과 냄새를 통해 배우자의 에너지를 고양시키도록 하자. 아내는 남편에게, 남편은 아내에게 감사의 말을 속삭이고 영혼을 일깨우는 시를 읽고 아름다운 음악을 듣도록 하자. 상대를 만지고, 간지럽히고, 희롱하고, 애무하자. 감각적이고 창의적인 접촉 방법을 시도해 보자. 열정을 자극하는 이미지를 상상해 보자.

　사랑을 나누는 동안 마음의 눈을 활짝 뜨고 서로 상대방을 지그시 쳐다보자. 자신들의 모습을 거울에 비추어 함께 춤추는 아름다운 몸을 감상해 보자. 이국적인 향기와 감각에 젖어보는 것도 좋다. 모든 감각을 총동원해서 섹스를 나누는 그 순간을 즐겨보자. 의식적으로 자신의 몸에서 느껴지는 감각들에 관심을 집중함으로써 바이탈 에너지를 북돋워보자.

심신 유형과 섹스

인생의 모든 측면이 심신 유형에 영향을 받는다. 섹스도 마찬가지여서 심신 유형은 섹스에 대한 태도와 민감도, 감수성 등에 영향을 미친다.

　지 유형의 사람들은 일반적으로 성에 대한 욕구가 안정적이고 지속적이다. 성적 욕망에 불이 붙기까지는 어느 정도 시간이 필요하겠지만 일단 자신의 에너지가 분출되기 시작하면 좋은 연인이 될 수 있다.

　지 유형의 사람들이 자신의 성적 에너지에 원활히 접근하기 위해서는 하루의 일을 모두 정리할 때까지 기다렸다가 사랑을 나누는 태도는 바람직하지 않다. 그때가 되면 열정을 과감히 불태울 수 있을 만큼 에너지가 남아 있지 않을 수도 있기 때문이다. 또 섹스가 너무 단조로워지지 않도록 가끔씩은 장소, 자세, 옷, 조명, 향기 등에서 변화를 시도해 보자. 또 성적 에너지를 증진시킬 수 있는 훈련을 하고 이를 이용해 삶의 모든 측면에서 생기를 북돋우자.

　화 유형의 사람들은 천성적으로 열정적이어서 다른 욕망에 집착하

것처럼 섹스에 관해서도 탐욕스러운 욕구를 나타낸다. 화 유형 연인들은 오르가슴을 통해 열기를 조속히 방출시키려 하기보다는 성적 에너지의 강인한 생명력이 모든 세포까지 충분히 전달될 수 있도록 적당히 보조를 맞추기 위해 노력해야 한다.

당신이 화의 기운으로 충만한 사람이라면 성적 에너지가 서서히 타오르고 서서히 꺼질 수 있도록 조절하는 훈련을 해보자. 이러한 성적 열정은 우주를 지배하는 창의력의 근원이다. 따라서 의식적으로 그것을 통제할 수 있게 될 때 몸과 마음과 영혼은 한층 더 고양될 것이다.

풍 유형의 사람들은 성적 욕망을 비롯한 여러 가지 육체적 욕구를 방관하는 경향이 있다. 당신이 왕성한 풍의 기운을 가진 사람이라면 섹스는 차라리 관심을 당신의 몸으로 돌리게 하는 데 도움이 될 수 있을 것이다. 당신이 자신의 성적 에너지를 의도적으로 잘 북돋을 수 있다면 그것을 오래도록 지속시키는 것도 가능하다.

섹스를 할 때는 열락의 세계로 들어서기 이전에 얼마나 오랫동안 자신의 몸에 느껴지는 감각들과 함께 할 수 있는지를 지켜보자. 몸과 마음의 눈 모두를 크게 열고 자신과 배우자, 그 두 사람의 몸과 몸, 심장과 심장, 영혼과 영혼이 함께하는 장면을 살펴보자. 지금 현재의 순간에 집착함으로써 자신의 몸에 배어나는 바이탈 에너지가 전해 주는 지고의 쾌락을 느껴보자.

사랑의 행위를 '함께 즐기고 함께 나누는 행위'로 만들도록 노력하자. 중요한 점은 섹스를 할 때 기분이 경쾌해지고 충만한 기쁨을 누리는 것이다. 자신의 정수를 상대방의 정수와 연계시키고 어떤 단계에 이르면 일시적으로나마 자신의 개별성을 초월할 수 있도록 하자. 두 몸이 육체적으로 한 몸이 되었을 때 스스로 판단하기에 자신이라는 존재의 중심에 자기가 서 있다는 생각이 들도록 훈련하자. 성급하게 오르가슴을 향해 나아가기보다는 자신이 불러일으킨 강력한 에너지와 함께 일정 시간을 보내도록 하자.

성기 영역에서 솟아난 바이탈 에너지가 자신의 심장으로, 그리고 다시 배우자의 심장으로 흘러든다고 생각하며 몸 구석구석을 순환하는 것을 느껴보자. 막 오르가슴에 도달하려고 할 때는 완전한 정지 동작을 취해 그 에너지를 가슴으로 끌어올리고 그대로 유지할 수 있도록 시도해 보자. 일단 어느 정도 의식적으로 샤크티 에너지를 통제할 수 있다는 생각이 들면 마음속으로 그 에너지가 당신의 머리끝까지 솟아오른다고 생각해 보자.

이런 과정은 당신과 사랑하는 연인과의 육체적, 정서적, 영적 교감을 확대시킴으로써 자신과 가장 친밀한 관계를 더욱 극적으로 고취시킨다. 지난 수세기 동안 우리들은 물질과 신성을 분리시키려고 노력하는 동시에 육체를 불경한 존재로 격하시켜 버렸다. 그 결과 성에 대한 죄의식과 불분명함은 현대인의 생활에서 성의 위치를 음침하고 어두운 곳으로 끌어내렸다. 도처에서 그런 증거들을 발견할 수 있다. 야비한 포르노그래피가 판을 친다든지 담배에서부터 자동차에 이르기까지 각종 상품 광고에 성적 표현들이 범람한다든지 하는 것이 바로 그 적나라한 예이다.

자신의 성을 육체와 정신과 영혼을 한데 묶어주는 환희의 도구로 사용할 수 있게끔 신이 내려주신 선물로 생각하자. 자신의 성을 존중하고 책임감 있게 성을 활용하자. 의식적인 사랑의 행위를 통해 창조되는 엄청난 에너지는 쉽게 임신으로 이어질 수 있다는 점을 인식하고 안전한 섹스를 하자.

아직은 새로운 생명을 초대할 준비가 되지 않았다면 사전에 미리 적절한 예방 조치를 취하자. 자유의 확대는 책임의 확대가 수반될 때에야 비로소 가능하다. 자신의 사랑과 유전자를 한데 엮어 자신을 닮은 아기를 얻고 싶다면 신성한 섹스보다 더 나은 방법은 없다는 사실을 명심하자. 사랑의 춤을 한껏 즐기자. 그리고 자신의 삶이 바이탈 에너지로 충만해지는 것을 느껴보자.

바이탈 에너지 회복을 위한 지침

생기를 북돋우는 섹스

1) 섹스가 몸속에 잠재하는 음양의 힘을 북돋을 수 있도록 진지하게 사랑을 나누자.
2) 자신의 내면에서 정신적, 영적인 친밀감이 느껴질 수 있도록 신성한 섹스 방법을 연습하자.
3) 섹스는 우주에 내재하는 신령한 힘을 재창조를 위해 이끌어내는 한 방법이라고 간주하자. 성적 에너지가 더 높은 곳에 위치하는 차크라에 도달할 수 있도록 그 통로를 열어주자. 자신이 사랑하고 사랑받는 존재이기 때문에 얻을 수 있는 환희와 생기를 마음껏 즐기자.

행복은 선택하는 것이다

우리들에게 즐거움을 가져다주는 것에는 어떤 것들이 있을까? 무엇이 우리를 행복하게 해줄 수 있을까? 이미 앞에서 살펴보았던 것처럼 삶에는 쾌락 추구와 고통 회피라는 두 가지 근원적인 동기만이 있을 뿐이다. 그렇다면 우리는 어떻게 해야 인생에서 더 많은 행복을 불러오고 더 많은 고통을 덜어낼 수 있을까?

우리는 자신의 선택에 대해서 그리고 그 선택이 어떤 일련의 후속적인 결과를 불러오는지에 대해서 알아야 한다. 역사 속에 등장하는 수많은 현자들은 우리가 인생에서 똑같은 선택을 계속한다면 앞으로의 인생도 이제까지 걸어온 길과 별로 달라질 것이 없을 것이라는 점을 누누이 말해 왔다.

과연 무엇이 우리로 하여금 행복감을 느끼게 하는 것일까? 즐거움을 가져다주는 특별한 장소와 상황은 각자가 다를 수 있을 것이다. 그러나 우리 모두가 추구하는 환희의 경험 이면에는 어떤 기본적인 원리들이 반드시 숨어 있을 것이다. 행복을 가져오는 원리를 나는 '5L' 즉 쾌적함(lusciousness), 웃음(laughter), 학습(learning), 자유(liberation), 사랑(love)으로 칭하고자 한다. 우리가 이 다섯 가지 행복의 근원을 추구하는 동시에 여기에 자신의 시간과 에너지를 적절히 투자한다면 우리 인생은 그야말로 기쁨과 행복으로 충만해질 것이다.

모든 감각기관을 만족시키자

감각기관은 행복의 공급원이 된다. 모차르트 협주곡을 듣거나 바흐의 조곡을 들으면 기분이 고조되어 마치 영혼이 하늘에 닿는 것처럼 느껴진다. 젊은 시절에 즐겨 들었던 오래된 포크송이나 가곡들은 우리를 현실 세계로부터 벗어나게 해주고 행복의 향기가 풍기는 장소로 데려간다.

온몸을 녹이는 듯한 자극적인 마사지, 사랑스런 연인의 애무, 손에 잡힌 갓난아기 손가락의 꼬물꼬물한 느낌 등은 우리의 수동적인 촉감이 얼마나 엄청난 즐거움을 불러일으킬 수 있는지를 보여주는 좋은 예들이다. 그런가 하면 청동 동상을 손으로 만져볼 때, 새로 목욕시킨 강아지의 털을 쓰다듬을 때, 도자기를 만들기 위해서 진흙을 다듬을 때 우리는 능동적인 촉감도 수동적인 것에 못지않게 즐거움을 선사한다는 사실을 충분히 깨달을 수 있다.

바닷가에서 수평선 밑으로 떨어지는 낙조를 바라보는 일, 따뜻한 담요로 몸을 감싸고 명작 비디오를 감상하는 일, 최근에 열린 모네 미술전에 다녀오는 일, 식물원에서 산책하는 일, 풀밭에 누워 밤하늘의 별을 바라보는 일 등은 모두 우리의 신경 계통에서 쾌락을 유발하는 화학 물질의 분비를 촉진시킨다. 인공적인 것이든 자연적인 것이든 아름다운 장면이나 물건들에서 보내진 광자는 두뇌 속에서 정서적 쾌락 물질로 전환되기 때문에 우리에게 즐거움을 전해 준다.

이런 일들은 나머지 두 감각기관에서도 똑같이 일어난다. 이제 막 따온 포도의 신선한 단맛, 갓 구운 빵을 한입 베어물 때 느껴지는 구수한 맛, 애인과 처음으로 나누었던 키스의 달콤함. 이 모든 것들은 우리에게 현실의 즐거움을 마음껏 누릴 수 있게 하는 잠재력을 지닌다.

마지막으로, 세상의 향기들은 우리의 기분을 고양시키고 기쁘게 할 수 있다. 개인적으로는 봄철의 라일락 꽃향기가 내 영혼을 자연의 영원한 안식처로 데려다주는 듯한 느낌이 들게 한다. 식물세계는 셀 수조차 없을 만큼 다양한 향기를 생산하고 있기 때문에 그 분자들이 바람에 실려 우리 코에 전해질 때 우리는 이루 말할 수 없는 행복감에 빠져든다. 어린 강아지의 냄새, 갓난아기의 두피에서 느껴지는 황홀한 냄새, 아이들에게 발라주는 코코넛 선탠로션의 냄새 등은 좋은 향기가 얼마나 풍부한 즐거움을 전해 줄 수 있는지 잘 보여준다.

자신에게 즐거움을 전해 주는 소리를 듣고, 촉감을 느끼고, 경치나 사물을 바라보고, 맛을 즐기고, 냄새를 맡자. 그리고 당신의 행복 측정기 눈금이 가장 높은 점수를 가리키는 것에 주시하자. 이런 일을 하는 데는 지속적인 관심이 요구된다. 그러나 그런 관심을 쏟는 것이 결코 큰 부담이 되지는 않을 것이다. 이러한 약간의 투자 덕분에 주어지는 보상은 그야말로 막대한 것이다. 우리는 몸과 마음과 영혼에서 인생의 쾌락을 만끽하게 될 것이다.

세상과 자신을 향해서 크게 웃자

어릴 때는 특별한 이유가 없어도 곧잘 웃곤 했다. 단지 살아 있다는 것만으로도 최고의 행복감을 느낄 수 있었기에 웃음을 참을 수 없었던 것이다. 그때 누군가가 우리에게 왜 웃느냐고 물었더라도 그 질문 또한 우리에게 한차례 웃음을 선사했을 것이다. 우리는 나이를 먹어가면서 점차 신중해지고, 마땅히 웃어야 할 이유를 찾게 되었다. 각박한 현대사회에서는 경거망동하는 행동이 큰 제한을 받고 있기 때문에 우리에게 웃음을 주는 장면은 텔레비전 토크쇼 혹은 코미디 영화에서 발견하는 것 정도가 고작이다.

웃음은 우리들 모두에게 유익하다. 세계적인 여러 의료기관에서 시행된 연구에 의하면 웃음은 통증을 완화시키고, 혈압을 낮추어주며, 면역 시스템 기능을 정상으로 되돌려준다고 한다. 일본 도쿄에서 발표한 연구 보고서에 따르면 류머티즘성 관절염으로 고생하는 환자들에게 하루 한 시간씩 전통적인 일본식 희극 이야기들을 들려준 결과, 환자들의 스트레스 호르몬 수치가 떨어지고 면역기능이 개선되었다고 한다. 배를 잡고 크게 웃는 웃음은 24시간 동안 우리의 면역기능을 강화시켜 준다고 한다.

그러면 도대체 무엇이 그리 우스운가? 농담을 들을 때는 일상적으로 기대되는 이야기 전개를 그대로 따라가다 갑자기 한방 얻어맞게 되고, 그 결과 그때까지의 상황을 전혀 다른 관점에서 바라보게 된다. 이처럼 예정된 진로로부터 이탈하는 것은 우리의 익숙한 사고를 중단시키고 우리가 한바탕 웃음을 터뜨리게 만드는 것이다.

농담은 분석하거나 설명하게 되면 전혀 우습지가 않다. 유머라는 것은 예상치 못한 꼬임으로 일의 결말을 평소 기대했던 범주에서 벗어나게 한다. 그렇게 되면 원래 예상했던 진로와 새로 꼬여진 진로 사이 틈새에서 황홀함이 솟아올라 의식 표면으로 떠오르게 되고 그것이 웃음으로 폭발하는 것이다.

우리는 일상생활에서 겪게 되는 개인적인 시련과 고난을 너무 심각하게 받아들이는 경향이 있다. 하지만 우주의 무한궤도 위에서 본다면 우리의 일상적인 좌절감은 그야말로 사소한 것에 불과하다. 항상 웃을 수 있는 여유를 가지도록 노력하자. 최근 스스로를 너무 심각하게 대했다면 잠시 자녀들과 시간을 함께 보내보자. 아니면 개나 고양이와 함께 외출을 하는 것도 좋다. 또 같이 웃을 수 있는 사람들을 만나자. 그래서 그리 천박하지 않은 주제들을 가지고 마음껏 웃어버리자. 인생에서 마주치게 되는 도전적인 일들 중에서 항상 밝고 긍정적인 면들을 찾아보자. 당신의 몸과 마음에서 진심으로 우러나오는 웃음처럼 유익한 것은 별로 없다. 웃음은 오로지 인간만이 누릴 수 있는 특별한 표현 양식이다.

항상 탐구하자

무엇인가 새로운 것을 배우는 일은 즐겁다. 시간을 초월했던 동서양의 현자들은 "인생이란 곧 배움이다"라고 말한 바 있다. 우리가 새로운 지식에 접하게 될 때 정신이 확장되고 영혼이 고양될 수 있기 때문이다. 새로운 것을 배우기 위해서 우리는 나름대로 위험을 감수해야만 한다. 그러나 자신이 이미 알고 있는 범주 안에서만 머물고자 한다면 그것은 자신을 과거라는 감옥 속에 가두어두는 일이 된다.

인생에 있어서 진정한 즐거움은 우리가 이미 오래 전부터 알고 있던 것들을 강화하는 데 있는 것이 아니라 사물을 전혀 다른 시각으로 새롭게 바라보는 데 있다고 할 수 있다. 클래식 음악 교육을 받은 음악가가 처음으로 재즈 음악에 관심을 가지게 되었을 때 그는 자신의 음악적 소양을 기반으로 전혀 낯선 음악 장르에서 얼마든지 새로운 음률을 이끌어낼 수 있게 된다.

새로운 환경을 경험하도록 스스로를 이끌어보자. 신문과 잡지를 뒤져 가까운 장소에서 어떤 공연이 열리고 있는지 살펴보자. 호기심을 지니고 있는 주제들에 대한 강좌나 세미나에 참석해 보자. 익숙한 음식점이 아닌 이국적인 음식점들에서 식사를 해보자. 가능하면 방송통신대학이나 개방대학에 등록을 하는 것도 좋겠다. 노인대학이나 문화교실에서도 늘 새로운 것들을 접할 수 있다.

항상 실천을 뒤로 미루어왔던 피아노 배우기나 그림 그리기를 실행해

보자. 화분 가꾸기 강좌나 공예품 만들기 강좌도 당신을 기다리고 있다. 낯선 지역을 찾아 여행을 한번 떠나보자. 그곳 사람들이 오랫동안 지켜왔던 생활 양식과 생활 철학을 배우면서 무언가를 느끼게 될 것이다.

모든 것을 다 알고 있다는 자만심에 빠지게 되면 새로운 것을 배울 수 있는 기회는 영영 없어지고 만다. 먼저 학생의 처지가 되어 모든 것을 배울 수 있다는 자세를 갖자. 그러면 매일 새로운 것을 배우는 즐거움을 얻게 될 것이다. 어린아이의 눈으로 세상을 바라볼 수 있도록 노력하자. 새삼스레 이 세상의 조화와 신비에 눈뜨게 될 것이다.

포기함으로 사랑하라

사랑이라는 현상을 표현할 수 있다는 사실 자체가 내게는 놀라운 일이다. 실제로 우리는 '사랑'이라는 단어를 인간 경험의 모든 분야에서 다양하게 사용하고 있다. 우리가 자녀들에게 "나는 너희들을 사랑한다"라고 말할 때 그 의미는 자신을 스스로 돌볼 수 있을 때까지 그들을 보살펴 주겠다는 뜻이다.

우리가 섹스 도중 연인에게 "나는 당신을 사랑해"라고 말할 때 그것은 우리의 감각이 정점에 도달해 있고 배우자가 자신이 필요로 하는 욕구를 채워주고 있음을 만족한다는 표시이다. 우리가 "나는 동물을 사랑한다"라고 말할 때 그것은 우리의 지각 속에 다른 생물들이 존재함으로써 자신이 자연과 긴밀하게 연계되어 있음을 나타내는 말이다. 이런 다양한 사랑의 의미에는 공통적으로 어떤 연관성이 있을까?

우리가 사랑한다고 말할 수 있는 사람, 활동, 주장, 대상 등은 모두 우리에게 즐거움을 준다. 그들은 일련의 생리적·화학적 반응을 불러일으켜 우리에게 "아, 좋구나!" 하는 경험을 제공해 준다. 우리가 육체적으로 사랑하는 대상은 육체적인 쾌락을 전해 주고, 우리가 감정적으로 사랑하는 대상은 정서적인 쾌락을 전해 준다.

이런 즐거움은 우리 자신이 우주를 향해 열려 있고 또 우주와 연계됨으로써 느끼는 즐거움이다. 이 모든 사랑의 공통점은 바로 모든 사랑이 바이탈 에너지의 흐름을 북돋운다는 점이다. 그러한 에너지의 흐름이 육체적인 것이든 정신적인 것이든, 초월적인 것이든지 간에 자유로운 생명력의 유통은 우리를 기분좋게 만든다.

사람들은 종종 사랑의 반대 감정은 증오가 아니라 두려움이라고 말한다. 자신을 개방하는 것을 두려워할 때 바이탈 에너지의 흐름은 막히게 되고 더 이상 우리 자신을 살찌게 하는 즐거움을 얻을 수 없게 된다. 우리는 자신을 주위 환경으로부터 보호하기 위해 상당한 의지력을 발휘한다. 그러므로 자신의 사랑을 격리시키기 위해 막대한 양의 바이탈 에너지가 낭비되는 것 또한 당연한 일일 것이다.

어떻게 하면 그런 두려움을 사랑으로 전환시킬 수 있을까? 이를 위해 유용한 방법 가운데 하나는 자가 존중의 과정을 거치는 것이다. 베다철학자들은 일찍이 "모든 사랑은 다 자아를 향하는 것이다"라는 명언을 남겼다.

"나는 당신을 사랑하지만 그것은 당신과는 상관없는 일이다."

이 말은 우리는 다른 사람이 그들 속에 내재하는 바로 내 자신을 사랑할 수 있는 기회를 내게 주기 때문에 그들을 사랑한다는 것을 의미한다. 물론 여기서 말하는 내 자신 또는 자아의 존재는 자만심에 가득한 내가 아니라 우리 의식의 기저에 존재하는 나, 다시 말해 영적 존재로서의 내 자신이다. 남들 속에 들어 있는 내 자신을 사랑하는 일은 우리가 연출할 수 있는 가장 사심 없는 행동이라고 할 수 있다.

이제부터 일상생활에서 마주하는 모든 사람들에게 적어도 무언가 한 가지씩을 발견하도록 노력하자. 특별히 대단할 것일 필요도 없고 몸짓, 웃음, 스타일 같은 사소한 것이어도 상관없다. 다만 당신이 자신의 내면과 대화를 나눌 때 그 사람에 대해 평가하는 대신 그를 인정하고 받아들일 수 있다면 그것으로 충분하다.

사랑에 대한 한 가지 놀라운 점은 사랑에는 최대 용량이 존재하지 않는다는 점이다. 비록 사랑하는 사람을 일일이 만나러 다닐 수 있을 만큼 충분한 시간은 없더라도 마음속에 그들을 받아들일 수 있는 공간만큼은 얼마든지 가지고 있다. 집에서 다섯 마리의 고양이를 기르고 있다 해도 자신이 기르지 않는 다른 고양이를 사랑할 수 있는 것이다.

사랑은 지식과 마찬가지로 신이 베풀어주는 놀라운 일용품이다. 더 많이 베풀면 베풀수록 당신에게는 더 많은 것이 남겨진다. 관대한 마음으로 다른 사람들을 사랑하자. 남을 판단하기보다는 사랑하자. 판단을 초월해서 그들을 사랑하고자 할 때 당신은 자신의 심장과 영혼을 살찌우는 바이탈 에너지로 충만하게 될 것이다.

자아를 해방시키자

우리는 중력이 존재하는 행성에 살고 있다. 그렇기 때문에 무게감을 느끼면서 살아간다. 그런데 우리가 느끼는 열락의 감정은 무게를 더하는 것이 아니라 자유를 더하는 데 바탕을 두고 있다. 우리는 물질세계에서 우리의 감각기관을 자극하는 속된 상품의 유혹에 부대끼며 살고 있다. 새 스웨터는 정말로 따뜻해 보이고 새 자동차는 너무나 멋있어 보이고, 새 장난감으로 놀면 엄청나게 재미있을 것 같은데 어떻게 그 상품의 유혹을 쉽게 물리칠 수 있겠는가?

우리는 욕구가 충족되지 못하면 만족감을 느끼지 못한다. 또 설령 그런 욕구가 충족된다고 해서 우리가 원하는 행복을 얻을 수 있는 것도 결코 아니다. 한 가지 욕구가 충족되자마자 이내 다른 새로운 욕구가 그 자리를 채워버리기 일쑤이다. 이것이 바로 우리 마음의 속성인 것이다.

그렇다면 우리가 할 수 있는 일은 과연 무엇일까? 아마도 물질세계와의 인연을 끊고 수도원을 찾을 수도 있을 것이다. 하지만 우리는 또다시 이런 식의 인생 행로에 불만스러워하게 될 것이다. 행복을 얻을 수 있는 비결은 모순된 상황에서 편안함을 가질 수 있는 데 있다. 물질이 우리를 소유하는 일 없이 우리가 물질세계의 주인이 되도록 하자. 삶속에 아름답고 편리한 물질들이 들어서는 것을 허용하자. 그들이 당신과 함께하는 한 마음껏 즐기자. 또 포기할 때가 되면 그것을 과감히 던져버리자.

의식 속에서 무엇인가를 가지고 싶다는 욕구가 솟구치기 전에 우리는 상대적으로 충족된 상태에 머물 수가 있었다. 하지만 일단 그런 욕망이 우리를 사로잡게 되면 편안함을 잃어버리게 된다. 이전의 행복한 마음을 다시 회복할 수 있는 유일한 방법은 자신의 욕구를 만족시키는 것밖에 없다. 또 그런 욕망이 충족되면 다시 처음의 상대적인 충족 상태로 되돌아갈 수 있다. 이렇게 해서 순환 과정이 이루어지게 된다. 그렇다면 이제 당신은 처음 욕망이 나타나기 이전의 당신과 별로 달라진 점이 없다. 과연 그럴까?

친구의 생일 선물을 사기 위해 백화점에 들렀다가 잘 어울릴 것 같은 캐시미어 스웨터를 발견했다고 하자. 이제 당신은 반드시 그 스웨터를 가져야만 할 것 같다. 바로 직전까지만 해도 당신은 만족스러웠지만 이제는 그 스웨터를 사지 못하면 행복을 느낄 수 없다고 생각하기 시작한다. 스웨터의 가격은 당신의 예산 범위를 훨씬 넘어서고 있었다. 당신은 신용카드를 이용하면 된다고 생각했고 결국 스웨터를 사고야 말았다. 그때 당신의 몸에서는 일시적으로 엔도르핀이 분출되었고 당신은 처음의 만족스런 상태로 되돌아갈 수 있었다.

그런데 집으로 돌아오는 길에 당신은 새로운 스웨터가 정말 필요한 것이 아님을 깨닫게 되었고 동시에 다시는 빚을 지지 않겠다는 자신과의 약속을 어겼다는 사실에 직면하게 된다. 이렇게 당신은 한 욕망이 생겨나 어떤 행동을 낳고 그 행동이 다시 새로운 욕망으로 인도하는 효과를 낳게 되는 일련의 순환 과정을 경험하게 되었다.

이런 카르마의 윤회가 우리로 하여금 이 세상에 묶여 있도록 한다. 어떻게 해야 그런 상태에서 탈출할 수 있을까? 우리는 자기 인식을 통해 그러한 행동 – 효과 – 욕구의 순환계에서 자신을 해방시킬 수 있다.

마음속에서 소유하고 싶은 감정이 솟아나고 사라질 때 편안한 마음으로 그 탄생과 죽음을 지켜보자. 내부에서 스스로 욕망이 솟아나는 부분을 자신의 '소유욕 조절 기준점'으로 삼자. 그러면 앞의 캐시미어 스웨터의 예에서 본 것처럼 자신의 외부에서 시작되는 소유의 필요성은 쉽게 물리칠 수 있을 것이다. 관심을 현재 자신이 행하는 행동에 집중하고 그런 행동의 결과로 나타나는 것들에 대한 집착은 과감히 포기하자. 그러면 당신은 절대로 편안한 마음의 상태를 잃지 않게 될 것이다.

이런 상태라면 당신은 마음의 평화를 손상당하는 법 없이 자신이 원하는 일 모두를 할 수 있을 것이다. 소유욕은 마치 대양의 파도처럼 생겼다가 사라진다. 그렇지만 대양은 파도의 요동에 따라 동요하지 않는다. 사실상 그런 파도의 움직임은 인생을 더욱 풍부하고 더욱 재미있게 만드는 데 기여한다. 살아 있는 동안 우리는 소유욕을 포기하기가 어렵다. 바이탈 에너지 회복을 위한 관건은 욕구가 솟아나는 것을 즐기면서도 헛된 욕망으로 인해 열락의 느낌에 빠지지 않도록 하는 데 있다.

스스로를 해방시키는 인생을 살기를 선택하자. 별로 필요로 하지 않는 물건들, 또는 자신이 정말로 사랑하지는 않는 사람들로 인해 스스로를 수렁에 빠지게 하는 일은 없도록 하자. 결정을 내리거나 선택을 해야만 할 때는 예상되는 결과가 자신에게 더 큰 자유와 즐거움을 가져다줄 것인지 아닌지를 잘 살펴보도록 하자.

당신이 자유와 구속 가운데 어느 쪽인지를 결정짓게 하는 요소는 직업, 인간관계, 지인(知人), 상황 등이 아니다. 그것은 자신이 놓인 현실을 규정하는 당신 자신의 인식과 해석이다. 자신의 마음속에서 울려나오는 소리에 귀를 기울이자. 가슴으로 전해지는 느낌을 감지하자. 그리고 자신이 어떤 선택을 할 것인지 결정하자. 당신은 이미 내면에서 내려지는 마음의 결정이 가져올 결과에 대해 충분히 만족하고 있다는 사실을 명심하자.

바이탈 에너지 회복을 위한 지침

행복감을 키워나가자

1) 당신에게 행복감을 주는 것들을 적어보자. 쾌적함을 전해 주는 것, 웃게 만드는 것, 새로운 것을 배우도록 부추기는 것, 사랑으로 충만케 하는 것, 해방감을 맛보게 하는 것 등 다섯 가지 항목으로 나누어 목록을 작성하면 좋을 것이다.
2) 각각의 항목에 대해 적어도 세 가지 이상을 나열하여 당신을 행복하게 만드는 것의 개수가 최소한 열다섯 개는 되도록 하자. 이렇게 작성된 목록을 앞에 놓고 그런 행복을 불러오는 경험을 마지막으로 즐겼던 때가 언제였는지 생각해 보자.
3) 당신을 즐겁게 하는 것들을 위해 자신의 일과표에 반드시 일정한 시간을 할당하도록 하자. 당신은 인생에서 너무나 많은 행복을 누릴 자격이 있다는 사실을 명심하고 오늘부터 즐거운 인생을 즐기도록 하자.

알 수 없는 것도 받아들이자

인생이 단순하기만 하다면 우리는 왜 사는지에 대해 분명한 관점을 가질 수 있을 것이며, 또한 자신의 목적 달성을 위해 어떻게 해야 할 것인지에 대해 이미 잘 알고 있을 것이다. 우리가 선인들의 가르침을 그대로 따르기만 한다면 우리들이 추구하고자 하는 생기와 사랑과 풍요를 충분히 얻을 수 있을 것이다. 하지만 인생은 그처럼 단순하지만은 않다. 우리들 대부분은 자신이 결정을 내린 선택이 원했던 결과를 가져올 것이라고 희망하면서 각자의 인생 여정을 개척해 나간다.

우리는 얼마 동안 위선적인 존재로 살 때가 있다. 위선적이라는 오명을 완전히 회피할 수 있는 유일한 방법은 말을 하지 않는 것이다. 위선이라는 단어는 말과 행동에 괴리가 있음을 뜻한다. 그러므로 자신의 말을 지킬 수 없다고 생각된다면 그 다음 단계에서는 자신의 말과 행동이 최대한 일치하도록 노력해야 한다.

자신을 환경주의자로 생각한다면 항상 빈 병과 빈 깡통을 재활용할 수 있도록 노력하자. 자신이 채식주의자라고 선언했다면 일주일에 세 번씩이나 동네 패스트푸드점에 들러 햄버거로 점심을 때우는 일을 그만두자. 동물에게도 나름대로의 권리가 있다고 믿는다면 개와 고양이에게 매니큐어를 칠한다거나 성대 수술을 하는 일을 중단하자.

그 반면에 조화를 추구하는 삶이란 지금처럼 혼란한 세상에서 순수주의자로 살기는 어렵다는 것, 그리고 원칙주의적 관점에서 볼 때 세상에는 해결 가능한 일이 별로 없다는 것을 인정하는 인생을 말한다. 공항에서 재활용 수거함을 찾을 수 없어서 일반 쓰레기통에 빈 깡통을 버렸다고 해도 이를 환경주의자로서 자신의 가치관을 저버리는 행위라고까지 매도할 필요는 없다. 차라리 당신은 인생이라는 것이 항상 매사를 쉽게 결정해 버릴 수 있을 만큼 간단하지만은 않다는 사실을 받아들여야 한다.

생명력의 중요한 속성 가운데 하나는 스스로 딱딱한 경계 구역을 뚫고 나올 수 있다는 점이다. 이것이 바로 생명체가 어떻게 바다에서 육지로 이동할 수 있었고, 또 대륙을 넘을 수 있었는지를 설명할 수 있는 열쇠이다. 목표를 설정하되 융통성을 인정하자. 잘못을 저질렀다고 해서 자신을 비난하는 데 귀중한 시간과 에너지를 낭비하지 말자. 다만 자신의 결심을 재확인하고 최고의 자아를 찾기 위해 노력하자.

당신에게는 과연 무엇이 중요한가? 당신의 가치관은 무엇인가? 인생의 다양한 영역들을 생각해 보고 당신에게 중요한 삶의 원리들을 어떻게 정의할 수 있는지 검토해 보자.

1)환경적 가치관
자신과 환경의 관계에서 무엇이 중요하다고 생각하는가? 당신의 가치관을 반영할 수 있는 행동을 예로 들어보자.

> 나는 자연 환경의 훼손을 최소화하는 것이 내 책임이라고 믿는다. 나의 신념과 일치하는 나의 행동에는 멀지 않은 곳에 갈 때는 자전거를 타며, 가능하면 포장지를 가장 적게 사용한 상품을 구입하고, 슈퍼마켓에 갈 때는 장바구니를 가져간다 등이 있다.

2)육체적 건강의 가치관
당신은 자신의 육체에 대해서 어떤 신념을 지니고 있는가? 당신의 가치관을 반영할 수 있는 행동을 예로 들어보자.

> 나는 내 육체가 신성한 존재이며 그것을 잘 돌보는 것이 나의 의무라고 믿는다. 나의 신념과 일치하는 나의 행동에는 항상 정성으로 준비된 건강식을 섭취하도록 주의하고, 규칙적으로 운동을 하며, 담배, 마약 등 건강을 해치는 것에는 절대로 손을 대지 않는다 등이 있다.

3)정신적 건강의 가치관
당신은 다른 사람들과의 인간관계에서 무엇이 중요하다고 생각하는가? 당신의 가치관을 반영할 수 있는 행동을 예로 들어보자.

나는 건전한 인간관계가 상호 존중과 상호 신뢰에서 비롯된다고 믿는다. 나의 신념과 일치하는 나의 행동에는 데이트나 회의 때 늦지 않도록 노력하며, 나의 기분과 감정을 남들에게 공개적으로 솔직하게 표현하며, 친구들이 자신의 취약점에 대해 의논하고자 할 때 참을성 있게 그들의 말을 끝까지 들어준다 등이 있다.

4)영혼에 관한 가치관
당신은 자신의 영적인 삶에 대해 어떤 신념을 지니고 있는가? 당신의 가치관을 반영할 수 있는 행동을 예로 들어보자.

나는 영적인 삶이라는 것은 자신이 우주와 연계해서 내면적으로 나누는 대화라고 생각한다. 이 대화에서 상대에 대한 평가는 존재하지 않는다. 나의 신념과 일치하는 나의 행동에는 매일 규칙적으로 명상을 하고, 자연의 아름다움과 지혜를 인식할 수 있도록 자연과 접촉하는 시간을 가지며, 때로는 의식적으로 판단을 포기한다 등이 있다.

레이저 광선은 백열등보다 훨씬 더 강력하다. 파장이 일치하기 때문이다. 의도라는 것도 자신의 신념과 행동에 일치되었을 때 훨씬 더 강력해질 수 있다. 의식적으로 자신의 가치관을 확실히 하도록 노력하자. 행동과 말과 신념이 일치할 때 당신의 의도는 그 어떤 저항에도 굴복되지 않는다. 당신은 자신의 목표에 도달하는 데 있어 어떤 에너지도 낭비하지 않으며 언제나 최고의 즐거움과 함께하게 될 것이다.

바이탈 에너지 회복을 위한 지침

몸과 마음과 영혼에 조화를 이루자

1) 가치관과 신념을 자신의 의식 속에 심도록 하자. 인생의 비전을 설정하고 그것이 자신의 가치관과 신념에 모순되지 않도록 하자.
2) 당신 자신이 스스로를 위해 설정한 삶의 비전을 잣대로 당신의 선택을 평가하자. 때로는 당신이 중요하다고 생각해 온 자신의 가치관에서 벗어난 행동을 할 때도 있는 법이다. 이런 경우에도 자신을 비난하는 데 귀중한 바이탈 에너지를 낭비하지 말자.

글을 맺으며

생기(vital)라는 단어는 라틴어의 어근 'vita'라는 말에서 비롯되었으며 그 의미는 생명(life)을 뜻한다. 따라서 바이탈 에너지는 생명의 에너지로 분자들을 조직화하는 신비로운 원리이자 학습과 창의력을 이용해 스스로 진화의 길을 조율하는 놀라운 힘이다. 바이탈 에너지는 자연의 가장 원초적인 힘으로, 이 우주를 스스로의 존재를 인지하는 의식적 자각으로 인도한다.

수십억 년에 걸친 진화 과정을 보면 원자들이 모여 분자를 이루고, 분자들은 더 복잡한 화합물들을 만들었으며, 그 화합물들은 그보다 더 복잡한 자가 번식하는 실체를 조직화하는 데 성공했다. 생명의 탄생 이후 지난 40억 년 동안 단세포 생물들은 점점 더 복잡한 생물형으로 진화를 거듭해 왔다. 지금으로부터 약 10만 년 전에, 인류 탄생의 여명기에 자연은 정령 놀라운 한 기구를 창조했으니 그것은 그 자체를 두려워할 수 있는 존재, 바로 인간의 신경계였다.

우리 몸에서 바이탈 에너지를 흘러넘치게 한다는 것은 곧 우주의 무한한, 창조적인 힘과 연계한다는 것을 의미한다. 또한 그것은 내면 깊숙한 곳에 자리잡고 있는 에너지의 저장고에 우리가 무제한적으로 접근할 수 있는 상태를 나타내기도 한다. 우리 자신을 신비의 영역으로 이끌 때 우리는 마술에 걸린 것과 같은 황홀함을 맛보게 된다. 다시 말해 자신을 범우주적인 영역으로 이끌 때 시공간에 갇힌 상황에서 활동하는 우리 몸에 무한대의 에너지가 제공되는 것을 감지할 수 있다.

진료실에서 나는 자신의 바이탈 에너지에 접근하는 통로를 차단당했기 때문에 고통을 겪는 많은 사람들을 만나왔다. 그 사람들을 통해서 나는 사람들이 에너지에 따라 많은 영향을 받는다는 것을 배우게 되었다. 곧 에너지 고갈이 특정한 계층에게서만 나타나는 문제라는 사실을 확인할 수 있었던 것이다. 어떤 사람들에게는 에너지 부족 현상이 일차적으로 육체적 문제로 나타났고 그들은 곧바로 더 나은 식사, 영양 보충, 또는 적당한 운동 등을 통해서 활기찬 삶을 되찾을 수 있게 되었다.

또 어떤 사람들에게서는 미묘한 단계에서 바이탈 에너지의 장애가 발견되었다. 그들은 바이탈 에너지가 원활히 유통되도록 하기 위해 감정적인 문제들을 정리하고, 양쪽 모두에게 도움이 되는 좋은 인간관계를 형성해야 한다. 자신에게 보람이 되는 업무에 종사하는 것도 바람직하다. 또 그 바이탈 에너지의 교류를 위해서 독성의 원인이 물질이든, 감정이든, 인간관계이든 그 종류에 관계없이 독성에 대한 자신의 내성을 낮추어야만 한다.

우리 모두에게 가장 중요한 여행이란 곧 가정으로 돌아가는 것이며 그것은 바로 자신과 바이탈 에너지의 연계를 회복하는 일이다. 태초에 최초의 원자들이 서로 결합하던 그 순간부터 삶이란 분리를 초월해 통합을 달성하기 위한 신성한 탐구의 과정이라고 할 수 있다. 우리가 그 근원에 가까이 다가가면 다가갈수록 그곳에 존재하는 바이탈 에너지의 보고에 접근할 수 있는 가능성이 점점 더 높아지고 있다. 이 책에서 제시하는 각각의 열쇠들은 우리 자신을 에너지와 창의력으로 충만하게 만들어 줄 것이다.

태초에 무(無)에서 빛이 출현했다. 그 근원으로 말하자면 우리들은 최초의 신성에서 태어난 우주의 먼지라고 할 수 있다. 우리는 빛으로 충만한 이 광대한 우주 속에 내재하는 한 줄기 빛의 존재이다. 그 근원을 살펴본다면 우리가 바로 바이탈 에너지인 것이다.

▮옮긴이의 말

건강과 행복의 초대장

사람들은 우리가 살고 있는 시대를 물질문명의 시대라고들 한다. 이 물질문명으로 인해 우리는 안락함과 풍요로움을 누리며 살기도 하지만 그에 못지않게 부작용도 감수해야 했다. 각종 스트레스의 증가로 심신의 건강은 벌써 위험 수위에 다다르고 있다.

청소년들의 체격이 예년에 비해 현격히 좋아졌음에도 불구하고 체력은 오히려 떨어지고 있으며, 어린이와 어른 모두에게서 알레르기의 발생률이 부쩍 높아지고 있다. 당뇨병, 고혈압, 관절염 등 각종 성인병의 발생률이 증가하고 있는 반면에 발생 연령은 점차 낮아지고 있으며, 과로사와 돌연사의 발생률이 계속 높아지고 있다. 이러한 여러 지표들은 사회보건학적으로 사람들의 건강에 이미 적신호가 켜져 있음을 단적으로 보여주고 있다.

최근 들어 건강에 대한 사람들의 관심이 매우 높아진 것은 전혀 이상한 일이 아니다. 이미 지난 10여 년 전부터 건강 관련 서적들의 출판이 붐을 이루고 있고 각종 보양식품, 건강식품의 판매가 극성을 부리고 있는가 하면 스포츠센터, 헬스클럽, 선원(禪院) 등을 찾는 사람들의 수도 큰 폭으로 증가하고 있는 추세이다.

하지만 대다수의 사람들은 자신의 건강을 위해 뭔가를 선뜻 실천하기가 그리 쉬운 편이 아니다. 만약 여러분도 자신의 건강 상태가 어떤 상태인지, 또 자신의 건강을 지키기 위해서 무엇인가를 해야겠다는 마음이 있음에도 정작 무엇을 해야 할지에 대해 확신이 없다면 이 책을 권해 주고 싶다.

데이비드 사이먼 박사가 심혈을 기울여 저술한 이《완전한 건강을 위한 7가지 열쇠》(Vital Energy : The 7 keys to invigorate Body, Mind and Soul)가 다른 건강 서적들과 비교해 볼 때 동서 의학의 각종 건강법들을 설득력 있게 소개하고 있다.

그러나 그보다 더욱 큰 이 책의 강점은 수십 년에 걸친 저자의 생생한 임상 경험과 동서양의 의학을 고루 편력하면서 체득한 균형 잡힌 지식을 바탕으로 평범한 사람들이 일상생활에서 누구나 실천할 수 있는 건강법을 가르쳐주고 있다는 데 있다.

그리고 또 이 책은 우리의 건강이 반드시 신체적인 문제만은 아니라는 것을 강조하고 있다. 이 점에서 저자는 현대 의학과 동양의 전통 사상을 재치 있게 접목해서 육체적 건강을 지키기 위한 최선의 방법은 바로 우리 자신이 몸과 마음과 영혼으로 이루어진 존재라는 점을 깨닫고 이 삼위일체적 자아에 바이탈 에너지를 북돋워주는 것이라고 강조하고 있다.
 데이비드 사이먼 박사는 서양 의학의 운동과 다이어트를 위주로 한 건강 증진법이나 동양 사상의 단식과 참선 위주의 건강 증진법 모두를 인정함과 동시에 그의 한계를 역설하고 있다.
 그리고 이런 단선적인 건강법들을 초월해서 쾌적하고 조용한 환경에서 생활할 것, 맛있고 영양이 고른 식사를 할 것, 자신을 사랑하고 남을 사랑하는 마음을 가질 것, 자신의 심신 유형에 맞는 직업을 선택하고 즐거운 마음으로 일할 것 등을 실천하는 것이 우리의 건강을 유지하는 데 필수적인 요소라고 강조하고 있다.
 이 책을 바로 우리 국민들을 위한 국민적 건강 지침서이자 보람찬 인생을 살기 위한 안내서라고 한다면 역자의 지나친 판단일까. 개인적으로 역자는 이 책을 번역하는 동안 지난해에 성년을 맞고 넓은 세상에 첫발을 내디딘 큰딸 기현이를 생각했다.
 불규칙적인 일상생활, 패스트푸드와 다이어트, 심한 스트레스 등이 요즈음 20대들의 주된 라이프 스타일임을 모르고 있는 것은 아니지만 부모의 처지에서 볼 때 이 책은 바로 그런 자녀들을 위한 것이라는 생각이 들었다. 어른이나 어린이, 남녀노소를 막론하고 이 책을 읽는 독자 여러분도 역자와 같은 마음에 공감할 수 있기를 기대해 본다.
 아울러 이 책을 출간해 주신 도서출판 양문 편집부 여러분께 감사의 말을 전하고 싶다.

2000년 10월

홍욱희

완전한 건강을 위한 7가지 열쇠

초판 찍은날 2000년 10월 20일
초판 펴낸날 2000년 10월 20일
지은이 데이비드 사이먼 | 옮긴이 홍욱희
펴낸이 변동호 | 기획실장 김기중 | 책임편집 최가희 | 편집 박선미
마케팅 옥두석 | 관리 김정임 | 본문디자인 이영주
펴낸곳 도서출판 양문 | 인쇄 (주)한영문화사 | 제본 경일제책사
출판등록 1996년 8월 17일, 제 1-1975호
주소 서울시 종로구 수송동 5번지 동일빌딩 7층
전화 722-7181, 7191 | 팩스 738-6167
이메일 dahn@inet.co.kr | ⓒ도서출판 양문, 2000
ISBN 89-87203-23-9 03800
값 8,900원

잘못된 책은 본사나 구입하신 서점에서 바꾸어 드립니다.

우 편 엽 서

| 우편요금 수취인 후납부담 |
| 발송유효기간 2000. 3. 24~2002. 3. 23 |
| 광화문우체국 제 2048호 |

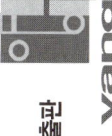

도서출판
yangmoon

서울시 종로구 수송동 5번지 동일빌딩 7층
전화:(02)722-7181.7191 팩스:(02)738-6167
E-mail:dahn@inet.co.kr

1 1 0 - 1 4 0

보내는사람
이름
주소

독자번호

전화(지역번호)

직업		성별 □남 □여	만	세
학력		학교	과	학년

구독신문, 잡지

관심을 갖고 있으신 분야

가장 감명깊게 읽으신 책

최근에 읽으신 책

■ 읽으신 소감은

내용에서	□만족	□보통 □불만
제목에서	□만족	□보통 □불만
표지에서	□만족	□보통 □불만
책값에는	□만족	□보통 □불만
본문디자인에서	□만족	□보통 □불만

■ 〈양문〉에 바라시는 것이 있다면

■ 구입하신 책의 이름은
■ 이 책을 구입하신 서점은
■ 이 책을 선택하신 동기는
  주위의 권유로 (   ) 에게서
  광고를 보고 (   ) 예는 광고)
  신문, 잡지, 방송, 사보 등의 소개기사를 보고
  (예 실린 글)
  서점에서 책을 고르다가(제목, 표지, 내용)이 눈에 띄어
  기타(   )

■ 〈양문〉의 책을 주문하실 때
(책이름과 주문량을 적어주시면 책과 자료를 보내드립니다.)
  책이름
  주문량